动筋针疗法

陈德成 编著

协编人员 杨观虎 巩昌镇 齐 伟 陈小川
谢海亮 孔红霞 郎宇丹 刘帼鑫
王兴刚 苏唯心

解剖图绘制 刘帼鑫

模 特 王兴刚

人民卫生出版社

图书在版编目（CIP）数据

动筋针疗法 / 陈德成编著 . —北京：人民卫生出版社，2020

ISBN 978-7-117-28206-2

Ⅰ.①动… Ⅱ.①陈… Ⅲ.①针刺疗法 Ⅳ.①R245.3

中国版本图书馆 CIP 数据核字（2020）第 024924 号

| 人卫智网 | www.ipmph.com | 医学教育、学术、考试、健康，购书智慧智能综合服务平台 |
| 人卫官网 | www.pmph.com | 人卫官方资讯发布平台 |

动筋针疗法

编　　著：陈德成

出版发行：人民卫生出版社（中继线 010-59780011）

地　　址：北京市朝阳区潘家园南里 19 号

邮　　编：100021

E - mail：pmph @ pmph.com

购书热线：010-59787592　010-59787584　010-65264830

印　　刷：三河市潮河印业有限公司

经　　销：新华书店

开　　本：710×1000　1/16　印张：18

字　　数：333 千字

版　　次：2020 年 3 月第 1 版　2023 年 5 月第 1 版第 3 次印刷

标准书号：ISBN 978-7-117-28206-2

定　　价：95.00 元

打击盗版举报电话：010-59787491　E-mail：WQ @ pmph.com

质量问题联系电话：010-59787234　E-mail：zhiliang @ pmph.com

欣贺德成新书：

传承不泥古，

　　创新不离宗！

　　　　刘保延

二○一九年二月二十八 于北京。

刘保延教授题词

喜闻陈博士大作问世

德成心法
普惠中西

北京中医药大学针灸推拿学院　耿恩广　恭贺

耿恩广教授题词

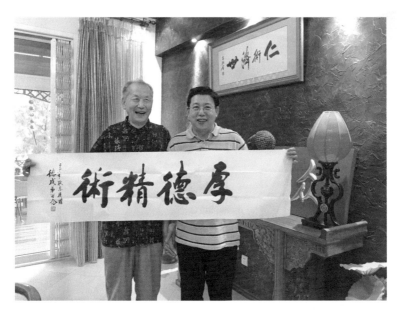

耿恩广教授赠送陈德成博士墨宝

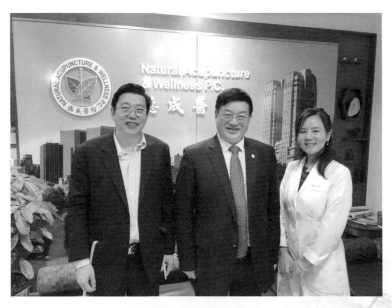

刘保延教授视察德成医馆

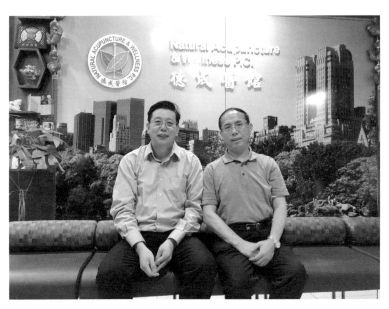

梁繁荣教授访问德成医馆

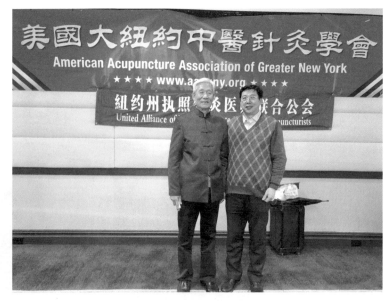

薛立功教授至纽约讲学

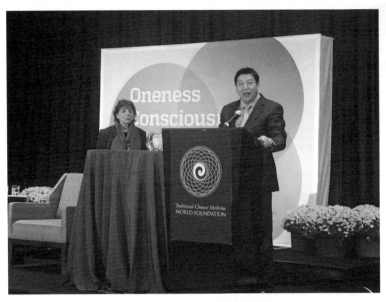

陈德成博士在华盛顿发表获奖感言

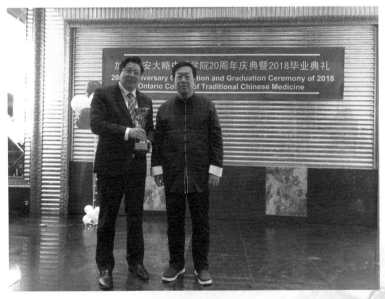

陈德成博士荣获首届国际中医贡献奖

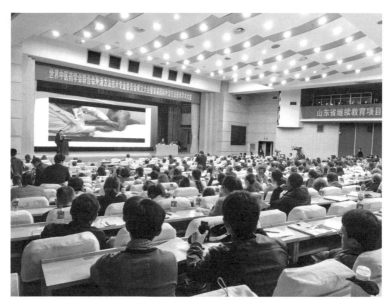

陈德成博士在山东中医药大学演讲

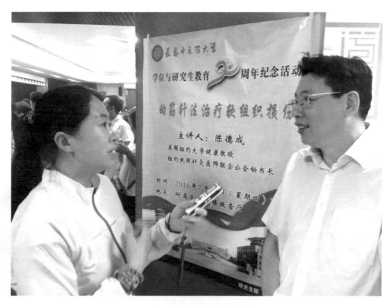

陈德成博士在长春中医药大学接受记者采访

证书号 第7644304号

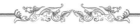

实用新型专利证书

实用新型名称：一种用于松筋治疗的动筋针

发 明 人：陈德成

专 利 号：ZL 2017 2 0445725.0

专利申请日：2017年04月25日

专 利 权 人：陈德成

地 址：美国纽约麦迪逊大街161号

授权公告日：2018年07月27日　　　　授权公告号：CN 207654422 U

　　本实用新型经过本局依照中华人民共和国专利法进行初步审查，决定授予专利权，颁发本证书并在专利登记簿上予以登记。专利权自授权公告之日起生效。

　　本专利的专利权期限为十年，自申请日起算。专利权人应当依照专利法及其实施细则规定缴纳年费。本专利的年费应当在每年04月25日前缴纳。未按照规定缴纳年费的，专利权自应当缴纳年费期满之日起终止。

　　专利证书记载专利权登记时的法律状况。专利权的转移、质押、无效、终止、恢复和专利权人的姓名或名称、国籍、地址变更等事项记载在专利登记簿上。

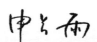

局长
申长雨

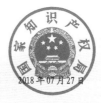

2018年07月27日

第1页（共1页）

动筋针专利证书

梁序

数千年的针灸临床实践证明,针法应用得当与否,直接关系到疗效的优劣。正确并熟练地掌握针刺手法已成为学好针灸的关键。《灵枢·官能》说:"语徐而安静,手巧而心审谛者,可使行针艾。"东汉医家郭玉指出:"腠理至微,随气用巧,针石之间,毫芒即乖,神存于心手之际,可得解而不可得言也。"清代医家李守先在《针灸易学》中谈针灸之难时也强调:"难不在穴,在手法耳。"可见古代医家对针刺手法的重视。

欣闻陈德成博士《动筋针疗法》一书即将付梓,阅读之后,感慨颇多。我和陈德成博士相识于 1993 年,在 1993—1998 年间我们一起参加了国家科委"九五"攀登计划(国家基础性研究重大关键项目计划)——"经络的研究",那时国家在自然科学领域总共批复了 10 个项目,医学领域仅此一项,课题负责人是我的导师中国中医科学院王雪苔教授。我和陈德成博士同在一个针灸课题研究组,进行针灸古籍文献的整理与分析。记得那个时候,陈德成博士就特别受到王老的赏识,后来他发表了几篇有关经络学说与古天文方面的文章,也受到王老的赞许。

动筋针疗法是在留针期间,患者带针运动,与传统的针灸方法不太一样,这也是陈德成博士到美国以后,以传统中医针灸理论为主导,通过学习西方的医学理论,如筋膜学说、激痛点理论等,结合针灸的临床实践创立的一种独特针法,在临床取得了良好的效果。2016年,成都中医药大学建校 60 周年之际,陈德成博士来我校针灸推拿学院介绍动筋针疗法,受到了好评。后来,我在北京和巴黎举办的两次世界针灸学术大会上再次见识了动筋针疗法的临床效果。

动筋针疗法基于《灵枢》的针灸理论和针刺方法,融会了现代科学对人体的认识,结合陈德成博士自己多年的临床经验而成。其理论易懂,临床易学,更重要的是治疗效果可以重复。在继承和创新的实践中,陈德成博士本着"尊古而不泥古,创新而不离宗"的思想,对针灸学的发展做出了一定贡献。

动筋针疗法突破了传统静态留针候气的思想,采用动态留针、带针运动、催气运行的操作方法,这是起效迅速的关键。运动激发经气运行,保证经络通畅,即"通则不痛",同时肌肉和筋膜得到了松解,即"松则不痛",针具在肌肉组织之间,保持稳定的刺激量,我想这大概是带针运动的目的所在。动筋针疗法的设计理念,使针刺手法更省力,操作更容易,更能提高疗效,特别是对软组织损伤导致的各种疼痛,能产生立竿见影的效果。希望《动筋针疗法》成为广大中医针灸临床工作者的重要参考资料。

品味全书,这种动筋针疗法,源于传统,基于临床,融会新知,既借手法以松解肌肉粘连,又用运动以激发经气,从而保持足够的刺激量,每能收到桴鼓相应的效果,从中可以看到针灸特色疗法的神奇,对传承与发展中医针灸技法大有裨益,故乐为之序。

国家重点基础研究发展计划(973 计划)项目首席科学家
国家中医药领军人才支持计划——岐黄学者
成都中医药大学原校长

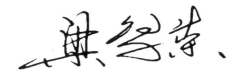

2019 年 2 月

薛序

陈德成博士曾是我所在的中国中医科学院针灸研究所引进的高级针灸专家,陈君才思敏捷,专注探索,给我留下了深刻的印象。如何提高针灸治痛疗效,这是针灸界永恒的课题。陈君从"动筋"出发,另辟蹊径。筋与脉相互依存,"动筋"是运动"经筋","得气"是调理"经脉",既动"筋"又调"脉",其功效可否叠加呢?

《黄帝内经》为针灸学奠定了理论基础,"经脉理论"和"经筋理论"共同支撑起针灸学的大厦。然时下,国内中医教育对经筋的论述较少,国际培训更少涉及经筋。

十二经脉伏行于分肉之间,脉(经脉)与分肉(经筋)就有了天然的依存关系。我把它们比象为"车"与"路"。经脉之车运行气血,固然取决于气血的强弱,然而经脉之车要穿行在经筋之路上,其运行的速率还受经筋路况制约。经脉调理在于平衡阴阳,调理气血,辨经络治脏腑寒热虚实;经筋调理,在于解决痹证,辨治筋肉承力点,确定结筋病灶点,通过"解结法"达到治疗的目的,而"动筋"更有利于"解结"。由此推论,调脉兼动筋,定能使针刺疗效更胜一筹!

"动筋针疗法"用毫针或动筋针针刺责任肌损伤点(即结筋病灶点或结筋点),再嘱患者主动或被动牵动患肌(经筋),不仅加强了对经脉的针刺强度,更重要的是使针尖和针身在结筋点内适度地活动,对患肌结筋病灶产生了刮拨和松解的作用,有一定"解结"之功。

软组织(经筋)的诊治原创思想源自两千多年前的《黄帝内经》,只因未被学界重视,以致针家多不知何为"经筋",怎样"解结"。近代国内外部分学者在实践中,终于发现软组织损伤和肌肉内硬结的临床意义,这正是对中医经筋学的再发现,可谓古今英雄所见略同。宣蛰人先生著《宣蛰人软组织外科学》,开篇就考证并引入经筋概念,把从中医学习改造的"银质针"作为重要的治疗手段。激痛点原创者虽未论及经筋，但是后来的传播研讨者也都注意到激痛点在性质和分布特点方面与十二经筋惊人相似（但多把精力转向与经脉、腧穴对照），试图用注射针头、针灸针刺激治疗。既然古今中外都关注了软组织（经筋），那么它们能否互通互补，取长补短呢？

筋"主束骨而利机关"，作用为牵动关节，引发运动。不合理的劳作运动（五劳所伤）将造成筋承力点的损伤。反复劳伤，反复修复，最终将形成瘢痕（结筋点），久之变成病灶，这是经筋病的必然趋势和转归。结筋病灶阻碍经脉气血的运行，这是顽痛痼痹关键症结，当取锋利身薄之针，行关刺、恢刺、短刺解结诸法，决痹结筋，才能为经脉铺平道路，发挥运行气血的功能。

现时针界重视经脉，针以毫针细锐为主，刺以无痛无血为佳。治痛仅取腧穴，操作只言补泻，针具不可过粗，针末不能锋利。在这种观念的影响下，讨论经筋解结，长针应用，难免被视为异类危途。殊不知临床久针不愈、经年不减之痼疾，尚有经脉之外的缘由。不管动筋针疗法原创思路何出，其选取结筋点已胜过独取腧穴，针后牵动经筋，就有解结之势。虽为适应时风，采用细毫之针，但是努力挖掘、发挥毫针的解结能力，确实难能可贵。当然，随着动筋针疗法的普及推广，必然会引导针灸界逐渐重视经筋理论的探索和研究。

中医学是伟大的宝库，深入挖掘必有新的发现和收获。陈君著《动筋针疗法》正践行在经筋发现之路上，故乐为之序。

中国针灸学会经筋诊治专业委员会创会主任委员
中国针灸学会经筋诊治专业委员会名誉主任委员

薛立功

己亥年孟春月
题于中国中医科学院针灸研究所

吴序

众所周知,数千年来中医以原生态的"纯中医"方式进行传承。1840年,帝国主义列强用利炮坚艇打开了中国的国门,送来了西方的文化包括西医,打断了"纯中医"的传承,形成了当前西医强中医弱的格局。

百年后,历史的巨手似乎在平衡着东西方文化;1972年,以尼克松访华为契机,海外中医人无组织(当时尚无"一带一路"有组织的输出)、大规模地挺进到西方各国,远赴世界各地,和平地给西方各国人们送去了中医针灸,逐渐用临床疗效征服了所在国民众,在以西医为主的西方世界中,坚强地在医疗和教育领域开辟了属于中医的道路,并站稳脚跟。

因各国对中医针灸立法,规定中医执业者不能应用西医治疗方法,故海外中医人只能走纯中医的发展道路。海外中医人也在不断地探索和创新,形成了一批带有海外中医特色的诊疗方法,"动筋针疗法"就是其中之一。

动筋针疗法是指在针刺留针过程中,患者带针运动,主要用于软组织损伤导致的各种痛证和某些内脏疾病的治疗。其操作有三大步骤:靶点是首要,针刺是关键,运动是核心。其三大特点是:有效、无副作用和疗效可重复。

陈德成博士是联合国教科文组织授予的人类非物质文化遗产中医针灸代表性传承人张缙教授的亲传弟子之一,亦是我众多同门师兄弟的一员。动筋针疗法虽源于传统的针刺疗法，但患者带针运动，又有别于传统针刺手法，乃中医针刺手法的创新，故乐为之序！

加拿大安大略中医学院院长
世界针灸学会联合会副主席
世界中医药学会联合会副主席
世界针灸学会联合会传承工作委员会主任
人类非物质文化遗产中医针灸代表性传承人张缙教授嫡传弟子

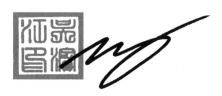

2019 年 2 月 18 日

　　动筋针疗法是针灸治疗的一种新方法,属于针灸治疗学范畴。本书主要介绍这种治疗方法的理论依据、针刺技巧和临床应用的典型病案分析等。《动筋针疗法》一书编写的目的是让广大针灸从业人员和针灸爱好者学习并掌握这种独特的针刺治疗技术,将其应用于临床,发挥其积极的治疗作用。希望读者通过学习本书的内容,对于动筋针疗法能够做到"一学就会,一用就灵"。

　　本书以三大理论为指导思想和理论依据,即薛立功教授《中国经筋学》中的经筋理论,宣蛰人教授《宣蛰人软组织外科学》中的软组织损伤理论和美国 Jenet Travell 博士《肌筋膜疼痛和功能障碍——激痛点手册》中的激痛点理论。这三大理论奠定了动筋针疗法的基础。其实这些理论都是对《灵枢》经筋理论的扩展。可以说"动筋针疗法"的最原始依据仍然是《黄帝内经》的理论和针法。

　　"动筋针疗法"的带针运动与其他如"运动针法"或"动气针法"等的带针运动不同,其他针法多以远端取穴针刺和局部肌肉运动为主,即针刺部位与运动部位相距较远。而动筋针疗法的带针运动主要是在运动的局部取靶点针刺。

　　本书图文并茂,并配有视频,通过扫描书中的二维码即可观看真实病例的治疗过程。书中所呈现的临床典型案例的视频均是在临床工作过程中拍摄的,很多患者都是在治疗时当场见效,部分案例配有治疗前后对比照片或视频,保存了治疗现场的真实性和客观性。

　　本书分上、中、下三篇。上篇为理论基础,主要论述动筋针疗法的概念及理论渊源。中篇介绍针刺技术,是全书的核心内容,详细论述了靶点的确立、针刺的技巧和带针运动的方式。靶点寻找有流程,针刺方法有技巧,带针运动方式有规律。针刺的辅助手法和带针运动方式均有图片说明和视频讲解。下篇讲述临床具体病案治疗,主要介绍了 50 余种病症的治疗方法,包括软组织损伤导致的各种疼痛,以及一些内科和妇科疾病的治疗。所有病例均为临床真实、有效的案例,对病案的描述客观、具体,对病案的分析深入浅出,大多数案例附有治疗前后对比照片或视频。

本书的编写原则以中医学理论为依据,以《黄帝内经》为理论指导,针刺的手法主要借鉴《灵枢》中"五刺""九刺"和"十二刺"等方法,以及《针灸大成·金针赋》中的针刺方法。动筋针疗法疗效体现以临床真实病案为依据,使读者可以体验治疗当时的状况和治疗结果,结合诊疗说明和注意事项等,如身临其境一般。

本书在编写过程中,得到了全体协编人员的大力支持和通力合作。承蒙世界针灸学会联合会主席刘保延教授、北京中医药大学耿恩广教授题词,成都中医药大学原校长梁繁荣教授、中国中医科学院薛立功教授、加拿大安大略中医学院院长吴滨江教授作序,在此一并表示衷心感谢!感谢我的家人,尤其是我的太太对我所从事工作的理解和支持,更感谢我的患者们的支持和配合,以及他们对医学的无私奉献。本书在编写过程中难免出现错漏之处,敬请读者批评指正,待再版时补充和更正。

最后,需要强调的是,在临床使用动筋针疗法的过程中,请参考所在国家和地区的法律法规,在法律法规允许的范围内实施针刺技术。本书介绍的治疗方法和操作,请谨慎从事,不可盲目模仿,对模仿不当产生的一切临床后果,本书作者及出版单位不负任何责任。

陈德成

2019 年 5 月于纽约

目 录

上篇 理 论 基 础

中篇　针刺方法

下篇 临 床 治 疗

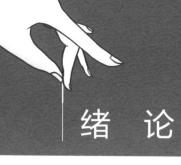

绪　论

一、动筋针法和动筋针疗法

动筋针法是指在应用针灸治疗疾病时，患者在医生指导下，在针刺留针过程中进行带针主动、被动和负荷运动。它是结合经络学、刺灸学、经筋学、解剖学和运动学等一系列学科理论的一种综合性针刺疗法，主要用于治疗软组织损伤导致的各种痛证和某些内脏疾病。"动"指的是"运动"，包括主动、被动和负荷运动等；"筋"指的是"经筋"或"筋膜"，这里泛指身体的骨骼肌系统。

动筋针疗法是针灸疗法之一，是指在治疗过程中采用特殊专利针具"动筋针"进行治疗。"动筋针"是一种实用新型专利针，是在传统针灸所用毫针的基础上发明的新型针具，该针保留了传统针灸针的直观外形，但在微观结构上进行了改革。动筋针的针尖为圆形截面，针身为多边形截面，从三边形至N边形均可，常用的为五边形或六边形，具有滞针和钩针的双重作用。2018年国家知识产权局正式批准动筋针为实用新型专利。动筋针增加了对病灶局部或相应腧穴的刺激，可以迅速松解软组织，不仅对软组织损伤及各种颈肩腰腿痛具有显著的治疗效果，而且可以通过对穴位的刺激治疗临床各科疾病。详细介绍见第五章第一节"针具选择"。

动筋针法的针刺部位不仅限于患处，也包括邻近部位或远端。但病痛局部既要针刺，同时又要不影响带针运动，针刺的方法必然与众不同。

动筋针法根据《灵枢·经筋》"燔针劫刺，以知为数，以痛为输"的论述，以及对"横络""筋结"的描述，结合现代中西医对疼痛的认识，提出了靶点、针刺和运动三位一体的治疗方法。

靶点的确立即是根据"以痛为输""以结为输"的理论，在患者为疾病反应点，即疼痛和功能障碍的点或部位，在医者则为靶点，即痛点、压痛点、激痛点和结筋病灶点等。动筋针法的特点是针刺后，患者带针进行运动，既可使用普通针具，也可使用动筋针。动筋针在实施针刺辅助针法时作用更大，运动过程中对肌肉的松解起效更快。动筋针法的针刺方法以皮下浅刺为多,针刺取穴采取靶向治疗。运动方式则以主动运动为主,被动运动为辅,适当进行负荷运动,运动幅度以机体能够耐受为度。确定靶点、合理针刺和适宜运动是动筋针法的三大步骤,可以用六个字概括,即靶点、针刺、运动。这三大步骤中靶点是首要,针刺是关键,运动是核心。

了解了"动筋针法",也就明白了"动筋针疗法"。"动筋针法"一般使用的是普通的毫针,是传统针灸针具九针之一,也是在日常工作中医生所常用的针具。而"动筋针疗法"使用的是特殊的专利针"动筋针"。"动筋针"较普通毫针更容易操作,治疗效果也更好。动筋针主要是针身的形状与毫针不同,其针身前端针尖部分与毫针相同,但针身部分截面为多边形,使针的滞感增强,便于操作,增强疗效。

本书所介绍的所有针刺方法,不仅适用于毫针,也适用于动筋针。

二、动筋针法的产生

动筋针法的产生源于长期的针灸临床实践。早在1993年,笔者主编出版了《中国针灸独穴疗法》一书,就主张在针灸临床实践过程中每次选取一个穴位,且强调要施行强烈的针刺手法。但是,当施行提、插、捻、转等针刺手法时,患者时常因为疼痛而惧怕这样的操作。于是我尝试让患者带针自己活动,这样一来,患者就可以根据自己的感觉,灵活地活动针刺部位,而不会感到疼痛。结果发现,患者带针自己活动效果很好。在此之后,笔者就不断尝试这种方法,逐渐形成了今天的动筋针法。

最初让患者带针活动只是尝试性的,总是告诉患者向最痛的方向和角度活动。经过几年的摸索,现在让患者带针活动的动作具有针对性,即根据损伤病灶的部位,先找到引起疼痛的责任肌,再在责任肌上找到靶点,在靶点上施行针刺后让患者针对这些责任肌肉做屈、伸等不同的运动。为了使带针运动更具有针对性,我曾专门请了一位美国的健身教练进行指导,经过半年的学习和亲身体验,明确体会了每块肌肉屈伸的动作,从而大大提高了对带针运动针对性的认识。

动筋针法的产生源于古典针灸理论和技法,它是古典针灸理论和技法与现代医学思想相结合的产物。动筋针法的产生受到了以下三本著作学术思想的启发,这三本著作分别是:薛立功教授所著《中国经筋学》、宣蛰人教授所著《宣蛰人软组织外科学》,以及 Janet Travell 博士和 David Simons 博士所著的《肌筋膜疼痛与功能障碍——激痛点手册》(*Myofascial Pain and Dysfunxtion：The Trigger Point Manual*)。这三本书分别介绍了阿是穴、压痛点和激痛点的选取,这为动筋针法确定治疗的靶点奠定了基础。笔者经过长期摸索,逐步探索出了寻找靶点的完整方法,即循经检查法、循筋检查法、循肌检查法和循膜检查法四种。靶点的确定为治疗效果提供了保证。

三、动筋针法的特点

动筋针法具有有效、无副作用和可重复性三大特点。这里"有效"是第一位的。任何一种治疗方法,能够得到传播和推广,首先一定是有疗效,疗效是方法存在的生命力。副作用是很多患者所关心的,临床经常被患者问到这种治疗方法是否有副作用。严格地说,如果严格按照针灸规范进行操作,不会产生任何副作用。但如果操作不当,造成机体损伤,产生不良后果甚至医疗事故则另当别论。第三点"可重复性"也是至关重要的。动筋针法的疗效是可以重复的,也就是说,这种方法不仅笔者本人使用有效,其他医生只要认真学习,严格操作,也可以达到同样的效果。在针灸临床技术的传播和推广中,往往遇到这种情况:杂志报导一种疗法,作者介绍的疗效非常好,用此方法治愈了数例严重的疑难病例等,我们也的确相信其有效,但就是无法重复这种疗效。其原因可能是多方面的,这里暂不做探讨。而动筋针法疗效的可重复性已经得到了广泛的验证。

四、动筋针法的传播和推广情况

动筋针法自问世以来,得到了学术界知名专家的肯定。2016 年 7 月在北京受到北京中医药大学耿恩广教授的好评和赞赏,耿老还亲自体验了动筋针法,并赠送墨宝"厚德精术"以勉励。世界针灸学会联合会主席刘保延教授分别于 2017 年 9 月和 2018 年 6 月来到纽约德成医馆和德医堂中医院视察,见证了动筋针法的临床疗效。2018 年 7 月,世界针灸学会联合会副主席梁繁荣教授也访问了德成医馆和德医堂中医院,并表示成都中医药大学意向合作开展动筋针法的进一步研究和临床应用。2017 年 12 月,中国中医科学院薛立功教授来纽约讲学,动筋针法得到了薛老的肯定和进一步指导。动筋针法也在国际学术大会上获得奖项。2016 年 10 月,在美国华盛顿召开了美国整合医学学术大会,大会主题为"建立中医一体化桥梁",动筋针法针刺技术荣获美国 2016 年"整合医学奖"。2018 年,笔者因传播动筋针法针刺技术在加拿大多伦多荣获"首届国际中医发展贡献奖"。自 2015 年 12 月在美国拉斯维加斯南京中医药大学美洲校友会上第一次介绍动筋针法以来,到 2018 年 12 月为止,笔者一直在世界各地开展动筋针法的宣传和推广工作。在祖国的北京、四川、山东和吉林等地开展动筋针法技术推广活动,在美国纽约、华盛顿、芝加哥、明尼苏达、拉斯维加斯,以及加拿大多伦多和法国巴黎共开展了 21 场学术讲座和交流推广工作。每次都收到良好效果,学员们日后反馈众多,临床采用动筋针法取得非常好的效果。对痛证和功能障碍患者的治疗,一般可当场见效。有人因此改变了对针灸的看法,为动筋针法的快速疗效所折服。每次讲课过程中,多有现场演示和治疗,通常现场随机选取自愿体验者,从中选择现场人员一致认为疼痛和功能障碍最重的患者,参与体验和演示。记得有一次在北京讲课时,一位患有肩周炎1年多的患者,左肩臂粘连非常严重,手臂无法抬起,当时采用动筋针法,只扎了3针,她立即就抬起了手臂,全场100多人报以热烈掌声。其中有一位在某医院工作的西医,根本不相信她看到的效果,认为这一定是"托",她自己有很严重的膝关节疼痛,不能下蹲,她走上台来对我说:"如果您能把我的膝关节运动改善,让我能蹲下,我就相信您的动筋针法效果是真的。"面对这样的挑战,我检查了一下她的膝关节和整个下肢,发现她是由于右腿股四头肌损伤造成的膝关节疼痛和功能障碍,于是用动筋针法对股四头肌进行局部松解,只扎了2针,对患者进行被动屈膝、屈髋动作,并嘱患者进行主动运动,几分钟之后她就可以下蹲了。经过这次治疗,这位西医患者终于相信针灸的治疗效果了,随后她立刻报名参加了动筋针疗法的培训班学习。

目前,动筋针疗法还处于发展阶段。从动筋针法到动筋针疗法,从普通毫针到动筋针,该针刺疗法经历了时间和岁月的磨炼,也经历了无数次的临床实践,并在诊疗的过程中经过不断的改进和修正,日渐成熟。今后仍需要不断总结和提高,使其日趋完善。动筋针也在进一步研发过程中。我们相信,动筋针疗法会越来越成熟,成为针灸疗法中的一种有效方法。

上篇 理论基础

　　上篇将从动筋针法治疗痛证的两个病例入手,展示动筋针法的治疗效果,进而介绍动筋针法的概念和渊源,以及其产生和形成的过程,还将论述阿是穴、压痛点、激痛点和靶点的关系,从而进一步论述动筋针法的三大理论基础,即:传统中医针灸的经筋理论,以薛立功教授的结筋病灶点理论为代表;西医的肌肉解剖学理论,以宣蛰人教授的肌肉压痛点理论为代表;现代肌筋膜激痛点理论,以美国医生 Janet Travell 的筋膜激痛点理论为代表。这三大理论指导动筋针法的靶点治疗。

第一章　动筋针法概述

第一节　动筋针法的两个病例思考

首先,让我们从两个临床病例来观察疼痛的诊断与肌肉之间的关系,以及动筋针法的治疗效果。

第一个病例是由胸锁乳突肌损伤导致的颈部疼痛,这是我在讲学时多次提到的一个经典病例,即"动筋针法治疗胸锁乳突肌损伤"。

患者为男性,65岁,职业为电工,现已退休。主诉:颈部疼痛僵硬2个月,活动受限1周。现病史:2个月前,因在家收拾杂物,持续仰头工作时间较长,自觉头痛和颈部不适,疼痛不断加重,进而颈部僵硬,活动受限,曾服用止痛药布洛芬,疼痛略有减轻,但很快症状又再次出现。西医诊断为"颈椎病"。查体发现头颈活动明显受限,右侧颈部疼痛较重,颈部左侧屈和向左侧旋转明显受限。颈部前屈15°,后伸30°;左侧旋转15°,右侧旋转45°;左侧屈10°,右侧屈30°。右侧颈部胸锁乳突肌上有一个1.0cm×1.5cm的结节,压之痛甚。

我的诊断是"右侧胸锁乳突肌损伤导致的颈痛"。诊断治疗思路:先让患者用一个手指指出最痛的部位,患者指向右侧乳突部位,这样大概可以判定疼痛与右侧胸锁乳突肌、头夹肌、颈夹肌、肩胛提肌或斜角肌等损伤有关。再进行动态检查,嘱患者做颈部前屈、后伸、侧屈和旋转等动作,这样就可以判定主要原因是胸锁乳突肌损伤。也就是说疼痛和活动受限主要是胸锁乳突肌的责任,即胸锁乳突肌是导致疼痛的责任肌,然后在责任肌上寻找靶点,即胸锁乳突肌的起止点、激痛点和相关阳性反应点为针刺的靶点。第一次治疗只解决胸锁乳突肌的问题,对胸锁乳突肌上的靶点进行针刺。

采用动筋针法治疗。用25mm×0.2mm毫针,分别在右侧乳突、沿着胸锁乳突肌走行的阳性结节和紧绷肌肉进行皮下平刺(视频8-7-1),针体在浅筋膜层,不刺入肌肉。患者配合运动:嘱患者带针进行颈部运动,包括前屈、后伸、左右侧屈、左右旋转和 360° 环转,每个动作应做到均匀、缓慢、有力,在动作做到最大幅度时进行短暂持续牵拉,每个动作重复 10 次。运动完毕后取针,结束治疗。

治疗结果:治疗后颈部疼痛消失,僵硬基本缓解,活动度明显增大,颈部前屈 30°,后伸 45°,左侧旋转 45°,右侧旋转 80°,胸锁乳突肌上的结节明显缩小。

第二个病例是应用动筋针法"腰痛治腹"的一个典型病例。

患者为女性,40 岁。主诉腰痛 3 年余,腰背疼痛,肌肉紧张,活动受限,有时连及整个背部,左侧较重,有时疼痛放射至左大腿前侧和内外侧面。动态检查:腰部可前屈 90°,此为正常;后伸 10°,略有受限;右侧屈曲约 20°,双侧直腿分别后抬约 30°,均明显受限;活动时伴有疼痛和僵硬。查体:左侧脐旁 2 寸和脐下 2 寸旁开 2 寸处的深部有 2 个明显压痛点,左侧小转子的体表投影处有强烈压痛。

诊断为"腰大肌损伤引起的腰痛"。采用动筋针法治疗,针刺治疗选取上述三个压痛点。腹部两个压痛点用 3 寸毫针直刺,小转子体表投影处用 3 根 1 寸针平刺。针刺之后,嘱患者做直腿抬高、仰卧起坐和腹式呼吸等动作,每个动作重复 6 次为 1 组,重复 3 组。经过 20 分钟的治疗,患者腰部疼痛全部消失,双侧直腿分别后抬约 80°,腰部右侧屈曲活动度明显改善(视频 11-4-1)。

该患者的诊断与治疗思路是:

1. 患者长期慢性腰部疼痛,并已做过很多治疗,包括针灸(患者本人就是针灸师)。

2. 目前疼痛定点不明显,让她用一个手指指出腰部最痛的点,她只是用左手在左侧腰部上下比划,左侧为重,不能明确具体痛点。

3. 左侧腹部深处有明显的压痛。

4. 腰部前屈不受限,后伸受限。

5. 以前的治疗,包括针灸和推拿等都是在腰部,有一定疗效,但一直未能彻底治愈。

结合以上两个病例,腰部疼痛不一定都是脊柱的问题,腰部的疼痛也未必都在腰部进行针刺。对患者的检查非常重要。对疼痛类疾病的诊疗,应该做静态和动态的检查,根据"以痛为输"的理论寻找阿是穴、阳性反应点、激痛点、肌肉起始点等治疗靶点,并在相应的治疗点上进行针刺治疗,同时患者应在医生指导下进行带针运动。这就是动筋针法的几个核心要素。一般来说见效很快。

通过这两个病例,我们可以知道,很多疼痛类疾病都与肌肉病变有关,动筋针法是解决肌肉问题的有效方法之一。

第二节 动筋针法的产生

动筋针法的产生,源于笔者长期应用针灸独穴疗法的实践与思考。针灸独穴疗法主张每次选取一个穴位进行治疗,且强调要施行强烈的针刺手法。然而,当医生施行提、插、捻、转等强刺激手法时,有些患者感觉很痛,时常不自觉地要求医生停止这样的操作,笔者就索性让患者自己带针活动,这样患者可以根据自己的感受小心地活动针刺部位,而不会感觉到难以耐受。结果发现,患者带针自己活动不会产生难以耐受的疼痛,而且效果很好。在此之后,笔者就不断尝试这种方法,逐渐形成了今天的动筋针法。正式开始建立动筋针法体系是2012年,最初称之为"运动针灸",后来更名为"动针疗法",最后定为"动筋针法"。在这个过程中也受到其他针法的启发,如运动针法和董氏奇穴的动气针法等。最初让患者带针活动是尝试性的,总是告诉患者向最痛的方向和角度活动。经过几年的摸索,现在让患者带针活动的动作具有针对性,即根据损伤病灶的部位,先找到引起疼痛的责任肌,再在责任肌上找到靶点,对靶点施行针刺后嘱患者进行这些责任肌的屈伸等不同运动,这样大大提高了临床治疗效果。

动筋针法是笔者在30余年的针灸临床实践中,摸索总结出来的一套新型针刺方法。动筋针法对治疗软组织损伤导致的疼痛类疾病和某些内科疾病、妇科疾病及其他疾病均取得较好的疗效。简单地讲,动筋针法是指针刺过程中,在医生指导下,患者进行带针的主动、被动或负荷运动。它是结合经络学、经筋学、解剖学、运动学和针灸学等多学科理论的一种针刺疗法。动筋针法以经络和经筋理论为依据,以解剖学和运动学为基础,以痛点、阿是穴、压痛点、激痛点和结筋点等作为治疗的靶点。其作用机制是通过松解肌筋膜,调整筋膜链的平衡,以达到治疗疾病的目的。

第三节 动筋针法的概念

动筋针法是针灸疗法的一种。"动"指的是"运动",包括主动、被动和负荷运动;"筋"指的是"经筋"或"筋膜"。《说文解字》释曰:"筋者,肉之力也",《灵枢·经脉》又说:"骨为干,脉为营,筋为刚,肉为墙",都是对骨、脉、筋和肉在机体的作用和运动关系的描述。"经筋"一词最早见于《灵枢·经筋》中,经筋的"筋"字是一个惯用的会意字,从分析它的部首可以推断出它的解剖学、组织学含义。筋字从竹、从力、从月(肉)旁。竹者,节也,说明为筋之物可以有竹节样的外形变化。从力,指出了随着筋出现竹节样变化的同时,可以产生力量。从月(肉)旁者,则更明确了筋是肌肉性组织。在人体中,筋可随人的意志伸缩变形并产生力量,有牵拉肢体产生相应组织活动的功能。由此可断,中医的筋就是西医学所指的骨骼肌。这一观点在薛立功教授的《中国经筋学》一书中有详细论述,在本书上篇第三章第一节"薛立功教授的结筋病灶点理论"中也有具体阐述。

明代医家张介宾提出:"十二经脉之外,而复有经筋者,何也? 盖经脉营行表里,故出入脏腑,以次相传;经筋联缀百骸,故维络周身,各有定位。虽经筋所盛之处,则唯四肢溪谷之间为最,以筋会于节也。筋属木,其华在爪,故十二经筋皆起于四肢指爪之间,而后盛于辅骨,结于肘腕,系于关节,联于肌肉,上于颈项,终于头面,此人身经筋之大略也。"可见经筋是软组织结构的平衡系统。经筋内联关节,外系肌肉,包括神经、血管、淋巴等软组织系统,其功能运作良好,是身体保持健康的重要条件。

经筋的实质是筋肉组织,这是比较公认的观点,以薛立功教授等为代表的医家认为,经筋实质是解剖见到的肌肉和肌腱等组织。他在《中国经筋学》中认为经筋是包括肌膜、肌腱、筋膜、韧带及关节等处结缔组织的肌肉系统。原林教授提出"筋膜学说",并认为经筋、膜原的基本功能和筋膜学说中的"筋膜"功能相类似。经筋的实质是以神经、血管和肌肉组织为主的更多组织。目前大部分医家持此观点,人体的经络系统是由十二正经、奇经八脉、十五络脉等,以及十二经筋、十二经别和十二皮部组成。如黄敬伟教授认为,经筋包含十二经筋,乃是人体筋肉系统之简称,以经筋系统为核心,包括人体全身皮肤、肌肉、肌腱、筋膜和韧带等有机联体结构,并与经脉结成"筋脉为系"的有机联合体,是机体的生物活性的庞大系统,其具体内容包含机体皮层、肌性组织、网状结缔组织、脏腑膜原、关节囊、韧带、骨膜、脂肪垫、部分神经末梢结构和淋巴组织等,是复杂的软组织系统。

这里"动筋针法"的"筋"泛指肌肉和筋膜,特指骨骼肌及其相关的结缔组织;所谓"动筋"即是活动肌肉、筋膜、关节和韧带等运动系统组织。中国古代所用的名词与现代解剖学所用的术语不同,但本质是相通的。与此类似的还有"横络""筋结"等,都是指病灶点,即压痛点或激痛点等。动筋针法的特点是:针刺后,留针期间患者带针运动,针刺部位多为病灶的局部(靶点),使用普通针具和特殊针法进行皮下浅刺为主。患者带针运动是动筋针法的核心。运动方式则以主动运动为主,被动运动为辅,适当进行负荷运动,以患者能耐受为度,确定靶点、合理针刺和适宜运动是动筋针法的三大步骤,这可以用六个字来概括:靶点、针刺、运动。

第四节 动筋针法的靶点治疗

　　靶点的最初来源是"以痛为输""以结为输"。其在患者为反应点，即疼痛点和功能障碍的部位；在医者则为治疗点，即靶点。靶点就是指动筋针法所选取的治疗点。《黄帝内经》提出"以痛为输"，这为应用动筋针法治疗时寻找靶点提供理论指导。《黄帝内经》将解除这些靶点的方法称为"解结法"；将各种原因所导致的软组织疼痛统称为"筋痹"；将筋膜包裹的肌肉间的肌间隙称为"分肉之间"，即筋膜的所在空间；将肌肉的起止点称为"尽筋"，也就是肌肉与骨骼的附着点。这些只是古今术语的不同，其本质是相通的。动筋针法认为靶点包括痛点、阿是穴、压痛点、激痛点，以及不同形式的筋结病灶反应点。痛点即患者疼痛的部位，即根据"以痛为输"理论选取治疗点，比较容易理解。后面的章节将详述"以痛为输"和"阿是穴"，以及筋结病灶反应点、压痛点和激痛点的相关概念和理论，并讨论它们在解剖、病理、定位和病症反应等方面的区别和相互关系。

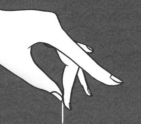

第二章 动筋针法两个经典 概念运用

"以痛为输"和"阿是穴"是动筋针法理论基础中的两个经典概念。动筋针法受到以下三大理论的重要影响:薛立功教授的《中国经筋学》,以结筋病灶点为核心;宣蛰人教授的《宣蛰人软组织损伤学》,以压痛点为中心;美国医生 Janet Travell 的《肌筋膜疼痛与功能障碍——激痛点手册》,以激痛点为中心的肌筋膜疼痛综合征。这三个理论均与"以痛为输"和"阿是穴"有着千丝万缕的联系。

🌀 第一节 以 痛 为 输

"以痛为输"首次出现于《灵枢·经筋》,整部《黄帝内经》只有这一篇讨论"以痛为输",并且在每次叙述十二经筋的病候后,提出"治在燔针劫刺,以知为数,以痛为输"。从这一点上来讲,"以痛为输"是所有经筋病的治疗原则。唐代医家杨上善《黄帝内经太素》解释道:"输,谓孔穴也,言筋但以筋之所痛之处,即为孔穴,不必要须依诸输也。以筋为阴阳气之所资,中无有空,不得通于阴阳之气上下往来,然邪之入腠袭筋为病,不能移输,遂以病居痛处为输。"输即腧,古代俞、输、腧三字相通。"以痛为输",以痛点为腧穴,为刺激的部位。

《灵枢·经筋》是《黄帝内经》论述经筋病的专篇,"治在燔针劫刺,以知为数,以痛为输"作为经筋病证的一般针刺治疗原则与方法,出现在十二经筋每条经筋病证内容之后。因为经筋不运行气血,亦无腧穴,且经筋病多在体表局部组织,故有研究认为"以痛为输"的"痛",应当泛指经筋为病所引起的各种临床表现,这些临床表现不仅仅是疼痛症状,"以痛为输"应当以各种临床表现的病灶处为输,而不仅仅是以"痛点"为输。

　　腧穴的定位是经过一定时间的发展才固定下来的。在针灸理论发展的早期，穴无名称，长沙马王堆汉墓出土帛书所载的"足臂十一脉灸经"和"阴阳十一脉灸经"就是明证。人体体表某一部位与疾病的发生及治疗存在一定的关联是经过长期的实践、经验的积累和归纳总结而来的。当体表一些痛处通过按压、针刺或热熏而产生了显著疗效时，这些部位逐渐被作为标志，并开始记录在医学文献里。《灵枢·背腧》记载："按其处，应在中而痛解，乃其俞也。"对疾病反应点的按压或针灸，可使疼痛缓解，随之为俞，也就是输，"以痛为输"。

　　"以痛为输"是诊治一体化的起点，也是针灸一直秉承的传统，更是针灸医学的一个重要特色。中医经典著作里有不少根据"以痛为输"理论确定疾患部位和相应治疗部位的论述，如："以手疾按之，快然乃刺之"（《灵枢·五邪》）。

　　在长沙马王堆汉墓出土的帛书中，有多处应用艾灸和砭石排脓放血治疗痈肿的记录，砭石疗法大约出现在旧石器时代。而这些痈肿成脓处恰是压痛最明显处，脓血排尽疼痛立减，由此也可以推断"以痛为输"在旧石器时代是占据主导地位的治疗方法和取穴原则。"以痛为输"既是经穴穴位系统建立的萌芽，也埋下了针灸医学的另一经典概念——"阿是穴"的种子。

第二节　阿　是　穴

　　历代针灸医家普遍认为阿是穴的理论是从《黄帝内经》发展而来的，其渊源就是《灵枢·经筋》"治在燔针劫刺，以知为数，以痛为输"，即指以痛点或压痛点作为针灸治疗的选穴部位，但是《黄帝内经》中并未出现"阿是穴"一词。在"以痛为输"理论的基础上，唐代医家孙思邈首次提出"阿是穴"的名称及概念，他在《备急千金要方·灸例》有云："有阿是之法，言人有病痛，即令捏其上，若里当其处，不问孔穴，即得便快成痛处，即云阿是。灸刺皆验，故曰阿是穴也。"由此可见，阿是穴即广义的压痛点。一般认为阿是穴是从临床实践中总结的，"阿是"即当医生按压患者某一病变部位时，患者因为突然的刺激而引发疼痛，下意识地发出叫声："阿……是！"现代临床发现，西方人也会这样说，他们会叫出"哦……吡"，发音与"阿是"极其相似。或者是当医生按压患者的病变部位时询问患者："痛不痛？"由于患者感觉压迫性疼痛，而发出叫声："啊……"之后肯定这是痛点，又说"是……"这便是阿是穴名称的由来。阿是穴的特点是既无具体名称（所有的穴位都称阿是穴），又无固定位置，主治功用也不十分明确，但公认对痛证的治疗有效。阿是穴的概念已沿用两千多年，是指临床上按压病变部位时患者有酸、麻、胀、痛、重等感觉和皮肤结节变化之处。薛立功教授的《中国经筋学》所描述的"痛点""结节"，也包括《黄帝内经》中的"横络""筋结"和"结筋病灶反应点"（也称结筋病灶点或结筋点）等，均可视为阿是穴。

陈波等认为，因为阿是穴没有十四经穴及经外奇穴那样固定的位置，而且取穴方法根据医家以手按指掐找寻"按之则痛"或"按之快然"之处，故《扁鹊神应针灸玉龙经》《针方六集》和《针灸大成》又称其为"不定穴"，《医学纲目》和《勉学堂针灸集成》称其为"天应穴"。《针方六集》明确记载了天应穴，即《备急千金要方》之阿是穴、《玉龙歌》之不定穴。日本把阿是穴命名为扪当穴。明代陈会撰写针灸著作《神应经》提出"神应穴""痛应穴"。阿是穴是一类以压痛或按之快然为主要特征的阳性反应点，是同时具有反映病邪和治疗作用的特异穴位。

刘涛认为，"阿是"是医生取穴时患者的自然反应，即医生触诊处，患者是否有舒快或酸痛之语，既表达舒适感，亦显示疼痛感。《素问·调经论》云："血气与邪并客于分腠之间，其脉坚大，故曰实。实者外坚充满，不可按之，按之则痛……寒湿之中人也，皮肤不收，肌肉坚紧，荣血泣，卫气去，故曰虚。虚者聂辟气不足，按之则气足以温之，故快然而不痛。"其中，"快然"有舒适之意，为按压患处后经气来临，机体气机通畅所致。诸多学者认为这段经文与"阿是穴"的取穴本义接近。也有学者认为《素问·骨空论》中"腰痛不可以转摇，急引阴卵，刺八髎与痛上"所言之"痛上"即是阿是穴。刘涛还进一步论述了"以痛为输"与"阿是穴"两者含义的不同。"阿是穴"的含义应该比"以痛为输"宽泛得多。除了广泛讨论的舒适感、痛感外，局部皮肤色泽变化或形态改变，如出现瘀点、白斑，或出现皮肤局部凹陷或隆起、丘疹、脱屑等，或在穴位皮下出现硬结、条索状反应物等，也都应当作为阿是穴取穴的依据。有学者认为"以痛为输"与"阿是穴"两者容易混淆的主要原因在于两者经常并用，特别是在痛证治疗中，仅从"以痛为输"字面上理解其含义，误解延续至今。随着针灸学理论的不断发展，对"以痛为输"有了更深入和较为全面的认识，临床应用时不应再为"痛处是穴"或"以痛为输"所囿。

针灸学教科书一般将腧穴分为十四经穴、经外奇穴、阿是穴三类，将阿是穴区别于另外两大类穴位来看待。但是，我们认为"阿是穴"既是经外穴，也是经内穴，虽有时也在经络上，但并不属于经穴。阿是穴的特点是：没有名称，没有定位，其功能主要是治疗痛证。也就是说，阿是穴的位置不固定，可以在身体的任何部位，如果阿是穴恰好在某一经络上，即与某一经穴重叠，也可以说它是经内穴；如果阿是穴位置不在经络上，或在经络上而不在经穴上，则可视为经外穴。

孙思邈《备急千金要方·灸例》所云"若里当其处，不问孔穴，即得便快成痛处,即云阿是",明确指出"不问孔穴",也就是不管它是不是经穴都可能是"阿是穴"。阿是穴概念突出的是"按之快然"及"按之则痛"的不同反应,即使是十四经穴或奇穴也同样会有"快"或"痛"的反应。

我们常规的教科书在对穴位分类时把阿是穴定为三大类腧穴中的一大类,这种分类方法使阿是穴在腧穴中的地位更加突出,这是积极的一面。但是,阿是穴的针刺感应与其他两类腧穴不无两样,有的定位明确,有的定位不甚明确,其性质多为酸、麻、胀、重、触电感,其中最常见的是酸、胀两种。临床上的针感可单独出现一种,也可见数种感觉混合出现。另外,还有一些不常见的针感,如抽动感、蚁行感、热感、凉感等,会出现于经穴、经外奇穴中,也会出现在阿是穴中。

相对于富有明确定义和经过充分论证的十四正经穴位和经外奇穴穴位,阿是穴这些有待探索的特征,为后人进一步研究和发展针灸穴位理论提供了巨大的空间。

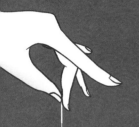

第三章 动筋针法的三个理论渊源

动筋针法理论体系的建立,受到以下三大理论的影响与启发:薛立功教授《中国经筋学》所主张的以结筋病灶点(也称结筋点)为治疗核心的针刺方法;宣蛰人教授的《宣蛰人软组织外科学》所倡导的以压痛点为中心的软组织损伤治疗方法;美国医生 Janet Travell 的《肌筋膜疼痛与功能障碍——激痛点手册》建立的以激痛点为诊断和治疗中心的疼痛治疗方法。这三大理论构成了动筋针法的理论基础。

第一节 薛立功教授的结筋病灶点理论

中国中医科学院薛立功教授潜心研究 30 余年,对中医经典著作重新解读,认为十二经筋是古人充分运用当时解剖学知识,以十二条运动力线为纲,对人体韧带学、肌学及其附属组织的生理和病理规律的概括和总结。经筋理论及其疗法被薛立功教授总结在《经筋理论与临床疼痛诊疗学》《中国经筋学》和《长圆针疗法》等著作中。

经筋学说来源于《灵枢》,是中医学针灸理论的重要组成部分。从历代医家著述中可以看到阐述经筋理论与经络学说并列成篇。隋代杨上善所著《黄帝内经太素》将经筋与经脉分立卷宗,已经指出经筋与经脉各有其解剖形态现象与规律,它们有着本质的区别。明代医家张介宾在《类经》直接指出:"十二经脉之外,而复有所谓经筋者何也?盖经脉营行表里,故出入脏腑,以次相传;经筋联缀百骸,故维络周身,各有定位。"

"不通则痛"是《黄帝内经》提出的经典论述。不通是如何造成的呢?《灵枢·刺节真邪》曰:"一经上实下虚而不通者,此必有横络盛加于大经,令之不通。"由此可见，"横络盛加于大经"是导致不通的原因，何为"横络"？横络是指经脉中横行的细小支络，多位于体表，容易损伤。一般认为机体损伤之后造成这些"横络"局部出血、渗出和肿胀等病理变化，这里的出血和渗出物可以理解为"沫"，这些"沫"停留于"分肉之间"，可以引起局部肿胀，从而阻塞经络而导致疼痛。正如《灵枢·周痹》曰："风寒湿气，客于外分肉之间，迫切而为沫，沫得寒则聚……分裂则痛，痛则神归之。"这便是从中医角度说明了损伤的部位，及其所发生的病理变化。

西医解剖学中，肌肉和韧带，及其附属结构，如滑囊、滑液囊、脂肪垫、滑车、籽骨和骨性纤维管等是人体活动时的重要组织，起支撑和保护作用，这些组织也是最先承受病理性损害的部位。结合传统针灸理论解释就是，这些部位在多次损伤和自身反复修复过程中，可能形成粘连、瘢痕等，形成病理产物，对经络造成机械性卡压，导致难以缓解的气血阻滞，长期的津液渗出，聚"沫"浸润，即出现病理性的"横络"，从而导致顽固性疼痛的发生。

疼痛根本症结在于病理性"横络"，传统针灸如何治疗呢？《灵枢·刺节真邪》云："一经上实下虚而不通者，此必有横络盛加于大经，令之不通，视而泻之，此所谓解结也。"用"解结法"分离横络卡压可解除"横络盛加"，这是治疗顽固性疼痛的主要方法。如何解结？《灵枢·官针》中有"五刺""九刺"和"十二刺"等针刺方法，具体涉及经筋"解结法"的有关刺、恢刺、短刺和合谷刺等。

《灵枢·官针》："关刺者，直刺左右尽筋上，以取筋痹，慎无出血，此肝之应也；或曰渊刺；一曰岂刺。"这种刺法多在关、节附近的肌肉的起止点，也就是肌肉在骨骼的附着处，或肌腱上进行针刺，因为"筋会于节"，即四肢筋肉的尽端都在关节附近，故名关刺，可治筋痹证。因针刺较深，必须谨慎，避免伤及血管引起出血。由于肝主筋，所以与肝脏相应。

《灵枢·官针》："恢刺者，直刺傍之，举之前后，恢筋急，以治筋痹也。"就是直接从病灶旁边进针，在病灶表面进行前后行针，不断更换针刺方向和角度，剥离粘连组织，消除结节，以疏通经气、舒缓筋肉拘急和痉挛，同时令患者活动关节，从而恢复其原来的功能状态。"恢"，有恢复其原来的活动功能的意思。

解结的针具和针法还有其他多种，如《灵枢·官针》载"九针之宜，各有所为，长短大小，各有所施"，《灵枢·九针十二原》所言之"长针者，锋利身薄，可以取远痹"和"员针者，针如卵形，揩摩分间，不得伤肌肉者，以泻分气"，《灵枢·九针论》曰"八者，风也。风者，人之股肱八节也。八正之虚风，八风伤人，内舍于骨解、腰脊节、腠理之间，为深痹也。故为之治针，必长其身，锋其末，可以取深邪远痹。"，以及晋代皇甫谧《针灸甲乙经》所言之"长针者，取法于綦，针长七寸，其身薄而锋其末，令可以取深邪远痹"。这些都是可用于解结的不同针具和方法。

　　薛立功教授的《中国经筋学》体现了中医经典理论在现代的传承与创新，他把经筋诠释为骨骼肌，动筋针法把《中国经筋学》列为其第一理论渊源。动筋针法寻找靶点作为治疗点，中医的经筋理论有它的寻找方法。传统上，我们着力于经络理论与经典穴位，往往没有足够重视沿着经筋循行的基础上发现治疗靶点，薛立功教授重视并且挖掘出靶点的意义，他按照古人的方法来寻找治疗点，其实很多方法在《黄帝内经》中都提到过。《黄帝内经》等经典著作以十二正经为纲，将经脉分布的诸筋描述和概括为"经筋"。经筋就是以经脉为纲，对人体骨骼肌及其附属组织的概括和总结。骨骼肌由肌腹和肌腱组成。肌腹由肌纤维集合成束。肌腹可以收缩并产生力量，能保持或改变肌肉的外形。肌腱由致密结缔组织构成，位于肌腹两端，古人称之为"筋之本"。肌肉借肌腱附着于骨，借肌肉的收缩，使关节活动并产生肢体运动。当机体完成某一运动时，每条经筋往往涉及多块骨骼肌，这些骨骼肌的起止点也是中医经筋理论的重要部分。

　　薛立功教授认为，经筋在循行途中分别或重复"结""聚"于四肢关节和肌肉丰厚之处，如踝、膝、髀、臀、腕、肘、肩和腋等部位。肌肉收缩而牵拉关节运动，其着力点在肌腱、韧带与骨的结合部，即经筋"结""聚"之处。对同一块肌肉而言，肌腱的弹性、伸展性和容积比肌肉小，因此当两者载荷相同时，肌腱所承受的压力要比肌肉大得多。当关节运动时，附着于骨骼两端的肌腱应力较肌肉大，因此肌腱成为整块肌肉的应力集中点。肌肉和肌腱长期承受过重外力，容易导致局部组织劳损，其应力集中点的劳损为最重。劳损产生疼痛和痉挛，进而影响到机体防御功能，导致受累区域供血减少或呈缺血状态，从而恶性循环，诱发肌肉软组织病变。此类疾病患者痛点大多在应力集中之处，是肌腱、韧带与骨的结合部，也就是经筋的"结""聚"点。我们以足太阳经筋为例，"足太阳之筋，起于足小指，上结于踝，邪上结于膝"。这段经文涉及趾长伸肌，该肌起于胫骨后中 1/3 和小腿筋膜深面，止于第 2~5 趾末节趾骨底其运动点，位于腓骨小头与外踝连线中、上 1/3 交点处。"其下循足外侧，结于踵，上循跟，结于腘"。这段经文涉及腓骨长肌和腓骨短肌。腓骨长肌起于腓骨外上 2/3 腓骨小头、小腿筋膜及肌间隔，止于第 1 楔骨外侧面及第一跖骨底，其运动点位于腓骨小头外下缘；腓骨短肌起于腓骨外下 1/3 及肌间隔，止于第 5 跖骨粗隆及小腿伸肌腱，其运动点位于腓骨小头与外踝连线中下 1/3 交点处。经筋的基本功能是约束关节，跨越关节牵引肢体产生运动。所谓"宗筋主束骨而利机关也"正是这个意思。足太阳经筋的病损主要表现为运动功能障碍。《灵枢·经筋》所述病证可归为三类：运动功能受限或功能丧失的痿证，如肩不举、目不闭、口歪、舌不能卷和不能前俯后仰等；不自主运动的风证，如脊强反折、转筋、痉挛等；关节疼痛的痹证，如缺盆抽痛、膝内辅骨痛、股内引髌痛、肘内锐骨掣痛和臂内腋后痛等。结筋病灶点，也称经筋病变点，是十二经筋病变所特有的病理产物。

十二经筋主"束骨而利机关"，与运动密切相关。长期劳累可导致经筋损伤，或跌打损伤等，这些创伤在自身修复过程中，加上风、寒、湿等外邪的作用，均可导致"横络"受损（《灵枢·刺节真邪》），津液凝聚而为"沫"（《灵枢·周痹》），又称为"聚沫"，聚沫积累日久可形成病理性"横络"，病理性"横络"就是结筋病灶点的所在部位。

结筋病灶点阻碍经络，导致气血运行不畅，经络不通，"不通则痛"。故按压结筋病灶点时患者可有明显的痛觉反应。横络是经络的细小分支，位置表浅，极易受到损伤和风寒湿等邪气的侵袭，而产生"聚沫"，因而形成结筋病灶点。故医家可触及"结筋"之感。因其为十二经筋病变的病理产物，故必沿十二经筋分布，有明确的规律可循。结筋病灶点有三方面特点，其一为"按之则痛"，其二为"结筋之感"，其三为"循经筋分布"，三者缺一不可。

经筋病证是由于外界环境及体内致病因素的作用，导致的人体筋肉系统病变，可表现出筋肉急、慢性损伤症状和体征，功能异常及全身症状等。经筋分布之处的筋肉损伤病证，症状表现为挛急、掣引、痹痛、转筋、强直、弛缓和肢体不用等，多为运动系统的损伤，中医临床称之为"经筋病证"。该病证可由经筋病变累及脏腑经络，影响气血循行，导致相关脏腑的继发病证，如神经病变、心血管病变和其他脏腑病变等，这是经筋病的一些特殊情况。

秦伟凯等认为经筋病候源于《灵枢·经筋》，其主证多是痛证，经筋病证的病因可以是经筋感受风、寒、湿三邪侵袭，也可以是慢性劳损，两者均可导致"筋痹"，即经筋痛证。《素问·举痛论》云："经脉流行不止，环周不休，寒气入经而稽迟。泣而不行，客于脉外则血少，客于脉中则气不通，故卒然而痛。"当外邪尤其是寒邪侵袭时，经脉气血循行迟滞、凝涩而不畅行，经脉凝涩而血少，脉气流止而不通，不通则痛。清代名医叶天士在《临证指南医案》指出"积伤入络，气血皆瘀，则流行失司，所谓痛则不通也"。当人体组织受到外伤或慢性劳损后，血脉受损，则引起络破血溢，血瘀气滞，则经脉不通，不通则痛。"不通则痛"是认识疼痛的总原则，经筋痛点有别于传统的对于局部涩滞、血运不畅的"不通则痛"的理解。

疼痛是在经脉具有传导功能的状态下才能感觉到的，经脉完全不通，则不能传导痛觉信息，也就无所谓疼痛。《灵枢·卫气失常》曰："筋部无阴无阳，无左无右，候病所在"，《黄帝内经太素》认为经筋病"以筋为阴阳气之所资，中无有空，不得通于阴阳之气上下往来"。经筋"中无有空""无阴无阳"，不运行气血，则经筋的疼痛也就不能通过气血循经脉上达于人之"脑"，不能上达则不能被感知。《灵枢·刺节真邪》云："一经上实下虚而不通者,此必有横络盛加于大经,令之不通。","不通则痛",经脉伏行于分肉之间,分肉及经筋的损伤则易形成病理性"横络",进而形成"结筋病灶点",自然影响经脉的畅通,阻碍气血的运行,从而导致疼痛。经筋痛点应该说是因经筋损伤后继发的经脉不畅所产生。所以解除"结筋病灶点"是解决经脉不通、治疗经筋病证的前提和关键。

　　那么,结筋病灶点与阿是穴有何异同? 结筋病灶点与阿是穴最大的共同之处在于压痛,且压痛需医者用四诊中的切诊之法,包括"扪之"和"揣穴"等法,如明代杨继洲《针灸大成》曰:"凡下针之法,先用左手,揣穴爪按,令血气开舒,乃可内针。……凡欲行阳,浅卧下针,循而扪之,令舒缓,弹而努之,令气隆盛而后转针,其气自张布矣,以阳部主动故也。"鉴别两者,需要医生与患者沟通交流方能确定。正是结筋病灶点与阿是穴这两点相似之处,说明两者有高度的相似之处,。但两者也有不同之处。苏鑫童等指出了结筋病灶点与阿是穴的三点不同。其一,两者的取穴指导原则不同。《灵枢·经筋》是《黄帝内经》论述经筋病的专篇,"治在燔针劫刺,以知为数,以痛为输",作为十二经筋病证的取穴和针刺治疗原则与方法,出现在每条经筋病证的内容之后,且"以痛为输"在《黄帝内经》中只出现于此篇。"以痛为输"不仅为疼痛之处,更为病灶所在之处。由此可见,"以痛为输"是指导经筋病治疗的根本原则,而阿是穴的取穴原则是"阿是之法",亦即"即得便快成痛处,即云阿是"。孙思邈在论述阿是穴时从未提及"以痛为输",而是明确称之为"阿是之法",因此把"以痛为输"与阿是穴等同起来是不够恰当的。其二,两者的分布规律不同。结筋病灶点分布在十二经筋之上,多出现在"尽筋"之处。阿是穴"不问孔穴",既可以出现在十四经脉循行之处,也可以分布于十四经脉之外,无固定的分布规律。其三,两者的诊治特点不同。结筋病灶点除具备疼痛的特点外,还需具备"结筋"的特点,而阿是穴则仅需遵从"得便快成痛处",无需医者手下的"结筋"之感。结筋病灶点是十二经筋损伤病变后的病理产物,阿是穴则是特定疾病产生的阳性反应点,故结筋病灶点用于指导经筋病的诊疗,而阿是穴则可用于指导脏腑病证的诊疗。治疗结筋病灶点需用解结之法,采用"燔针劫刺"以祛"深邪远痹",而阿是穴则是"灸刺皆验",并无特定的疗法要求。

　　通过对经筋与经脉的比较也会加强对结筋病灶点认识。薛立功教授等分别从解剖、生理、病理和治疗等多方面分析了两者的区别。从解剖主体而言,经筋是指肌肉、韧带及附属组织等软组织部分的筋肉;而经脉则指血管、经隧之属。

　　从"局部解剖"而言,经筋"中无有孔"(见《黄帝内经太素》),故不能通行气血;而经脉却"中有孔隙",成为隧道,而通行气血。

　　从分布而言,经筋皆起于四末,终于头身,不入于脏腑;而经脉却是手之三阴从脏走手,手之三阳从手走头,足之三阳从头走足,足之三阴从足走腹,皆与相应内脏络属,且依次相传。从盛衰而言,经筋盛于溪谷,结于关节,有结有聚;而经脉则起于井穴,盛于合穴,于肘膝部合穴汇入经脉,犹江河入海,通行无阻,没有结聚。

　　从功能而言,经筋主要是关系人体运动功能,"骨为干,筋为刚"(《灵枢·经脉》),骨骼是人体的支架,乃筋之起止之所。筋(经筋)刚韧有力,约束骨骼,使关节运动灵活自如。如《素问·痿论》曰"宗筋主束骨而利机关",针灸治疗经筋病在选穴方面多根据此理论。而经脉"内属于腑脏,外络于肢节"(《灵枢·海论》),"行血气而营阴阳,濡筋骨,利关节者也"(《灵枢·本脏》),即具有营养和联络作用。

　　从病理而言,"夫邪之客于形也,必先舍于皮毛,留而不去,入舍于孙脉,留而不去,入舍于络脉,留而不去,入舍于经脉,内连五脏,散于肠胃"(《素问·缪刺论》),经脉是疾病传导途径之一;而经筋痹痛病变主要表现为"寒则反折筋急,热则筋弛纵不收,阴痿不用"(《灵枢·经筋》)。

　　从治疗而言,经脉能运行气血,故有虚实之分,且能传递治疗信息,有气至而有效之说,故取经脉于腧穴,有补虚泻实,通调气血之法。《灵枢·经脉》指出:"盛则泻之,虚则补之,热则疾之,寒则留之,陷下则灸之,不盛不虚,以经取之";而经筋"主束骨而利机关",容易出现结筋病灶点,形成病理性"横络",使经脉受阻,不能正常运行气血,故取经筋在关节周围的结筋病灶点,应针至病所,用解结之法,挑拨横络,解除瘀阻,而后经脉可调,气血乃行。从针具应用而言,调腧穴行气血,常用九针之毫针,或锓针,《灵枢·九针十二原》曰:"锓针者,锋如黍粟之锐,主按脉勿陷,以致其气。"锓针,其针身大,针尖圆而钝,用它可以按压穴位,疏通血脉,引导正气得以充实,使邪气自然外出,以防因刺入过深而引邪内陷。而治疗经筋结块,松解肌肉,常用九针之长针,"故为之治针,必长其身,锋其末,可以取深邪远痹"(《灵枢·九针论》),或用员针"揩摩分间,不得伤肌肉者,以泻分气",也可用锋针"刃三隅,以发痼疾"(《灵枢·九针十二原》)。经筋多寒厥之证,故应决闭散寒,亦多用燔针,"治在燔针劫刺,以知为数,以痛为输"(《灵枢·经筋》)。

🐚 第二节　宣蛰人教授的肌肉压痛点理论

　　动筋针法的第二个理论来源是宣蛰人教授创立的压痛点体系。广义来说,压痛点泛指一切压痛的点或部位,但是"宣蛰人压痛点"指的是一种有规律的压痛点,指肌肉与骨骼的附着处,也就是肌肉的起止点。宣蛰人教授从1954年起研究颈肩腰腿痛,经过多年不懈的探索,取得了一系列创新成果,其成果汇聚在《宣蛰人软组织外科学》一书中。

宣蛰人教授创立的软组织外科学认为,软组织疼痛的病理基础是慢性损害性炎症。慢性损害性炎症是引起伤害感受性疼痛的关键因素,慢性软组织疼痛可引起复杂的综合征。"压痛点"通常不是一个,而是一组功能协调的软组织上有一群压痛点,即由点成线,由线成面,由面成体的分布。

在人体骨骼各个特定的软组织损害性病变部位存在有规律的压痛点,滑动按压这些压痛点,可以产生与主诉相符合的局限痛。在《宣蛰人软组织外科学》一书中,宣蛰人将与脊柱有关的疼痛的原因分为椎管内原因和椎管外原因。宣蛰人压痛点为椎管外软组织,有以下特点:规律性地分布于软组织的骨骼附着处;局部存在无菌性炎症;产生传导痛等。

50余年来,宣蛰人教授一直从事软组织损害性疼痛类疾病的研究工作,也即慢性疼痛的诊治研究工作,在6 000多例椎管内、外软组织松解手术,4 000多例压痛点强刺激推拿和6 000多例"以针代刀"的密集型压痛点银质针针刺治疗等临床实践基础上,逐步形成并创立了软组织外科学。

宣蛰人教授在其所著《宣蛰人软组织外科学》中认为,软组织损伤导致的疼痛,其治疗的部位主要在于肌肉与骨骼的附着处,即肌肉的起止点。例如,臀大肌的上方至髂骨后面臀后线、骶骨和尾骨的后面、骶结节韧带,下方至阔筋膜髂胫束和股骨臀肌粗隆、梨状肌的内侧和上方,至骨盆骶前孔边缘和坐骨大切迹,外侧和下方至大转子上缘;冈上肌的内侧至肩胛骨冈上窝,外侧至肱骨大结节;冈下肌的内侧至肩胛骨冈下窝,外侧至肱骨大结节;三角肌的内侧至锁骨外1/3、肩峰外侧缘、肩胛冈下缘,外侧至肱骨干外侧中部稍上(三角肌粗隆);胸大肌的下方和内侧,锁骨部分至锁骨内侧1/2,胸骨和肋骨部至胸骨柄、胸骨体和第1~6肋软骨的前面,腹部至外斜肌腱膜,上方和外侧至肱二头肌沟的外侧缘(肱骨大结节嵴)。这些起止点也是动筋针法治疗的靶点。

宣蛰人教授认为腰痛或腰腿痛的发病机制有两种传统的学术见解:一种认为椎管外软组织粘连、变性是造成疼痛的原因,也就是所谓的"软性说"。另一种认为椎管内骨性变化,或骨骼、韧带和腰椎间盘的变性与突出压迫神经根,造成疼痛或合并"坐骨神经痛",也就是所谓的"骨性说"。宣蛰人教授本人曾患传统标准诊断的典型的腰椎间盘突出症,却经卧床休息而自愈。在1例大腿根部软组织松解术中,将股内收肌群附着处自耻骨上切开时,患者顿觉原有的腰痛合并坐骨神经痛完全消失。正是这些偶然的观察和发现,开创了现代软组织松解手术治疗腰腿痛的先河。系统的、规范的腰臀部和股内侧部软组织松解手术,进而颈、背、肩、臂痛的治疗探索,形成了规范的颈、背、肩和锁骨上窝软组织松解术,为软组织外科学的创立奠定了坚实的理论基础。当一种传统的医学理论在实践中遇到危机的时候,往往孕育着一种新的变革。不同于"软性说"和"骨性说",软组织无菌性炎症致痛的新学说用以指导慢性疼痛的临床实践,取得非常满意的远期疗效,使疼痛的处理由镇痛进入治痛。

长时间以来,对软组织疼痛的局部病理变化认识不够充分,缺少可靠的针对软组织疼痛的检查手段和诊断技术。在腰部或臀部广泛的发病部位中,仅在某一疼痛较突出的病变处进行有限的手术,没有注意广泛区域中,引起腰痛或腰腿痛的发病因素,术后只能减轻症状而不能根治。简单的手术方法,不能产生理想的远期疗效,复发率很高。渐渐地,从软组织角度开始进行腰痛或腰腿痛的治疗。

医学影像技术从客观上证明了椎间盘突出的存在,解剖生理、诊断技术与手术操作等方面的进展,使椎间盘切除术取得一定的疗效。于是"骨性说"受到普遍重视,处于优势地位。但是几十年来,医学实践的发展不断地向"骨性说"的神经根受压理论提出挑战,椎间盘切除术治疗腰痛或合并坐骨神经痛,疗效并非想象中那样满意,有不少病例术后仍有疼痛,再次手术也未发现疼痛原因,即使补行脊柱融合术后,也无法解除持续性疼痛。因此,近50多年来被传统诊断标准诊断为腰椎间盘突出症的病例,只有在特殊情况下才对少数患者施行传统的腰椎间盘切除术。传统的腰椎间盘突出症相关理论,在许多实践问题面前显得有些陈旧过时了。与此类同,对经传统标准诊断的各型颈椎病(除外脊髓型)患者施行颈椎前路或后路减压术,术后多数病例仍残留头颈背肩臂痛。所以,传统的颈椎病理论与腰椎间盘突出症理论一样受到质疑,其局限性也日益凸显。正是在这种背景下,软组织松解手术得到了发展,并从治疗腰痛、腰腿痛发展到治疗头痛、颈痛、背痛、肩痛、臂痛、腰痛、髋痛、臀痛和腿痛。

宣蛰人教授在对软组织疼痛的临床研究中发现了不同于骨性组织致痛的软组织致痛的特异性体征和病因、病理特点,创造并使用独自设计的各型软组织松解术,治疗严重的顽固性头痛、颈痛、背痛、肩痛、臂痛、腰痛、髋痛、臀痛和腿痛。据统计,经过其治疗的近6 000病例,15年以上的远期显效率达90%左右。在手术揭示这些疾病病理本质的启发下,宣蛰人教授开展了中西医结合压痛点强刺激推拿和压痛点银质针针刺方法治疗,取得了非常满意的效果。通过对实践经验的不断总结,再上升到医学理论的归纳,软组织外科学诞生了。软组织外科学成了临床医学中的一个新分支,它是以骨骼肌、筋膜、韧带、关节囊、骨膜及脂肪结缔组织为研究对象,研究运动系统的软组织劳损性病变引起的各种疾病,以中西医结合软组织松解和外科手术治疗为手段的一门临床学科。软组织外科学的诞生,为头颈痛、背痛、肩痛、臂痛、腰痛、髋痛、臀痛和腿痛等一些常见的多发性疾病提供了新的解决方案。

《黄帝内经》中就有关于软组织病痛的记载,被归纳为经筋病候,并在治疗方面提出了"燔针劫刺,以知为数,以痛为输"的治疗原则,该原则在这里得到应用。宣蛰人教授认为中医经典著作中所说的经筋,是指人体运动系统的软组织体系。中医认为人体有十二经筋,这十二经筋是经络系统在肢体外围的连属部分,它只分布在四肢、躯体、胸廓和腹部,而不进入体内脏器。经筋的病候与循行部位是一致的,大多属于四肢、头身的"筋肉"病痛。

宣蛰人教授的软组织外科学丰富了中医对软组织疾病的理解,深化了经典中医针灸理论对软组织疾病的认识,成为动筋针法理论的重要来源。下面将进一步介绍软组织外科学在发病学、生理学、病理学、诊断学、治疗学、症状学和预防学等方面的基本特点,以及它们与经典中医针灸理论的渊源。这将为我们学习和应用动筋针法做好理论上的准备。

宣蛰人教授在对头痛、颈痛、背痛、肩痛、臂痛、腰痛、髋痛、臀痛和腿痛的研究基础上,逐步创立了软组织外科学。

在发病学上,大量中西医结合临床实践证明,椎管内、外软组织因急性损伤后遗症或慢性劳损形成的病变所产生的化学性刺激,是疼痛的主要发病机制。中医的"通则不痛,不通则痛"指出了"不通"和"痛"的因果关系。西医关于椎管外软组织劳损的发病机制和手术治疗效果,证明了西医学理论和传统中医理论存在一些共性。急性损伤或慢性劳损引起的疼痛,其好发部位多在骨骼肌与筋膜等附着处。

急性损伤时,由于这些软组织受损,其出血及坏死组织的分解使附着处的神经末梢受到创伤性、无菌性炎症的化学性刺激,从而引起疼痛。这种组织损伤和炎症反应在正确的治疗下多可缓解和治愈,很少会产生后遗疼痛。如果不能彻底治愈,则会出现后遗疼痛。

慢性劳损使肌肉和筋膜等受到大量的牵拉性刺激,渐渐地局部形成了与急性损伤后同样的病理变化。这些组织受感染、炎症及过度劳累等因素的影响,或受到轻度外伤或气候改变等外界因素的诱导,则会引起疼痛的发作。当炎症加剧时,疼痛加重;炎症消退时,疼痛减轻或消失。疼痛还可引起肌肉痉挛(早期继发因素)和肌挛缩(晚期继发因素)。如前所述,这种肌腱附着处软组织疼痛必然累及所属肌肉或与其相关联的肌群,使之过度紧张而出现反射性或保护性肌肉痉挛,进而严重影响组织的正常新陈代谢和血液供应,使得在特定部位出现有规律的压痛点等。

一般认为软组织受到损伤后则引起肌肉痉挛,紧张的肌肉会变短、变粗和变硬,凡肌肉紧张,不松弛,就会导致气血运行不畅,经络不通,则必有疼痛发生,也就是中医理论的"通则不痛,不通则痛"。进而将由肌肉紧张、不够松弛的状态,而引起的疼痛概括为"松则不痛,痛则不松"。如果肌肉痉挛持久不愈,则会加重肌附着处的软组织、肌肉和筋膜本身的血供不良,从而引起局部新陈代谢和营养障碍,则会发生中医所说的"气滞血瘀""经络闭阻"而加重疼痛。在这种持续的恶性循环下,原有的炎症反应向着炎性粘连和炎性纤维组织增生等病变过程发展,使本来不很严重的疼痛变为严重的疼痛,最后造成肌挛缩。变性挛缩的软组织所产生的机械性压迫作用于周围神经时,可出现不同程度的肢体放射性麻刺感,甚至神经压迫症状。挛缩的软组织作用于血管时,可引起肢体的血运障碍,远端发生色泽暗紫、发凉、水肿及脉搏减弱等现象。这个病理发展过程被概括为"因痛增痉,因痉增痛",或者"因痛增挛,因挛增痛"。

另一方面,软组织疼痛会引起肌肉痉挛,破坏身体的动力性平衡,机体为了重新保持平衡不得不进行调节。一组肌肉的痉挛,必将引起对应肌肉发生与其相适应的变化,以补偿原发部位肌肉痉挛引起的功能失调。如果原发部位的肌肉痉挛经过对应肌肉的补偿调节(功能障碍对应补偿调节)仍然不能保持其正常功能和平衡,则又将引起其上方或下方的一系列肌肉进行再补偿和再调节,这被称为系列补偿调节。这两类补偿调节所产生的肌肉痉挛或肌肉过度牵拉性刺激,日久又会在附着处继发一系列无菌性炎症的病理变化。以腰痛为例,一侧腰痛日久可继发对侧腰痛或腹痛,而单独的股痛(大腿痛)日久又可向上继发臀、髋、背、胸、肩、上肢、锁骨上窝、项颈、头颅和手指等疼痛,或向下继发大腿根部和下肢足趾等疼痛,且均会合并诸种症状,即中医理论中所说的"病邪传注"。这就是高位的疼痛日久可以向低位发展,而低位疼痛又可以向高位发展的理论。因此,病程很长的躯干某一处单独的疼痛往往可发展为全身性疼痛。腰或腰、髋痛的病位恰好处于身体的中间位置,常常被视为躯干疼痛的发展枢纽。

在生理学上,西医学通过椎管内探查术中应用机械性压迫刺激神经根的临床观察,证明了正常神经根受压,与周围神经一样,只会产生从麻木到麻痹的症状,只有当神经受周围组织的无菌性炎症的化学性刺激时,才会继发疼痛。在病理学上,通过实验观察,软组织外科学证明了无菌性炎症是软组织病变的主要病理改变。不论急性损伤后遗还是慢性劳损形成,虽发病机制不同,但它们的病理改变却是完全一致的。

在治疗学上,软组织松解术使中医"以痛为输"理论得到了很好的证明和广泛的应用与发展。软组织病痛的临床实践首先是通过对人体头痛、颈痛、背痛、肩痛、臂痛、腰痛、髋痛、臀痛和腿痛等疾病的压痛点进行摸索,从而指导软组织松解手术的治疗。而后又通过软组织松解手术的治疗,进一步发现新的治疗靶点,这些靶点就是软组织劳损的无菌性炎症的病变所在点,这些病理变化得到光学显微镜和电子显微镜观察结果的证实。软组织松解手术通过治疗头痛、颈痛、背痛、肩痛、臂痛、腰痛、髋痛、臀痛和腿痛,进一步发掘出这类软组织劳损性压痛点的分布不是杂乱无章的,而是有规律可循的。这些压痛点不是孤立的某一点或某几点,而是有众多的压痛点,它们由点成"线",由线成"面",由面成"体",构成密切相关的一个立体致痛区域。这就进一步丰富和发展了中医"以痛为输"理论的内容,形成了既有特殊治疗作用,又有明确定位,并可予以命名,且在原有十四经腧穴和经外奇穴之外的全新的腧穴、奇穴和特定穴。在这些新穴上进行推拿、针刺,使得原来由软组织劳损引起的疼痛及并发的内、外、妇、眼、耳、鼻、咽喉等科疾病中的相似症状相应减轻或消失,取得显著疗效;反之,不在这些新穴上进行推拿、针刺,疗效就不显著或无效。同样,用此方法治疗非软组织劳损引起的疼痛及并发的上述诸科疾病的症状,收效甚微。软组织松解手术的治疗机制,主要是通过松解椎管外的骨骼肌、筋膜等,或松解椎管内硬膜外和神经根鞘膜外脂肪结缔组织等,以及无菌性炎症病变的软组织,阻断化学性刺激对神经末梢的传导作用,以达到止痛的目的。

根据软组织松解手术发掘出来的压痛点分布规律,非手术治疗的机制也基本相同。软组织松解术治疗椎管外软组织劳损的经验和中医针灸"以痛为输"的理论使推拿、针刺、理疗和局部封闭等各种非手术治疗的传统方法发挥了新的作用,显著提高了疗效,从而使非手术疗法和手术疗法相辅相成,形成了一套"不松则痛,松则不痛"的中西医结合的独特治疗方法和治疗原则,也就是说,治疗疼痛,必须要松解软组织,使软组织保持松弛状态,这时肌肉会变长、变细和变软,使气血运行顺利,经络通畅,故而达到治疗疼痛的目的。因为全身性软组织劳损性疼痛的病理发展过程非常复杂,因此需要从病史、发病部位的先后、发病部位症状的轻重等来确定原发部位的疼痛,确定治疗方案,视结果考虑继发部位的治疗。

临床实践证明,不少疾病原发部位的病因消除后,继发部位的症状也随之消失:腰臀部软组织松解术可消除躯干上部症状;颈背肩部软组织松解术也可消除躯干下部症状;背伸肌群横断术可消除前胸部症状;髌下脂肪垫松解术也可消除腘窝症状;左腰部软组织松解术可消除右腰痛;右腰部软组织松解术也可消除左腰痛。这些临床实践充分证明了原发部位病因治疗的重要性,这也是软组织劳损治疗中的特殊规律。这和经典针灸理论中"缪刺""巨刺"所概括的"上病下治、下病上治""前病后治、后病前治""左病右治、右病左治"是基本一致的。由此可见,传统医学的整体观念、辨证论治和治病求本的临床理论也在软组织外科学中得到了广泛应用。

在症状学上,临床实践中除发现头、颈、背、肩、臂、腰、髋、臀、腿等处的软组织劳损主要引起疼痛、活动受限等症状外,还会并发头痛、眩晕、眼胀、眼痛、耳鸣、重听、牙龈水肿、牙根痛、吞咽不适、口张不大、声音嘶哑、三叉神经痛、胸闷、胸痛、腹胀、腹泻、腹痛、尿频、尿急、大小便失禁、痛经、月经不调、行经不畅、生殖器痛和性功能减退等50余种心血管科、胸科、神经科、普通外科、泌尿外科、妇科、眼科、耳鼻咽喉科、皮肤科和口腔科等疾病中的一些相似临床表现。这些并发症状从西医学的角度似乎不易解释,但是从中医学的角度则较好理解。在《灵枢·经筋》中,十二经筋之病除了列举各个部位的肌肉疼痛和活动受限等功能性障碍之外,也论述了"目不开""阴器纽痛""阴器不用""耳中鸣痛"和"胸痛"等临床表现。按照中医针灸的经络理论,病痛可以通过经络之间的联系而互相传注。当然,这些软组织劳损性病变所引起的关联征象和互相传注是有一定条件的。这些条件包括:它们的出现均在长期腰、髋、臀痛或颈、背、肩痛的后期;检查已经排除症状所属专科的严重疾病;病痛部位出现一系列有规律的压痛点,在其上施行非手术疗法如压痛点推拿、压痛点针刺和压痛点局部封闭等均可迅速地改善这些症状,或对严重病例施行软组织松解术后,可更为明显地改善这些症状。在此认识基础上,许多过去被诊断为骨性组织病变引起的头、颈、背、肩、臂、腰、髋、臀和腿等部位的疼痛被治愈了,许多过去被诊断为内、外、妇、泌尿等科的"综合征""官能症"或"癔病",以及某些难以解决的疾病也得到良好的治疗。宣蛰人教授创建的软组织外科学从压痛点或靶点的检查,到治疗理念和思路都为动筋针法提供了有力的支持。

第三节　美国医生 Janet Travell 的肌筋膜激痛点理论

肌筋膜激痛点(myofascial trigger point)简称激痛点,也译为触发点或扳机点等。关于激痛点的最早记载是在1843年,由德国医生 F·Froriep 博士首次描述骨骼肌的"疼痛密集区"(dense area)。这是西医文献中第一次描述疼痛局部肌肉的高张力病理。德国科学家 A.Corneliu 于1909年发现骨骼肌的"痛性结节"(painful nodules),并认为它的形成是由于身体创伤后的应激反应。他还通过按摩"痛性结节"消除了肌肉痉挛和疼痛,恢复肌肉的正常收缩功能。他是第一位通过按摩治疗激痛点的医生。

激痛点(trigger point)这一术语由美国医生 Janet Travell(1901—1997)于1942年提出。在肯尼迪总统任职期间,Janet Travell 是白宫的保健医生,她治愈了肯尼迪总统所患的严重腰背部肌筋膜疼痛。激痛点是 Janet Travell 对医学的独特贡献,她于 1983 年著成《激痛点手册》一书。以后又由她的学生 David Simons 医生重新整理,于 1999 年出版了《肌筋膜疼痛与功能障碍——激痛点手册》两卷,系统阐述了激痛点的特点、形成、检查和治疗等。这两本书被公认为是激痛点最权威的著作。

在 1983 年版的《激痛点手册》里认为激痛点主要分布于肌腹。但在 Janet Travell 去世后,1999 年版的书已加入了肌肉附着区域的激痛点(称为"附着性激痛点",将位于肌腹的激痛点称为"中央性激痛点"),这些变化有可能受到了中国医生宣蛰人的影响,但在书中未见提及。激痛点主要用于治疗肌筋膜疼痛综合征,其治疗方法早期主要是冷冻喷疗与牵拉,后期又加入了激痛点压力放松术、深敲击式按摩、物理治疗、经皮电神经刺激和激痛点注射,以及近年来讨论激烈的干针等疗法。激痛点的理论,是西方针刺疗法,特别是理疗师应用针灸的理论基础。

激痛点,是指骨骼肌内可触及的紧绷肌带中所含的局部高度敏感的压痛点。按压它时,可激发特征性的整块肌肉痛,并扩散到周围或远隔部位的感传痛,或称"牵涉痛"。根据其是否伴有自发性疼痛,可分为活性激痛点与隐性激痛点。活性激痛点可自发地引起疼痛,而隐性激痛点在受压下才会引起疼痛。激痛点常常位于受累肌肉的中部或肌腹上,或肌肉与肌腱交界处,肌筋膜边缘易拉伤处,肌肉附着于骨突的部位等。其面积通常小于 1cm^2,持续压迫(10 秒)或针刺常可引起该肌肉相关区域的牵涉痛,此处亦可触及小结节。

Janet Travell 的《肌筋膜疼痛与功能障碍——激痛点手册》一书阐述了筋膜激痛点生成的原因、机制和临床特点,详细描绘了全身各部位激痛点临床图谱、出现及传导规律、激痛点所引发疾病的诊断及鉴别诊断,并介绍了多种有效的物理治疗和家庭康复训练方法。这本书汇集了临床医生认识肌筋膜疼痛所必需的信息,为其理解患者疼痛的根源、寻找根除疼痛的方法提供了科学的理论基础和有效的处理方法。此书在国际上被普遍认为是肌筋膜疼痛学方面的经典著作。

前述阿是穴是在"以痛为输"的基础上,以酸、麻、胀、痛、重、斑点、色变、硬变和肿胀等反应为特点所确定的一类针灸诊断和治疗的靶点。阿是穴是一类既没有具体名称,又无固定位置,更没有明确主治功能,但对病症有治疗效果的非经穴穴位。《肌筋膜疼痛与功能障碍——激痛点手册》在这一类穴位中,挖掘出了一类更系统并且有现代解剖理论与临床基础的压痛点:肌筋膜激痛点。当肌筋膜激痛点受到按压时,可激发整块肌肉疼痛,并扩散到周围或产生远端的牵涉痛。《肌筋膜疼痛与功能障碍——激痛点手册》一书介绍了身体上 255 个激痛点。这些肌筋膜激痛点开始被用于治疗肌筋膜炎症引起的疼痛综合征。

针刺肌筋膜激痛点,可以长时间地减轻由于肌筋膜激痛点所诱发的沿整块肌肉向远端部位传导并且产生感传性的疼痛。肌筋膜激痛点的针刺被针灸医生和有西医学背景的从业人员所使用。关于肌筋膜激痛点与传统针灸穴位位置重合的问题,穴位的生理特征问题,以及穴位的病理特性等问题引起了学者们的广泛讨论。由此产生的不同解释和分歧也为美国的理疗师们从针刺肌筋膜激痛点发明干针提供了理论依据。但是干针就是针灸的一种特殊形态,干针是对针灸的创新。现代针灸医学的反应点包含了阿是穴、压痛点和激痛点,肌筋膜激痛点只是其中的一部分。从这一点上来讲,肌筋膜激痛点和干针疗法也是现代针灸医学的一种创新形式,针灸医生也应该了解和学习这种新技术。这里给我们一点启发,一个模糊的、司空见惯的阿是穴理论,竟然与充满现代医学意义的肌筋膜激痛点理论不谋而合。肌筋膜激痛点的创新意义就在于把原来一个无规则、无定性、无定量的阿是穴范畴发展成了一个有规则、有定性、有定量的定点(激痛点)系统,以及相应的定点治疗技术。

肌筋膜疼痛综合征从骨骼肌发生的激痛点开始,出现传导痛,并可伴随各种症状。疼痛的本质是肌肉中肌节的紧张和痉挛,但是它可以累及全身上下诸多肌肉,虽然肌筋膜疼痛极其常见,但容易和其他疼痛性疾病混淆。下面介绍的一些特征可帮助确定激痛点。

疼痛的特征:疼痛感觉各人不同,可以是刺痛、酸痛、胀痛、灼痛、麻痛、僵硬和剧痛。疼痛的部位:疼痛的位置、范围、状态分布和深度,反映了激痛点的类型。疼痛恶化的原因:是躯体性的和心因性的,还是来自于环境变化的影响,包括工作、劳动加重,长时间坐、站或行走,睡醒或起床时,天气变化、压力、疲劳和感冒。疼痛缓解的原因:良好的身体和情绪状态,以及温暖的环境是否有利于疼痛改善。疼痛的传导与放射:是否从颈或腰部开始,向脚趾或手指延伸,是否身体某部位疾病引发不同部位的疼痛。疼痛与时间相关性:疼痛存在初发、复发,以及急、慢性等不同表现形式,疼痛是否与特定时间有关,如工作结束时、凌晨、久坐后,或月经前。疼痛伴随的其他症状:如眩晕、耳鸣、流泪、视物模糊、四肢麻木、吞咽困难、腹泻、消化不良、打嗝、神经痛、心律不齐、关节僵硬和性交疼痛等。疼痛的严重程度:无疼痛,轻度疼痛,中度疼痛,重度疼痛和极度疼痛。

激痛点的形式是多种多样的,分为活动性的、潜伏性的、原发性的和继发性的(卫星状)激痛点。激痛点的位置也分为表皮的、韧带的、骨膜的或其他非肌肉性的。在这里我们从《肌筋膜疼痛与功能障碍——激痛点手册》摘取几个具体例子来说明激痛点的一些基本概念、理论和方法。

主要激痛点:主要激痛点是可以引起一个或者多个卫星激痛点的激痛点。主要激痛点作为一个区域的激痛点可以诱发远端的相关激痛点。当主要激痛点灭活后，其他卫星激痛点也被灭活。例如，胸锁乳突肌是主要激痛点，它会引发二腹肌、咀嚼肌和颞肌相对应的卫星激痛点。一块骨骼肌上易受激发的点，通常与紧绷带上可触摸的过度敏感点有关，这个点被压迫后会出现疼痛，并产生特征性的传导痛、传导压痛、运动障碍和自主神经障碍。

卫星激痛点：卫星激痛点一般发生在主要激痛点的传导区内，发生在代偿含有主要激痛点肌肉之过度负荷的协同肌上，或在对抗主要肌肉张力增加时的拮抗肌上，也可能发生在和主要激痛点相关的肌肉上。当对主要激痛点灭活化时，同时也能对卫星激痛点灭活，那么两者的关系就得以确认。我们以臀小肌为例，臀小肌的激痛点很少单独引起肌肉疼痛出现，而是经常与梨状肌、臀中肌、股外侧肌、腓骨长肌和腰方肌激痛点相关。在功能上，臀中肌和梨状肌是与臀小肌联系最紧密的两块肌肉，他们也最可能产生继发性激痛点。臀小肌后部纤维与梨状肌、臀小肌前部纤维与阔筋膜张肌分别在功能上密切相关，相关激痛点会同时生成。股外侧肌内可能生成臀小肌前部激痛点的卫星激痛点。腰方肌激痛点在臀小肌内的卫星激痛点多出现于后部。压迫腰方肌激痛点时不但会在臀部引发疼痛，而且疼痛会在后方向下传导。这正是由于臀小肌后部的卫星激痛点被活化引起的。有时候消除腰方肌激痛点，能使臀小肌卫星激痛点灭活。位于臀小肌前部激痛点传导痛区的腓骨长肌也会生成臀小肌前部激痛点的卫星激痛点。

多个激痛点：在同一骨骼肌上有多个激痛点出现。以臀中肌为例。臀中肌上端止于骨盆边缘，前端止于髂前上棘后面到大转子的连线，下端止于沿梨状肌上缘的梨状肌线。臀中肌中三个常见激痛点都位于臀小肌的头端。在检查臀中肌所有激痛点时，都让患者采用健侧卧位，位于最后方的第一激痛点，牵涉痛至髂嵴、耻骨联合区域及骶骨；第二激痛点的区域则更偏向头端和侧面，包括臀部、骶尾部和大腿上部；最前面的第三激痛点则很少出现，被皮肤和皮下组织覆盖。这三个激痛点均可以采用平滑式触诊的方法找到。臀中肌从骶髂关节到髂前上棘都可能存在激痛点。斜方肌会有 7 个激痛点之多。第一激痛点可以在上斜方肌前缘中间部位被引发，包含了垂直走向的肌纤维。第二激痛点在第一激痛点位置尾端稍外侧，在上斜方肌水平走向的肌纤维上，其传导痛主要在颈部区域稍后一点，在耳后部出现。第三激痛点位于接近肌肉下缘的中间纤维区域，其传导痛严重时可以向上传导达到高位颈部的脊椎两侧肌肉，或邻近乳突部。第四激痛点位于斜方肌在肩胛骨的脊柱侧缘及其内侧部。第五激痛点是中心激痛点，出现在中斜方肌任何纤维的中部，向内侧引出表浅性的灼热痛，集中在激痛点区域与 $C_7 \sim T_3$ 之间。第六激痛点出现在中斜方肌靠近肩峰的肌纤维与肌肉肌腱交接处区域，向肩部顶端(肩峰)传导酸痛。第七激痛点是位于中斜方肌上部的一个浅层激痛点，有时会引起竖毛反应,发生在同侧的上臂和大腿上。

相关激痛点:当一块肌肉上的激痛点会和另一块肌肉上的激痛点同时发生,这些关联性激痛点可能由一个引发出另一个,也可能两个都来自相同的机械性或神经性源头,称为相关激痛点。临床上发现坐骨神经痛不仅在梨状肌上出现激痛点,同时在斜方肌上也出现激痛点,两者同时治疗能增强疗效。以臀中肌为例,如果臀中肌后部纤维有激痛点,与之功能密切相关的梨状肌和臀小肌后部也可能出现继发性激痛点。如果臀中肌前部纤维出现激痛点,同属一个功能单元的阔筋膜张肌也会出现继发性激痛点。因为臀中肌位于腰方肌的传导痛区域内,所以常常会受腰方肌内活化激痛点的影响而产生卫星激痛点。临床上会观察到,压迫腰方肌激痛点时,疼痛不但传导到臀大肌后部(腰方肌传导痛模式),而且会传导到大腿上部(臀中肌传导痛模式)。但是压迫臀中肌内卫星激痛点,只在其特征传导痛区域引发疼痛。对卫星激痛点灭活,通常只会暂时缓解症状。而对腰方肌激痛点的灭活,则可同时消除臀中肌的卫星激痛点。临床上,为使症状得到彻底、持久地缓解,腰方肌激痛点,及其在臀中肌内的卫星激痛点,都需要分别予以灭活。

关于激痛点的活化,其原因是多种多样的。急性的过度负荷、过度工作的疲乏、直接撞击性的伤害和神经根病变都会直接地激活激痛点。激痛点的活化也经常会和肌肉某种程度的持续性过度疲劳有关联,形式可以是急性的、持续性的。反复性的肌肉过度使用,使肌肉保持在短缩的状态,也可以把潜伏性激痛点转化为活性激痛点。只有活化的激痛点才能引发出症状,而潜伏性激痛点会导致肌肉张力增加,以及延展度限制。以臀小肌为例,臀小肌激痛点可能因下列因素而活化:跌倒时的急性超负荷运动;过快或过长距离行走,特别是在粗糙路面上;跑步、打网球或手球类等体育活动中过度使用;甚至患者脚上起水疱而导致步态变形,或者患者在长距离行走中因一侧膝关节有伤而跛行等都会造成臀小肌激痛点活化。臀小肌激痛点是骶髂关节错位后下肢疼痛最常见的原因。臀小肌是最不适合肌内注射的臀部肌肉,肌内注射后会激活激痛点;臀大肌和臀中肌都不像臀小肌这样在注射后容易产生激痛点。臀小肌位置太深,不能轻易定位潜伏激痛点产生的压痛。臀小肌潜伏性激痛点因注射刺激性药物而活化可引发长时间的"坐骨神经痛"。

关于激痛点的持续:单一、持续重复的动作或姿势是激痛点活化的主要原因。长时间静止不动是激痛点恶化的根源。以臀小肌为例,开车时右脚放在油门上不动,及长时间站立时,臀小肌和臀中肌相对静止,如果不经常把重心从一条腿转移到另一条腿,潜伏激痛点就会活化。骶髂关节功能障碍会使臀肌激痛点活化并持续存在。坐着的时候,裤子后兜内的钱包会刺激臀小肌激痛点,引起沿坐骨神经分布区域疼痛。两腿并拢地站立时,支撑面减小,对丧失平衡能力的人来说,可导致站立的不稳定,而增加臀小肌和臀中肌的负荷,造成它们慢性劳损。

激痛点传导痛:由激痛点引发的疼痛,但是感觉却在远处,远离病灶的根源,传导痛的出现与病灶的原发部位有关。激痛点传导痛的分布区域并不与周围神经或者皮肤节结分布区域一致。决定激痛点传导痛的程度,不在于肌肉的大小,而在于激痛点活化的程度,在小块不明显的肌肉上的激痛点,也可以和大块肌肉上的激痛点一样,引发患者极度不适或疼痛。例如,股四头肌群所有肌肉内的激痛点都向大腿和膝关节传导疼痛;造成膝关节前部疼痛的是股直肌和股内侧肌的激痛点;造成膝关节后外侧疼痛的是股外侧肌的激痛点;与股内侧肌和股外侧肌向膝关节传导的疼痛相比,股直肌激痛点传导痛更可能出现在膝关节深处。耻骨肌的激痛点在腹股沟,靠近腹股沟韧带远端的深处,其产生的疼痛可能覆盖到大腿前内侧上部。腹股沟深处的疼痛还可能向内延伸到大收肌的骨盆附着区域。

激痛点诱发症状:疼痛不是激痛点的唯一症状表现,其他症状还包括麻木、感觉异常、发冷、出汗、皮肤苍白、汗毛竖起眼睑下垂等,都可以理解为潜在性激痛点活化后而诱发的症状。另外,由激痛点引起的感觉失常,包括站立不稳、眩晕、耳鸣、重量感知紊乱(头重脚轻)、异常的出汗、持续流泪、流涕、过度流涎和失眠,还有由激痛点所引起的运动性功能失调,包括肌肉痉挛,受损肌肉无力,相关肌肉之间协调性的丧失,以及受损肌肉的功能降低等。

《肌筋膜疼痛与功能障碍——激痛点手册》一书共记录 255 个激痛点,比中国经典针灸经穴 361 个少很多。因为激痛点所诱发的疼痛,可以沿着肌肉向远端传导,产生感传性疼痛,且当机械刺激如针刺施加在激痛点时,可长时间地减轻疼痛。这与针刺刺激穴位出现的效应类似。早在 1977 年,提出疼痛"闸门学说"的 Melzack 等比较了经典穴位和激痛点的分布区域,发现激痛点与传统针灸穴位具有高度的一致性,两者符合率达 71%。他将 3cm 范围内的针灸穴位与激痛点视为相同区域,但这一结果遭到 Janet Travell 和 David Simons 的反驳。Janet Travell 和 David Simons 强调激痛点的动态性。他们认为,激痛点与经典针灸穴位是不一样的,每个人的激痛点的位置都不一样,只是为了叙述方便,才在书上标记出来,没有任何两个人的激痛点位置完全一样。此后,Birch 的研究发现,激痛点与阿是穴更相似。Hong 也认为,阿是穴与激痛点的位置相当类似,甚至重合。但是,Janet Travell 等并不认同这些观点,认为激痛点不同于正常的腧穴,也不同于针灸的阿是穴。

彭增福认为,针灸腧穴与激痛点确有不同之处。前者不仅有病理属性,还有生理属性,而后者则仅属于病理性。但近年来的研究表明,激痛点的质地与其周围组织不同,有其独特的生理特性。其次,腧穴的位置虽然相对固定,但其具体位置也常因人而异,即腧穴也是动态的。彭氏使用解剖软件和解剖图,比较了255个激痛点和747个经穴及经外奇穴的符合程度。将激痛点和针灸穴位相距在其2cm以内,而且位于同一块肌肉,称之为对应点。进而比较这些对应点的临床疼痛主治,以及相对应的激痛点的疼痛感传路线与相应的针灸穴位所在的经络分布,他发现92%的激痛点与经典针灸穴位在解剖上相对应;79.5%的针灸穴位所主治的局部疼痛与其对应的激痛点相似。

彭增福进一步认为,由于头顶部及四肢末端的穴位密度大,如果按其"将2cm以内,且位于同一肌肉内的穴位与激痛点定义为对应点",那么,势必导致多个穴位与同一个激痛点"对应",其结果也肯定会有所偏差。大家趋于公认穴位并非一个"点",而是一个"小区"。因此,针灸穴位与激痛点多有重合。可以认为,激痛点与经典穴位在解剖位置上具有相当高的重合率。

按照宣蛰人软组织外科学理论和Janet Travell的肌筋膜理论,则很容易找到治疗的靶点,也就是传统针灸的阿是穴。压痛点是肌肉的骨骼附着处,位于肌肉的两端,而激痛点则位于骨骼肌的肌腹上。阿是穴则可以在任何部位。靶点与阿是穴、压痛点和激痛点之间的关系比较见中篇第四章。

动筋针法的理论渊源是薛立功教授的结筋病灶点理论、宣蛰人教授的压痛点理论和美国医生Janet Travell筋膜激痛点理论。这三大理论奠定了动筋针法的理论基础。

动筋针疗法的三大步骤是:确定靶点、合理针刺和适宜运动。其中,靶点是首要,针刺是关键,运动是核心,形成一套诊断和治疗的完整方法和完备步骤,每一步都不可缺少。

动筋针疗法的三大特点是:有效、无副作用和疗效可重复。动筋针法的疗效是以可重复性的,这一点已经得到了证实。

综上所述,动筋针法是针灸治疗的一种新型有效方法,特别是在治疗疼痛类疾病方面具有优势。动筋针法的主治范围以痛证为主,随着临床实践的不断深入,其主治范围也正在逐渐扩大。

动筋针疗法产生于笔者的临床实践,最初是在针灸独穴疗法的应用过程中摸索出来的,动筋针是笔者发明的专利针灸针。动筋针法只是众多针灸方法的一种,笔者集30余年临床经验,奉献给中医针灸界同仁,但愿能为人类健康尽一点微薄之力。

中篇 针刺方法

　　中篇主要论述动筋针法的三大步骤,即确定靶点、合理针刺和适当运动。确定靶点首先是确定责任肌,通过患者主诉和动态检测即可找到导致病变的责任肌,再通过触诊找到相应的靶点。合理针刺主要是要考虑针刺后不影响运动,在针具选择中介绍了动筋针和毫针的区别,在针刺技巧中介绍了针刺的十大单式辅助针法和四个复式辅助针法,这些针法都可以作为肌筋膜的松解针法,也阐述了针刺的软组织层次和针感的关系,以及动筋针法的作用机制等。适当运动除介绍与运动相关的基本概念,主要以图片和视频形式,介绍了全身肢体关节各部位的运动方式,从头到脚分为 10 节。

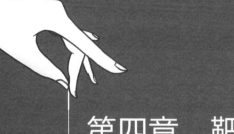

第四章 靶点检查

第一节 动态检测确定责任肌

【概述】

关节运动主要靠肌肉收缩完成,影响关节活动度的因素很多,如骨骼异位、肌肉松弛或紧张、韧带紧张、关节囊挛缩等,在此不一一赘述,本节仅研究探讨肌肉问题对关节活动度的影响。肌肉问题可分为主动肌无力或损伤及拮抗肌紧张或损伤。主动肌或拮抗肌问题通过主动运动与被动运动鉴别:主动运动关节活动度受限,是主动肌无力或损伤造成,或与拮抗肌损伤或紧张有关;被动运动关节活动度受限,是拮抗肌损伤或紧张造成。主动运动与被动运动相结合,查明主动肌或者拮抗肌的问题。肌肉无力,需要强化;肌肉紧张,需要松解;肌肉损伤,需要修复。松解、强化、修复都是治疗方法。本节各部位"活动受限的相关肌肉"部分,主要介绍关节活动度受限的责任肌群,再配合动作检查评估,进一步确定受限的责任肌。若遇到两个及两个以上关节相关肌肉同时紧张或损伤,而无法区分某一块或某几块肌肉的问题,则通过触诊加以鉴别。

一、头颈部关节动态检测

(一) 头颈部活动的主要相关肌肉

前侧:头长肌、颈长肌。

外侧:胸锁乳突肌、前斜角肌、中斜角肌、后斜角肌。

后侧:斜方肌、肩胛提肌、头夹肌、颈夹肌、最长肌、髂肋肌、半棘肌。

1. 头长肌(longus scapitis)

起点:起自第3~6颈椎横突前结节。

止点:止于枕骨底部的下面。

功能:单侧收缩使头向同侧屈,双侧收缩使头前屈。

图示:见图 4-1-1。

2. 颈长肌(longus colli)

起点:下部起自第 1~3 胸椎体及第 1~3 颈椎体及横突,中部起自第 1~3 胸椎椎体及第 5~7 颈椎椎体前面,上部起自第 3~5 颈椎横突前结节。

止点:下部止于第 5、6 颈椎横突前结节,中部止于第 2~4 颈椎椎体前面,上部止于寰椎前结节的前外侧面。

功能:单侧收缩使头颈向同侧屈,双侧收缩使颈前屈。

图示:见图 4-1-2。

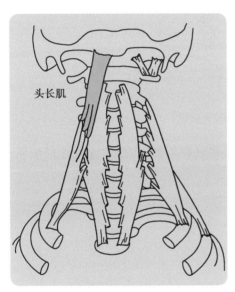

图 4-1-1 头长肌

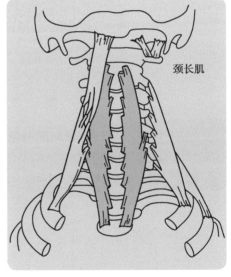

图 4-1-2 颈长肌

3. 胸锁乳突肌(sternocleidomastoid)

起点:胸锁乳突肌的胸骨头起自胸骨柄前面,锁骨头起自锁骨的胸骨端。

止点:止于乳突的外侧面及上项线的外侧。

功能:单侧收缩使头同侧屈并向对侧旋转,双侧收缩使头后仰。

图示:见图 4-1-3

4. 斜角肌(scalenus)

起点:前斜角肌(scalenus anterior)起自第 3~6 颈椎横突前结节,中斜角肌(scalenus medius)起自第 2~7 颈椎横突后结节,后斜角肌(scalenus posterior)起自第 5~7 颈椎横突前结节。

止点:前斜角肌止于第 1 肋骨上面的斜角肌结节,中斜角肌止于第 1 肋骨上面锁骨下动脉沟以后的部分,后斜角肌止于第 2 肋骨外侧面中部的粗隆。

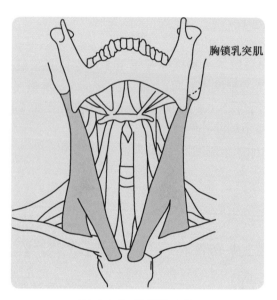

图 4-1-3 胸锁乳突肌

功能：单侧收缩可使颈向同侧屈，并微转向对侧；双侧收缩使颈部前屈，颈部固定时上提肋助呼吸。

图示：见图 4-1-4A~图 4-1-4C。

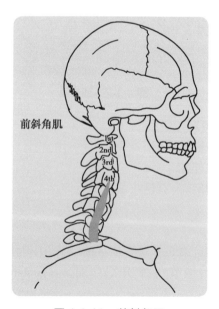

图 4-1-4A 前斜角肌

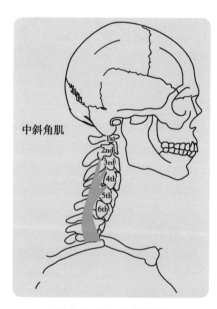

图 4-1-4B 中斜角肌

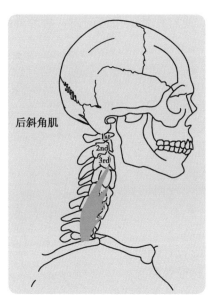

图 4-1-4C 后斜角肌

5. 斜方肌(trapezius)

起点:起自上项线内 1/3 部、枕外隆凸、项韧带全长、第 7 颈椎棘突、全部胸椎棘突及其棘上韧带。

止点:上部止于锁骨外 1/3 部后缘,中部止于肩峰内侧缘、肩胛冈上缘外侧部,下部止于肩胛冈下缘内侧部。

功能:上部使肩胛骨向外上方旋动,帮助上举上肢,下部下降肩胛骨内侧部。当肩胛骨固定时,单侧收缩使颈向同侧屈并旋向对侧,双侧收缩使头后仰;斜方肌全部肌纤维收缩时,使肩胛骨靠向脊柱缘。

图示:见图 4-1-5。

6. 肩胛提肌(levator scapulae)

起点:起自第 1~4 颈椎横突后结节。

止点:止于肩胛骨上角及肩胛骨内侧缘上部。

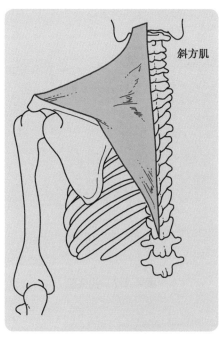

图 4-1-5 斜方肌

功能:上提肩胛骨,使肩胛骨下角转向内。肩胛骨固定时使颈同侧屈、后仰并旋向同侧。

图示:见图 4-1-6。

7. 头夹肌(splenius capitis)

起点:起自项韧带下部、第 7 颈椎棘突及第 1~3 胸椎棘突。

止点:止于上项线外侧部,部分肌束止于乳突后缘。

功能:单侧收缩使头转向同侧,双侧收缩使头部后仰。

图示:见图 4-1-7。

8. 颈夹肌(splenius cervicis)

起点:起自第 3~6 胸椎棘突。

止点:止于第 2~3 颈椎横突后结节。

功能:单侧收缩使头转向同侧,双侧收缩使头颈部后仰。

图示:见图 4-1-8。

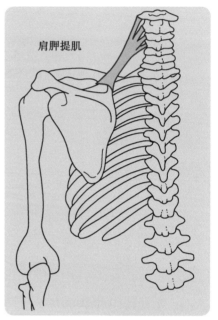

图 4-1-6　肩胛提肌

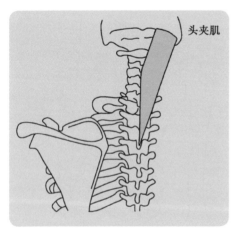

图 4-1-7　头夹肌

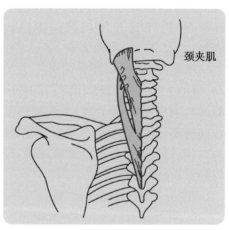

图 4-1-8　颈夹肌

9. **最长肌**（longissimus）

起点：起自竖脊肌总腱、全部腰椎横突、胸腰筋膜、第5~1胸椎横突，第7~4颈椎下关节突。

止点：止于第1~12胸椎横突，第2~6颈椎横突后结节，第3~12肋骨的后面，颞骨乳突。

功能：单侧收缩使脊柱向同侧屈，双侧收缩使躯干竖直。

图示：见图4-1-9。

10. **髂肋肌**（iliocostalis）

起点：起自骶骨背面、髂嵴内唇、第3~12肋。

止点：止于第1~12肋后面、第4~6颈椎横突后结节。

功能：单侧收缩使脊柱向同侧屈，双侧收缩使躯干竖直。

图示：见图4-1-10。

11. **半棘肌**（semispinalis）

起点：起自第1~10胸椎横突，第4~6颈椎关节突。

止点：止于第2颈椎~第4胸椎棘突，枕骨上下项线之间的内侧部。

功能：头颈半棘肌单侧收缩可使头颈转向对侧，半棘肌双侧收缩可使头颈和脊柱后伸。

图示：图4-1-11。

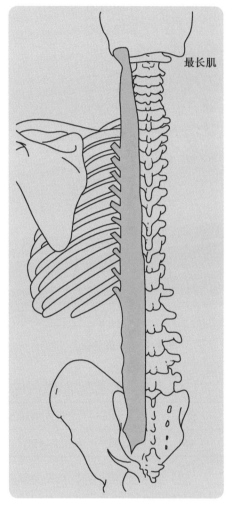

最长肌

图4-1-9 最长肌

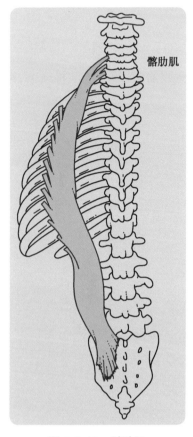

图 4-1-10 髂肋肌

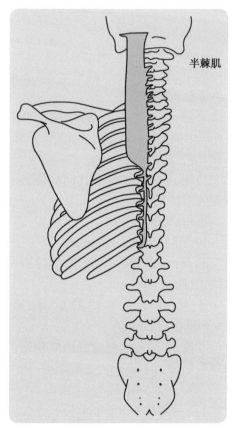

图 4-1-11 半棘肌

(二)颈部的正常活动范围(中立位)

前屈	后伸	左侧屈	右侧屈	左旋	右旋
45°	45°	45°	45°	80°	80°

(三)头颈部活动受限的相关肌肉

主动运动与被动运动检查相结合,查明主动肌问题或者拮抗肌问题。若是主动肌问题通过触诊检查,明确某一块或某几块肌肉的无力或损伤;若是拮抗肌问题,请参照下文检查。

1. 头颈部前屈、后伸受限的责任肌

(1)头颈部前屈(低头)受限的责任肌

头颈后部的肌肉:斜方肌、肩胛提肌、头夹肌、颈夹肌、头最长肌、颈最长肌、颈髂肋肌、头半棘肌、颈半棘肌、胸锁乳突肌。这些肌肉主动收缩时,头颈部做后伸运动。

若头颈部前屈受限,排除前屈肌群收缩力量不足,则主要是颈后部肌群的延展性不足造成的,与斜方肌、肩胛提肌、头夹肌、颈夹肌、头最长肌、颈最长肌、颈髂肋肌、头半棘肌、颈半棘肌、胸锁乳突肌之中一块或几块肌肉损伤或紧张有关。

此外,头颈后部深层的枕下肌群(头后大直肌、头后小直肌、头上斜肌、头下斜肌),以及多裂肌、回旋肌、棘间肌与头颈前屈受限也有关联,检查时需注意。

(2)头颈部后伸(仰头)受限的责任肌

头颈前部的肌肉:头长肌、颈长肌、斜角肌、胸锁乳突肌。这些肌肉主动收缩时,头颈部做前屈运动。

若头颈部后伸受限,排除后伸肌群收缩力量不足,则与头长肌、颈长肌、斜角肌、胸锁乳突肌之中一块或几块肌肉损伤或紧张有关。

2. 头颈部侧屈受限的责任肌　头颈部侧屈受限主要是颈部侧方肌群延展性不足造成的。

头颈部侧方的肌肉:头长肌、颈长肌、斜角肌、胸锁乳突肌、斜方肌、肩胛提肌、头最长肌、颈最长肌、颈髂肋肌。

若头颈部侧屈受限,排除同侧主动肌无力,则与对侧头长肌、颈长肌、斜角肌、胸锁乳突肌、斜方肌、肩胛提肌、头最长肌、颈最长肌、颈髂肋肌之中一块或几块肌肉损伤或紧张有关。

3. 头颈部左右旋转受限的责任肌

(1)头颈部左侧旋转受限的责任肌

主动收缩时头颈部向右侧旋转的肌肉:胸锁乳突肌(左侧)、斜角肌(左侧)、斜方肌(左侧)、头半棘肌(左侧)、颈半棘肌(左侧)、肩胛提肌(右侧)、头夹肌(右侧)、颈夹肌(右侧)、头最长肌(右侧)、颈最长肌(右侧)。

若头颈向左侧旋转受限,排除向左侧旋转的主动肌无力,则与胸锁乳突肌(左侧)、前斜角肌(左侧)、中斜角肌(左侧)、斜方肌(左侧)、头半棘肌(左侧)、颈半棘肌(左侧)、肩胛提肌(右侧)、头夹肌(右侧)、颈夹肌(右侧)、头最长肌(右侧)、颈最长肌(右侧)之中一块或几块肌肉损伤或紧张有关。

(2)头颈部右侧旋转受限的责任肌

主动收缩时头颈部向左侧旋转的肌肉:胸锁乳突肌(右侧)、斜角肌(右侧)、斜方肌(右侧)、头半棘肌(右侧)、颈半棘肌(右侧)、肩胛提肌(左侧)、头夹肌(左侧)、颈夹肌(左侧)、头最长肌(左侧)、颈最长肌(左侧)。

若头颈向右侧旋转受限,排除向右侧旋转的主动肌无力,则与胸锁乳突肌(右侧)、前斜角肌(右侧)、中斜角肌(右侧)、斜方肌(右侧)、头半棘肌(右侧)、颈半棘肌(右侧)、肩胛提肌(左侧)、头夹肌(左侧)、颈夹肌(左侧)、头最长肌(左侧)、颈最长肌(左侧)其中一块或几块肌肉损伤或紧张有关。

(四) 常用的配合检查动作,评估颈部受限的责任肌

1. 被动上抬肩胛骨,缩短头与肩胛骨之间的距离,斜方肌上束、肩胛提肌相对缩短。

2. 头颈前屈、后伸。

3. 头颈侧屈。

4. 头颈左右旋转。

(五) 具体应用

头颈部运动由多组肌肉共同参与,同时,某一块肌肉具有多种功能,排除主动肌收缩力量不足,由拮抗肌损伤或紧张导致头颈部活动受限责任肌的确定需要配合触诊。

1. **头颈部前屈受限的责任肌**　斜方肌、肩胛提肌、头夹肌、颈夹肌、头最长肌、颈最长肌、颈髂肋肌、头半棘肌、颈半棘肌、胸锁乳突肌。

若被动上抬肩胛骨,头颈部前屈受限缓解,则说明与斜方肌、肩胛提肌损伤或紧张有关;头颈向对侧旋转受限,则与肩胛提肌损伤或紧张有关;头颈向同侧旋转受限,则与斜方肌损伤或紧张有关。若头夹肌、头最长肌、头半棘肌、颈半棘肌损伤或紧张,可使头前屈受限;头夹肌、头最长肌损伤或紧张可使头转向对侧受限,两者通过触诊鉴别;头转向同侧受限,则是头半棘肌、颈半棘肌损伤或紧张引起,两者可通过触诊鉴别。若颈夹肌、颈最长肌、颈髂肋肌损伤或紧张,可使颈前屈受限,颈髂肋肌、颈最长肌可通过触诊鉴别;颈部转向对侧受限,则与颈夹肌有关。胸锁乳突肌损伤或紧张,可使头前屈、颈后伸受限(图 4-1-12)。

2. **头颈部后伸受限的责任肌**　头长肌、颈长肌、斜角肌、胸锁乳突肌。

若头转向同侧受限则与斜角肌、胸锁乳突肌损伤或紧张有关,胸锁乳突肌损伤或紧张,可使头前屈受限;头长肌、颈长肌为稳定肌,两者损伤或紧张可通过触诊鉴别(图 4-1-13)。

3. **头颈部侧屈受限的责任肌**　头长肌、颈长肌、斜角肌、胸锁乳突肌、斜方肌、肩胛提肌、头最长肌、颈最长肌、颈髂肋肌。

斜方肌、肩胛提肌比较方法同前。若头长肌、颈长肌、斜角肌、胸锁乳突肌损伤或紧张,可使头颈后伸受限;斜角肌、胸锁乳突肌损伤或紧张,可使头颈同侧旋转受限;胸锁乳突肌损伤或紧张,可使头前屈受限;若颈转向同侧不受限,则与头长肌、颈长肌有关,两者通过触诊鉴别。若头最长肌、颈最长肌、颈髂肋肌损伤或紧张,可使头颈前屈受限;头最长肌损伤或紧张,可使头前屈受限;颈最长肌、颈髂肋肌损伤或紧张,则使颈前屈受

限,两者通过触诊鉴别。除此之外的颈部侧屈受限则与后斜角肌有关(图 4-1-14)。

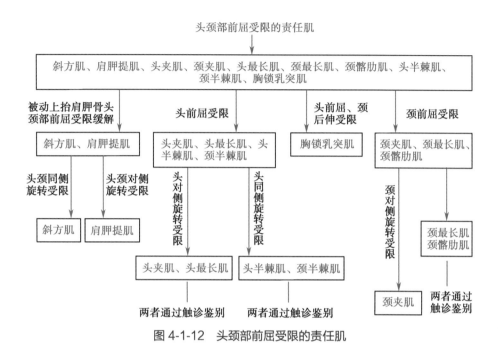

图 4-1-12 头颈部前屈受限的责任肌

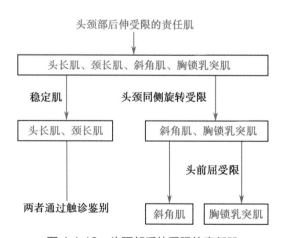

图 4-1-13 头颈部后伸受限的责任肌

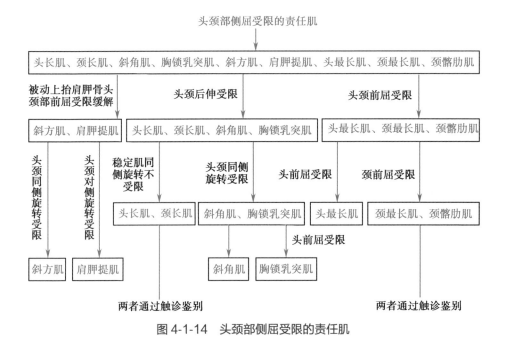

图 4-1-14　头颈部侧屈受限的责任肌

4. 头颈部左侧旋转受限的责任肌　胸锁乳突肌(左)、斜角肌(左)、斜方肌(左)、头半棘肌(左)、颈半棘肌(左)、肩胛提肌(右)、头夹肌(右)、颈夹肌(右)、头最长肌(右)、颈最长肌(右)。

若胸锁乳突肌(左)、斜角肌(左)损伤或紧张,可使颈后伸受限;胸锁乳突肌损伤或紧张,可使头前屈受限。若斜方肌(左)、头半棘肌(左)、颈半棘肌(左)、肩胛提肌(右)、头夹肌(右)、颈夹肌(右)、头最长肌(右)、颈最长肌(右)损伤或紧张,可使头颈前屈受限;若斜方肌(左)、头半棘肌(左)、颈半棘肌(左)、头夹肌(右)、头最长肌(右)损伤或紧张,可使头前屈受限;被动上抬肩胛骨头前屈受限缓解,可证明是斜方肌(左)损伤或紧张;头半棘肌(左)、颈半棘肌(左)、头夹肌(右)、头最长肌(右)可通过触诊紧张度鉴别左侧还是右侧问题,头半棘肌(左)、颈半棘肌(左),以及头夹肌(右)、头最长肌(右)通过触诊鉴别;肩胛提肌(右)、颈夹肌(右)、颈最长肌(右)损伤或紧张,可使颈前屈受限;被动上抬肩胛骨颈前屈受限缓解,可证明是肩胛提肌(右)损伤或紧张;颈夹肌(右)、颈最长肌(右)可通过触诊鉴别(图 4-1-15)。

5. 头颈部右侧旋转受限的责任肌　胸锁乳突肌(右)、斜角肌(右)、斜方肌(右)、头半棘肌(右)、颈半棘肌(右)、肩胛提肌(左)、头夹肌(左)、颈夹肌(左)、头最长肌(左)、颈最长肌(左)。

检查方式方法同"头颈部左侧旋转受限的责任肌"。

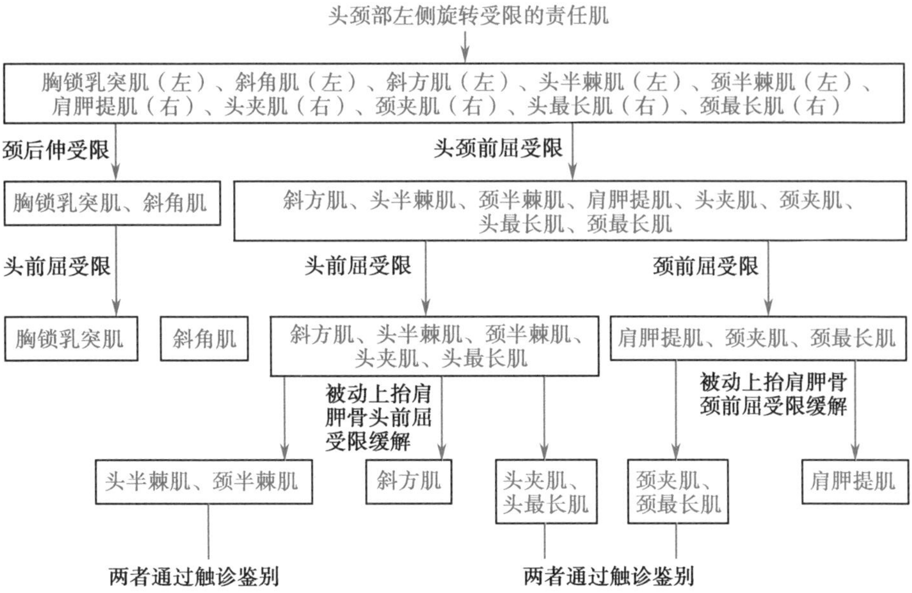

头颈部左侧旋转受限的责任肌

胸锁乳突肌（左）、斜角肌（左）、斜方肌（左）、头半棘肌（左）、颈半棘肌（左）、肩胛提肌（右）、头夹肌（右）、颈夹肌（右）、头最长肌（右）、颈最长肌（右）

颈后伸受限

胸锁乳突肌、斜角肌

头颈前屈受限

斜方肌、头半棘肌、颈半棘肌、肩胛提肌、头夹肌、颈夹肌、头最长肌、颈最长肌

头前屈受限

胸锁乳突肌

斜角肌

头前屈受限

斜方肌、头半棘肌、颈半棘肌、头夹肌、头最长肌

颈前屈受限

肩胛提肌、颈夹肌、颈最长肌

被动上抬肩胛骨头前屈受限缓解

头半棘肌、颈半棘肌

斜方肌

头夹肌、头最长肌

被动上抬肩胛骨颈前屈受限缓解

颈夹肌、颈最长肌

肩胛提肌

两者通过触诊鉴别

两者通过触诊鉴别

图 4-1-15 头颈部左侧旋转受限的责任肌

二、肩关节（盂肱关节）动态检测

（一）肩关节活动的主要相关肌肉

前侧：胸大肌、胸小肌、前锯肌、肱二头肌、喙肱肌。

外侧：三角肌。

后侧：斜方肌、菱形肌、肩胛提肌、冈上肌、冈下肌、大圆肌、小圆肌、肩胛下肌、肱三头肌、背阔肌。

1. 胸大肌（pectoralis major）

起点：上部起自锁骨内侧 1/2 的前面，中部起自胸锁关节到第 6 肋之间胸骨前面半侧和第 1~6 肋软骨，下部起自腹直肌鞘前叶。

止点：止于三角肌前缘和肱二头肌长头之间的肱骨大结节嵴。

功能：内收、内旋、外展及水平内收肩关节，上部屈曲肩关节，下部伸展（后伸）肩关节，提肋助呼吸。

图示：见图 4-1-16。

2. 胸小肌（pectoralis minor）

起点：起自第 3~5 肋的前面（靠近肋软骨与肋骨的结合处）。

止点：止于肩胛骨喙突。

功能：牵引肩胛骨向前下内方，提肋助呼吸。

图示：见图 4-1-17。

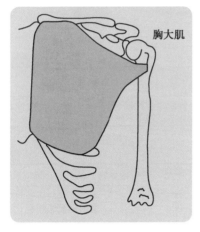

图 4-1-16　胸大肌

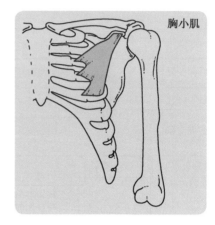

图 4-1-17　胸小肌

3. 三角肌（deltoid）

起点：前束起自锁骨外 1/3 的前缘,中束起自肩峰外侧缘,后束起自肩胛冈下唇。

止点：止于肱骨体外侧三角肌粗隆。

功能：外展肩关节,前束屈曲、内旋、水平内收肩关节,后束后伸、外旋、水平外展肩关节。

图示：见图 4-1-18。

4. 前锯肌（serratus anterior）

起点：起自第 1~8 肋的外侧面。

止点：止于肩胛骨内侧缘内面。

功能：使肩胛骨远离脊柱缘助臂上抬,使肩胛骨紧贴胸廓。

图示：见图 4-1-19。

5. 肱二头肌（biceps brachii）

起点：长头起自肩胛骨盂上结节,短头起自肩胛骨喙突。

止点：止于桡骨粗隆。

功能：屈曲肱骨（肩关节）、屈肘、旋后前臂,长头外展肩关节,短头内收肩关节。

图示：见图 4-1-20。

6. 喙肱肌（coracobrachialis）

起点：起自肩胛骨喙突尖。

止点：止于肱骨小结节嵴下部。

功能：前屈及内收肩关节。

图示:见图 4-1-21。

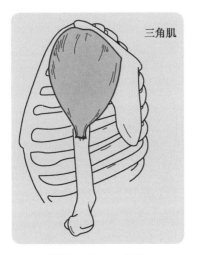

图 4-1-18 三角肌

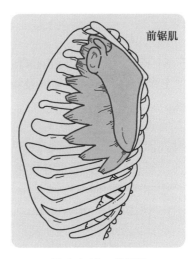

图 4-1-19 前锯肌

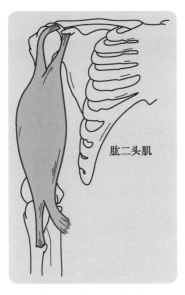

图 4-1-20 肱二头肌

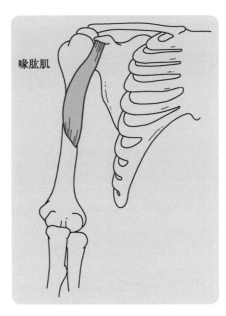

图 4-1-21 喙肱肌

7. 肱三头肌(triceps brachii)

起点:长头起自肩胛骨盂下结节,外侧头起自肱骨干后部的近侧半,内侧头起自肱骨干后部远侧半。

止点:止于尺骨鹰嘴。

功能:伸肘,长头后伸及内收肱骨(肩关节)。

图示:见图 4-1-22。

8. **菱形肌**(rhomboideus major)

起点:起自第 6、7 颈椎及第 1~4 胸椎棘突。

止点:止于肩胛骨内侧缘下部,同前锯肌共同固定肩胛骨贴近胸后壁。

功能:使肩胛骨靠近脊柱缘。

图示:见图 4-1-23。

9. **冈上肌**(supraspinatus)

起点:起自肩胛骨冈上窝。

止点:止于肱骨大结节。

功能:外展肱骨(肩关节)。

图示:见图 4-1-24。

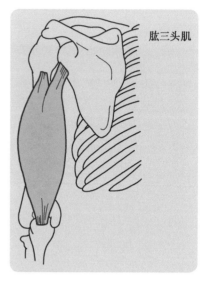

图 4-1-22 肱三头肌

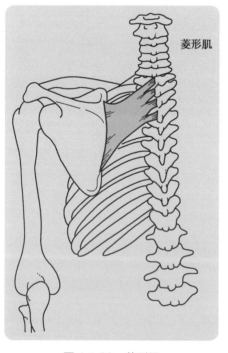

图 4-1-23 菱形肌

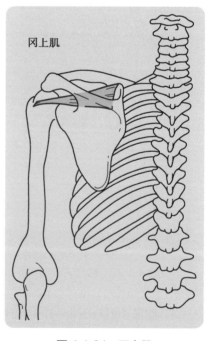

图 4-1-24 冈上肌

10. 冈下肌（infraspinatus）

起点：起自肩胛骨冈下窝。

止点：止于肱骨大结节。

功能：外旋肱骨（肩关节）。

图示：见图 4-1-25。

11. 小圆肌（teres minor）

起点：起自肩胛骨外侧缘上 2/3 的背面。

止点：止于肱骨大结节下压迹。

功能：外旋肱骨（肩关节）。

图示：见图 4-1-26。

12. 大圆肌（teres major）

起点：起自肩胛骨外侧缘下面及肩胛骨下角背面。

止点：止于肱骨小结节嵴。

功能：内收、后伸、内旋肱骨（肩关节）。

图示：见图 4-1-27。

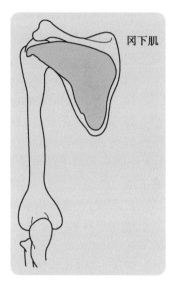

图 4-1-25　冈下肌

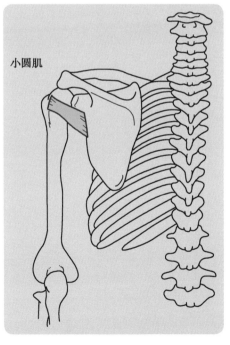

图 4-1-26　小圆肌

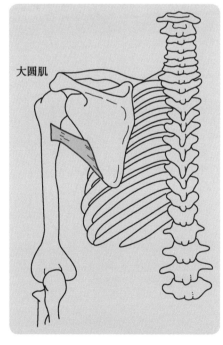

图 4-1-27　大圆肌

13. **肩胛下肌**（subscapularis）

起点:起自肩胛下窝。

止点:止于肱骨小结节。

功能:内旋及内收肱骨(肩关节)。

图示:见图 4-1-28。

14. **背阔肌**（latissimus dorsi）

起点:起自第 7~12 胸椎棘突、全部腰椎棘突、骶中嵴、髂嵴外侧唇后 1/3,以 3~4 个肌齿起自下 3~4 个肋骨外面、肩胛骨下角。

止点:止于肱骨结节间沟内侧唇。

功能:内收、后伸、内旋肱骨(肩关节)。

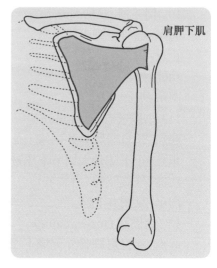

图 4-1-28　肩胛下肌

图示:见图 4-1-29。

斜方肌、肩胛提肌起止点及功能见"头颈部活动的主要相关肌肉"内容。

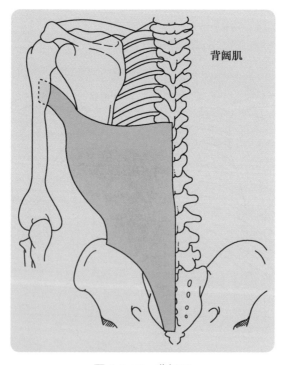

图 4-1-29　背阔肌

（二）肩关节（盂肱关节）的正常活动范围

肩关节水平内收、外展的起始体位是上肢在冠状面外展90°，内旋、外旋起始体位是肘部屈曲90°，其余动作起始位为解剖位。

前屈	后伸	内收	外展	水平内收	水平外展	外旋	内旋	环转
180°	50°	30°	180°	140°	30°	80°	30°	360°

（三）肩关节（盂肱关节）活动受限的相关肌肉

主动运动与被动运动检查相结合，查明主动肌问题或者拮抗肌问题。若是主动肌问题通过触诊检查，明确某一块或某几块肌肉的无力或损伤；若是拮抗肌问题，请参照下文检查。

1. **肩关节前屈、后伸受限的责任肌**

（1）肩关节前屈受限的责任肌

肩关节后伸的肌肉：三角肌（后部纤维）、大圆肌、肱三头肌（长头）、背阔肌。这些肌肉主动收缩时，肩关节做后伸运动。

若肩关节前屈受限，排除前屈肌群收缩力量不足，则与三角肌（后部纤维）、大圆肌、肱三头肌（长头）、背阔肌其中一块或几块肌肉损伤或紧张有关。

（2）肩关节后伸受限的责任肌

肩关节前屈的肌肉：胸大肌（上部）、三角肌（前束）、肱二头肌、喙肱肌。这些肌肉主动收缩时，肩关节做前屈运动。

若肩关节后伸受限，排除后伸肌群收缩力量不足，则与胸大肌（上部）、三角肌（前束）、肱二头肌、喙肱肌其中一块或几块肌肉损伤或紧张有关。

2. **肩关节内收、外展受限的责任肌**

（1）肩关节内收受限的责任肌

肩关节外展的肌肉：胸大肌（特殊体位）、三角肌、肱二头肌（长头）、冈上肌。这些肌肉主动收缩时，肩关节做外展运动。

若肩关节内收受限，排除内收肌群收缩力量不足，则与胸大肌（特殊体位）、三角肌、肱二头肌（长头）、冈上肌其中一块或几块肌肉损伤或紧张有关。

（2）肩关节外展受限的责任肌

肩关节内收的肌肉：胸大肌、肱二头肌（短头）、喙肱肌、肱三头肌（长头）、冈下肌、大圆肌、肩胛下肌、背阔肌。这些肌肉主动收缩时，肩关节做内收运动。

若肩关节外展受限，排除外展肌群收缩力量不足，则与胸大肌、肱二头肌（短头）、喙肱肌、肱三头肌（长头）、冈下肌、大圆肌、肩胛下肌、背阔肌其中一块或几块肌肉损伤或紧张有关。

3. 肩关节水平内收、水平外展受限的责任肌

(1)肩关节水平内收受限的责任肌

肩关节水平外展的肌肉：三角肌(后束)、冈下肌、小圆肌。这些肌肉主动收缩时，肩关节做水平外展运动。

若肩关节水平内收受限，排除水平内收肌群收缩力量不足，则与三角肌(后束)、冈下肌、小圆肌其中一块或几块肌肉损伤或紧张有关。

(2)肩关节水平外展受限的责任肌

肩关节水平内收的肌肉：胸大肌、三角肌(前束)、肱二头肌(短头)、喙肱肌。这些肌肉主动收缩时，肩关节做水平内收运动。

若肩关节水平外展受限，排除水平外展肌群收缩力量不足，则与胸大肌、三角肌(前束)、肱二头肌(短头)、喙肱肌其中一块或几块肌肉损伤或紧张有关。

4. 肩关节内旋、外旋受限的责任肌

(1)肩关节内旋受限的责任肌

肩关节外旋的肌肉：三角肌(后束)、冈下肌、小圆肌。这些肌肉主动收缩时，肩关节做外旋运动。

若肩关节内旋受限，排除内旋肌群收缩力量不足，则与三角肌(后束)、冈下肌、小圆肌其中一块或几块肌肉损伤或紧张有关。

(2)肩关节外旋受限的责任肌

肩关节内旋的肌肉：胸大肌、三角肌(前束)、肩胛下肌、大圆肌、背阔肌。这些肌肉主动收缩时，肩关节做内旋运动。

若肩关节外旋受限，排除外旋肌群收缩力量不足，则与胸大肌、三角肌(前束)、肩胛下肌、大圆肌、背阔肌其中一块或几块肌肉损伤或紧张有关。

(四) 常用的配合检查动作，评估肩关节受限的责任肌

1. 肩关节前屈、后伸。

2. 肩关节内收、外展。

3. 肩关节水平外展、水平内收。

4. 肩关节内旋、外旋。

5. 肘关节屈曲、伸展。

6. 前臂旋前、旋后。

(五) 具体应用

肩胛骨在正常位置，是肩关节正常运动的前提。肩关节运动由多组肌肉共同参与，同时，某一块肌肉具有多种功能，排除主动肌收缩力量不足，由拮抗肌损伤或紧张导致肩关节活动受限责任肌的确定需要配合触诊。

1. 肩关节前屈受限的责任肌　三角肌(后部纤维)、大圆肌、肱三头肌(长头)、背阔肌。

若三角肌(后部纤维)损伤或紧张,可使肩关节内旋受限。若大圆肌与背阔肌损伤或紧张,可使肩关节外旋受限,两者通过触诊比较;若肱三头(长头)肌损伤或紧张,则可令屈肘受限(图4-1-30)。

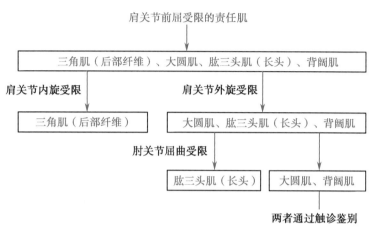

图 4-1-30 肩关节前屈受限的责任肌

2. 肩关节后伸受限的责任肌 胸大肌(上部)、三角肌(前束)、肱二头肌、喙肱肌。

若胸大肌(上部)、三角肌(前束)损伤或紧张,可使肩关节外旋受限,两者通过触诊鉴别;若肱二头肌损伤或紧张,可使伸肘及前臂旋前受限;除外胸大肌(上部)、三角肌(前束)、肱二头肌紧张引起的肩关节外展、后伸受限,则是喙肱肌损伤或紧张(图4-1-31)。

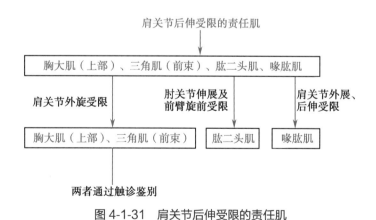

图 4-1-31 肩关节后伸受限的责任肌

3. 肩关节内收受限的责任肌 胸大肌(特殊体位)、三角肌、肱二头肌(长头）、冈上肌。

胸大肌是肩关节的主要内收肌,除外收缩无力情况,只有在特殊体位才会限制肩关节内收;若肱二头肌(长头)损伤或紧张,可使伸肘及前臂旋前受限;三角肌(前束)损伤或紧张,可使肩关节外旋受限;三角肌(后束)损伤或紧张,可使肩关节内旋受限;三角肌(中束)、冈上肌损伤或紧张,只引起肩关节内收受限,两者通过触诊鉴别(图4-1-32)。

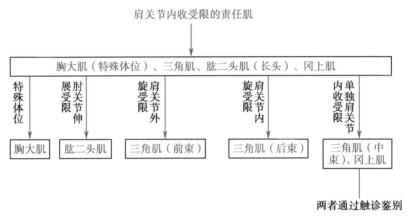

图 4-1-32　肩关节内收受限的责任肌

4. 肩关节外展受限的责任肌　胸大肌、肱二头肌(短头)、喙肱肌、肱三头肌(长头)、冈下肌、大圆肌、肩胛下肌、背阔肌。

若胸大肌、背阔肌、肩胛下肌、大圆肌损伤或紧张,可使肩关节外旋受限;胸大肌紧张可使肩关节后伸受限;若背阔肌、大圆肌损伤或紧张,可使肩关节前屈受限,两者可通过触诊鉴别;除外胸大肌、背阔肌、大圆肌紧张而致肩关节外展、内旋受限,则是肩胛下肌损伤或紧张。若冈下肌损伤或紧张,可使肩关节内旋受限。若肱二头肌(短头)损伤或紧张,可使伸肘及前臂旋前受限。若肱三头肌(长头)损伤或紧张,可使屈肘受限。除以上肌肉问题导致的肩关节外展、后伸受限,则与喙肱肌损伤或紧张有关(图4-1-33)。

5. 肩关节水平外展受限的责任肌　胸大肌、三角肌(前束)、肱二头肌(短头)、喙肱肌。

若胸大肌、三角肌(前束)损伤或紧张,可使肩关节外旋受限,两者通过触诊鉴别。肱二头肌(短头)损伤或紧张,可使伸肘及前臂旋前受限。除外胸大肌、肱二头肌(短头)紧张导致肩关节水平外展、后伸受限,则与喙肱肌损伤或紧张有关(4-1-34)。

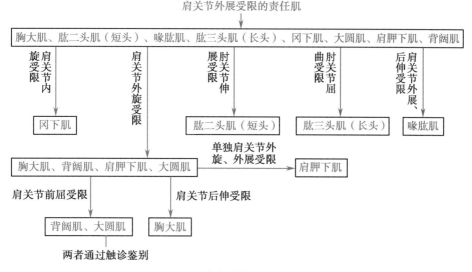

图 4-1-33　肩关节外展受限的责任肌

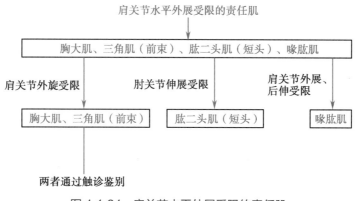

图 4-1-34　肩关节水平外展受限的责任肌

6. **肩关节水平内收、内旋受限的责任肌**　三角肌(后束)、冈下肌、小圆肌。三者通过触诊鉴别。

7. **肩关节外旋受限的责任肌**　胸大肌、三角肌(前束)、肩胛下肌、大圆肌、背阔肌。

若胸大肌、三角肌(前束)损伤或紧张,可使肩关节后伸受限,两者通过触诊鉴别。大圆肌、背阔肌损伤或紧张,可使肩关节前屈受限,两者通过触诊鉴别。除外胸大肌、三角肌(前束)、大圆肌、背阔肌损伤或紧张引起的肩关节外展、外旋受限,则与肩胛下肌损伤或紧张有关(图 4-1-35)。

肩关节外旋受限的责任肌

| 胸大肌、三角肌（前束）、肩胛下肌、大圆肌、背阔肌 |

肩关节后伸受限　　　　肩关节前屈受限

| 胸大肌、三角肌（前束） | 背阔肌、大圆肌 | 肩胛下肌 |

两者通过触诊鉴别　　**除胸大肌、三角肌（前束）、大圆肌、背阔肌紧张引起的肩关节外展、外旋受限**

图 4-1-35　肩关节外旋受限的责任肌

8. 肩胛骨位置异常对肩关节运动的影响　如当肩关节前屈、外展时,肩胛骨做上回旋(肩关节盂向上内方)运动,若肩胛骨此运动受限,除外主动肌(斜方肌、前锯肌)收缩力量不足,则与拮抗肌(胸小肌、肩胛提肌、菱形肌、背阔肌)紧张有关。

三、肘关节及前臂动态检测

（一）肘关节及前臂活动的主要相关肌肉

前侧:肱二头肌、肱肌、肱桡肌、旋前圆肌、旋前方肌、桡侧腕屈肌、尺侧腕屈肌、旋前方肌、掌长肌。

后侧:肱三头肌、肘肌、旋后肌、桡侧腕长伸肌、指伸肌、示指伸肌、拇长展肌。

1. 肱肌(brachialis)

起点:起自肱骨下 1/2 的前面及内侧肌间隔。

止点:止于尺骨粗隆及肘关节囊。

功能:屈前臂及紧张肘关节囊。

图示:见图 4-1-36。

2. 肱桡肌(brachioradialis)

起点:起自肱骨外上髁上方。

止点:止于桡骨茎突的基部。

功能:屈肘及使前臂旋前或旋后(特定体位)。

图示:见图 4-1-37。

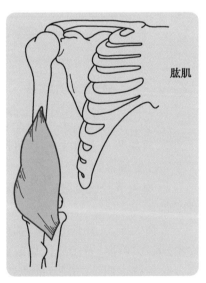

肱肌

图 4-1-36　肱肌

3. 旋前圆肌(pronator teres)

起点:肱头起自肱骨内上髁,尺头起自尺骨喙突。

止点:止于桡骨中 1/3 的背面和外侧面。

功能:使前臂旋前及屈肘。

图示:见图 4-1-38。

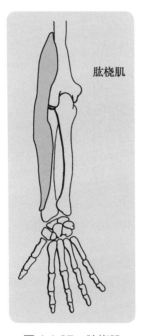

图 4-1-37　肱桡肌

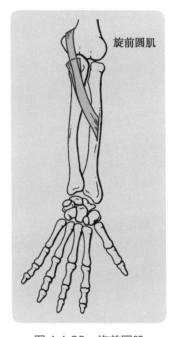

图 4-1-38　旋前圆肌

4. 旋前方肌(pronator quadratus)

起点:起自尺骨下 1/4 的前缘。

止点:止于桡骨下 1/4 的掌侧面及前缘。

功能:使前臂旋前。

图示:见图 4-1-39。

5. 桡侧腕屈肌(flexor carpi radialis)

起点:起自肱骨内上髁。

止点:止于 2/3 掌骨基底部的掌面。

功能:屈腕,使手外展和前臂旋前,屈肘。

图示:见图 4-1-40。

6. 尺侧腕屈肌(flexor carpi ulnaris)

起点:肱头起自肱骨内上髁,尺头起自尺骨鹰嘴内侧缘及尺骨背侧缘上 2/3。

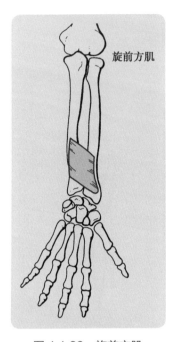
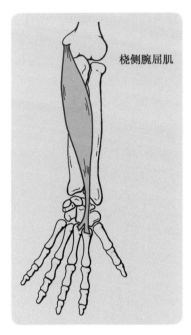

图 4-1-39　旋前方肌　　　　图 4-1-40　桡侧腕屈肌

止点:止于豌豆骨。

功能:屈腕,协助屈肘及使腕关节尺侧屈。

图示:见图 4-1-41。

7. 掌长肌(palmaris longus)

起点:起自肱骨内上髁。

止点:止于掌腱膜。

功能:屈腕,协助屈肘。

图示:见图 4-1-42。

8. 肘肌(anconeus)

起点:起自肱骨外上髁及桡侧副韧带。

止点:止于尺骨鹰嘴外侧、尺骨干上 1/3 的背面及肘关节囊。

功能:伸肘和牵引肘关节囊。

图示:见图 4-1-43。

9. 旋后肌(supinator)

起点:起自肱骨外上髁、桡骨环韧带及尺骨旋后肌嵴。

止点:止于桡骨上 1/3 的前面。

功能:使前臂旋后,轻微伸肘。

图示:见图 4-1-44。

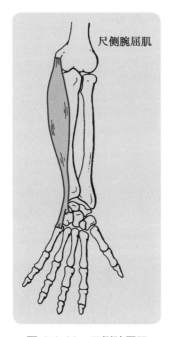

图 4-1-41　尺侧腕屈肌

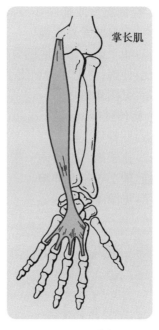

图 4-1-42　掌长肌

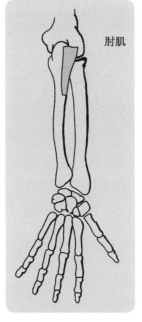

图 4-1-43　肘肌

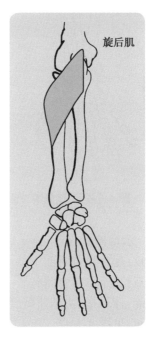

图 4-1-44　旋后肌

10. **桡侧腕长伸肌**（extensor carpi radialis longus）

起点:起自肱骨外上髁。

止点:止于第 2 掌骨底的背侧。

功能:伸腕,协助屈肘和使手外展,并使前臂旋后。

图示:见图 4-1-45。

11. **指伸肌**（extensor digitorum）

起点:肱骨外上髁。

止点:止于第 2~5 指末节指骨底的背面。

功能:伸 2~5 指及伸腕。

图示:见图 4-1-46。

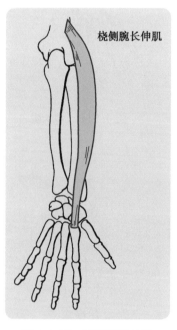

图 4-1-45　桡侧腕长伸肌

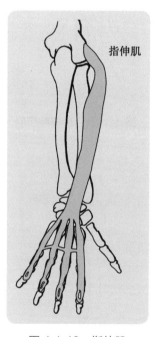

图 4-1-46　指伸肌

12. **示指伸肌**（extensor indicis）

起点:起自尺骨背面下部。

止点:止于示指背侧腱膜。

功能:伸示指,协助前臂旋后。

图示:见图 4-1-47。

13. **拇长展肌**（abductor pollicis longus）

起点:起自尺骨、桡骨中部的背面及邻近骨间膜。

止点:止于第1掌骨底的外侧。

功能:使拇指和手外展,并使前臂旋后。

图示:见图4-1-48。

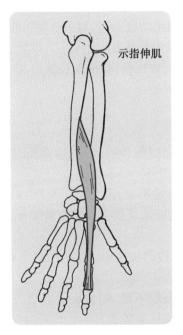

图 4-1-47 示指伸肌

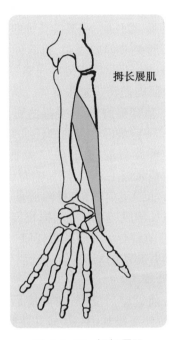

图 4-1-48 拇长展肌

肱二头肌、肱三头肌起止点及功能见"肩关节活动的主要相关肌肉"内容。

(二)肘关节及前臂的正常活动范围

前臂旋前、旋后的起始位是肘屈曲 90°,且拇指向上。

屈肘	伸肘	前臂旋前	前臂旋后
140°~145°	0°	90°	90°

(三)肘关节及前臂活动受限的相关肌肉

主动运动与被动运动检查相结合,查明主动肌问题或者拮抗肌问题。若是主动肌问题通过触诊检查,明确某一块或某几块肌肉的无力或损伤;若是拮抗肌问题,请参照下文检查。

1. **肘关节屈曲、伸展受限的责任肌**

(1)肘关节屈曲受限的责任肌

肘关节伸展的肌肉:肱三头肌、肘肌、旋后肌。这些肌肉主动收缩时,肘关节做伸展运动。

若肘关节屈曲受限,排除屈肘肌群收缩力量不足,则与肱三头肌、肘肌、旋后肌其中一块或几块肌肉损伤或紧张有关。

(2)肘关节伸展受限的责任肌

肘关节屈曲的肌肉:肱二头肌、肱肌、肱桡肌、旋前圆肌、桡侧腕屈肌、尺侧腕屈肌、掌长肌、桡侧腕长伸肌。这些肌肉主动收缩时,肘关节做屈曲运动。

若肘关节伸展受限,排除伸肘肌群收缩力量不足,则与肱二头肌、肱肌、肱桡肌、旋前圆肌、桡侧腕屈肌、尺侧腕屈肌、掌长肌、桡侧腕长伸肌其中一块或几块肌肉损伤或紧张有关。

2. 前臂旋前、旋后受限的责任肌

(1)前臂旋前受限的责任肌

前臂旋后的肌肉:肱二头肌、旋后肌、桡侧腕长伸肌、示指伸肌、拇长展肌。这些肌肉主动收缩时,前臂旋后。

若前臂旋前受限,排除旋前肌群收缩力量不足,则与肱二头肌、旋后肌、桡侧腕长伸肌、示指伸肌、拇长展肌其中一块或几块肌肉损伤或紧张有关。

(2)前臂旋后受限的责任肌

前臂旋前的肌肉:旋前圆肌、旋前方肌、桡侧腕屈肌。这些肌肉主动收缩时,前臂旋前。

若前臂旋后受限,排除旋后肌群收缩力量不足,则与旋前圆肌、旋前方肌、桡侧腕屈肌其中一块或几块肌肉损伤或紧张有关。

当前臂旋前时,肱桡肌可使前臂旋后;前臂旋后时,肱桡肌可使前臂旋前。

(四)常用的配合检查动作,评估肘关节受限的责任肌

1. 肩关节前屈、后伸。

2. 肩关节内收、外展。

3. 肘关节屈曲、伸展。

4. 前臂旋前、旋后。

5. 腕关节屈曲、伸展。

6. 腕关节尺偏、桡偏。

(五)具体应用

肘关节及前臂运动由多组肌肉共同参与,同时,某一块肌肉具有多种功能,排除主动肌收缩力量不足,由拮抗肌损伤或紧张导致肘关节及前臂活动受限责任肌的确定需要配合触诊。

1. 肘关节屈曲受限的责任肌　肱三头肌、肘肌、旋后肌。

若肱三头肌损伤或紧张,可使肩关节前屈受限;旋后肌损伤或紧张,可使前臂旋前受限。除外肱三头肌与旋后肌导致的屈肘受限,则与肘肌有关(图 4-1-49)。

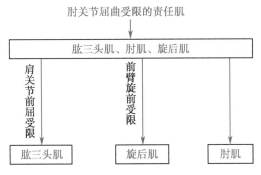

图 4-1-49　肘关节屈曲受限的责任肌

2. 肘关节伸展受限的责任肌　肱二头肌、肱肌、肱桡肌、旋前圆肌、桡侧腕屈肌、尺侧腕屈肌、掌长肌、桡侧腕长伸肌。

若旋前圆肌、桡侧腕屈肌损伤或紧张,则前臂旋后受限;桡侧腕屈肌损伤或紧张,可使腕关节尺偏受限。若肱二头肌、肱肌、桡侧腕长伸肌损伤或紧张,可使前臂旋前受限;肱二头肌损伤或紧张,可使肩关节后伸受限;桡侧腕长伸肌损伤或紧张,可使腕关节屈曲受限;除外肱二头肌、桡侧腕长伸肌损伤或紧张导致的伸肘和前臂旋前受限,则与肱肌有关。若尺侧腕屈肌、掌长肌损伤或紧张,可使腕关节伸展受限;尺侧腕屈肌紧张,则腕关节桡偏受限。若肱桡肌损伤或紧张,可引起旋前旋后均受限(图 4-1-50)。

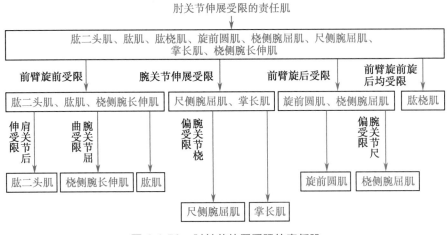

图 4-1-50　肘关节伸展受限的责任肌

3. 前臂旋前受限的责任肌　肱二头肌、旋后肌、桡侧腕长伸肌、示指伸肌、拇长展肌。

若肱二头肌损伤或紧张,可使肘关节伸展和肩关节后伸受限。若旋后肌、桡侧腕长伸肌损伤或紧张,可使屈肘受限;桡侧腕长伸肌损伤或紧张,则令屈腕受限。若拇长展肌损伤或紧张,可使腕关节尺偏受限。示指伸肌损伤或紧张,则令屈腕受限(图4-1-51)。

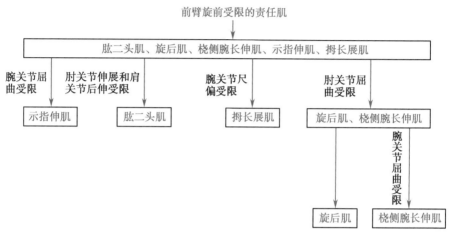

图 4-1-51　前臂旋前受限的责任肌

4. 前臂旋后受限的责任肌　旋前圆肌、旋前方肌、桡侧腕屈肌。

若旋前圆肌、桡侧腕屈肌损伤或紧张,可使伸肘受限;桡侧腕屈肌损伤或紧张,则令腕伸展、尺偏受限;除外旋前圆肌和桡侧腕屈肌引起的伸肘受限,则为旋前方肌损伤或紧张(图4-1-52)。

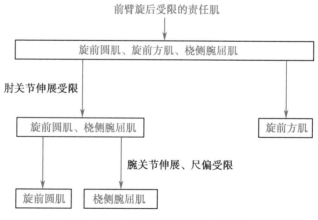

图 4-1-52　前臂旋后受限的责任肌

需要注意的是,若肱桡肌损伤或紧张,可引起旋前旋后均受限。

四、腕关节动态检测

（一）腕关节活动的主要相关肌肉

前部：桡侧腕屈肌、掌长肌、尺侧腕屈肌、指浅屈肌、指深屈肌、拇长屈肌。

后部：桡侧腕长伸肌、桡侧腕短伸肌、尺侧腕伸肌、指伸肌、示指伸肌、小指伸肌、拇长展肌、拇长伸肌、拇短伸肌。

1. 指浅屈肌（flexor digitorum superficialis）

起点：肱尺头起自肱骨内上髁和尺骨冠突，桡头起自桡骨上 1/2 的掌面。

止点：止于第 2~5 指中节指骨掌面的两侧。

功能：屈曲第 2~5 指近侧指间关节及掌指关节，协助屈腕。

图示：见图 4-1-53。

2. 指深屈肌（flexor disitorum profundus）

起点：起自尺骨体上 2/3 的前面、前缘及内侧面及邻近骨间膜。

止点：止于第 2~5 指末节指骨底的掌侧面。

功能：屈曲第 2~5 指末节，屈腕。

图示：见图 4-1-54。

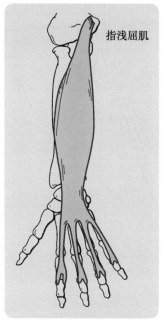

图 4-1-53　指浅屈肌

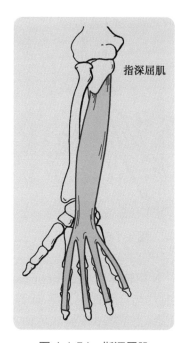

图 4-1-54　指深屈肌

3. 拇长屈肌(flexor pollicis longus)

起点:起自桡骨前面中部及邻近骨间膜。

止点:止于拇指末节指骨基底部的掌侧。

功能:屈拇指末节及屈腕。

图示:见图4-1-55。

4. 桡侧腕短伸肌(extensor carpi radialis brevis)

起点:起自肱骨外上髁及前臂骨间膜。

止点:止于第3掌骨底的背侧。

功能:伸腕并协助手外展。

图示:见图4-1-56。

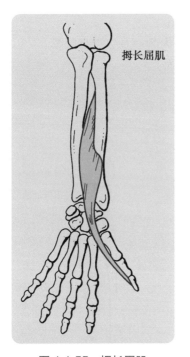

图4-1-55 拇长屈肌

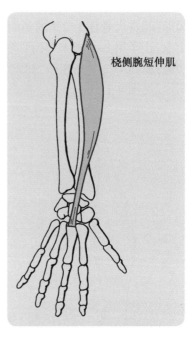

图4-1-56 桡侧腕短伸肌

5. 尺侧腕伸肌(extensor carpi ulnaris)

起点:起自肱骨外上髁、前臂筋膜、尺骨后缘。

止点:止于第5掌骨底后面。

功能:伸腕并使手内收。

图示:见图4-1-57。

6. 小指伸肌（extensor digiti minimi）

起点：起自肱骨外上髁。

止点：止于小指中节和末节指骨底的背面。

功能：伸小指，伸腕。

图示：见图 4-1-58。

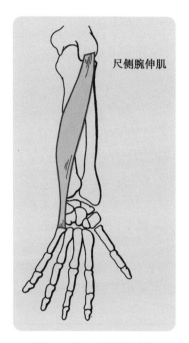

图 4-1-57　尺侧腕伸肌

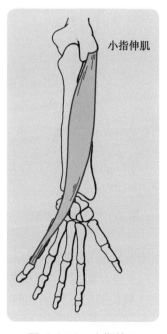

图 4-1-58　小指伸肌

7. 拇长伸肌（extensor pollicislongus）

起点：起自尺骨背面中 1/3 及骨间膜。

止点：止于拇指末节指骨底的背面。

功能：伸拇指，轻微伸腕，使手外展。

图示：见图 4-1-59。

8. 拇短伸肌（extensor hallucis brevis）

起点：起自拇长展肌起点下面的桡骨后面及骨间膜。

止点：止于拇指近节指骨底背面。

功能：伸拇指，轻微伸腕，使手外展。

图示：见图 4-1-60。

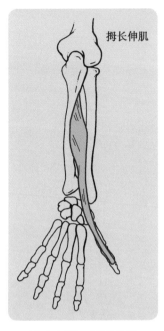

图 4-1-59　拇长伸肌

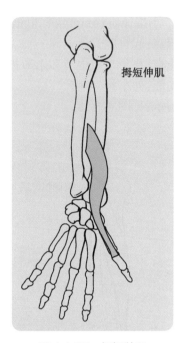

图 4-1-60　拇短伸肌

桡侧腕屈肌、尺侧腕屈肌、掌长肌、桡侧腕长伸肌、指伸肌、示指伸肌、拇长展肌起止点及功能见"肘关节及前臂活动的主要相关肌肉"内容。

（二）腕关节的正常活动范围（中立位）

屈腕	伸腕	桡偏	尺偏
80°~90°	70°~90°	15°	30°~45°

（三）腕关节活动受限的相关肌肉

主动运动与被动运动检查相结合，查明主动肌问题或者拮抗肌问题。若是主动肌问题通过触诊检查，明确某一块或某几块肌肉的无力或损伤；若是拮抗肌问题，请参照下文检查。

1. **腕关节屈曲、伸展受限的责任肌**

（1）腕关节屈曲受限的责任肌

腕关节伸展的肌肉：桡侧腕长伸肌、桡侧腕短伸肌、尺侧腕伸肌、指伸肌、示指伸肌。这些肌肉主动收缩时，伸展腕关节。

若腕关节屈曲受限，排除屈腕肌群收缩力量不足，则与桡侧腕长伸肌、桡侧腕短伸肌、尺侧腕伸肌、指伸肌、示指伸肌其中一块或几块肌肉损伤或紧张有关。

（2）腕关节伸展受限的责任肌

腕关节屈曲的肌肉：桡侧腕屈肌、尺侧腕屈肌、掌长肌、指浅屈肌、指深屈肌。这些肌肉主动收缩时，屈曲腕关节。

若腕关节伸展受限，排除伸腕肌群收缩力量不足，则与桡侧腕屈肌、尺侧腕屈肌、掌长肌、指浅屈肌、指深屈肌其中一块或几块肌肉损伤或紧张有关。

2. 腕关节尺偏、桡偏受限的责任肌

（1）腕关节尺偏受限的责任肌

腕关节桡偏的肌肉：桡侧腕屈肌、桡侧腕长伸肌、桡侧腕短伸肌、拇长展肌、拇长伸肌、拇短伸肌。这些肌肉主动收缩时，腕关节桡偏。

若腕关节尺偏受限，排除使腕关节尺偏的肌群收缩力量不足，则与桡侧腕屈肌、桡侧腕长伸肌、桡侧腕短伸肌、拇长展肌、拇长伸肌、拇短伸肌其中一块或几块肌肉损伤或紧张有关。

（2）腕关节桡偏受限的责任肌

腕关节尺偏的肌肉：尺侧腕屈肌、尺侧腕伸肌。这些肌肉主动收缩时，腕关节尺偏。

若腕关节桡偏受限，排除使腕关节桡偏的肌群收缩力量不足，则与尺侧腕屈肌、尺侧腕伸肌其中一块或两块肌肉损伤或紧张有关。

（四）常用的配合检查动作，评估腕关节受限的责任肌

1. 腕关节屈曲、伸展。

2. 腕关节尺偏、桡偏。

3. 指间关节屈曲、伸展。

4. 肘关节屈曲伸展。

5. 前臂旋前旋后。

（五）具体应用

腕关节运动由多组肌肉共同参与，同时，某一块肌肉具有多种功能，排除主动肌收缩力量不足，由拮抗肌损伤或紧张导致腕关节活动受限责任肌的确定需要配合触诊。

1. **腕关节屈曲受限的责任肌** 桡侧腕长伸肌、桡侧腕短伸肌、尺侧腕伸肌、指伸肌、示指伸肌。

若桡侧腕长伸肌、桡侧腕短伸肌损伤或紧张，可使腕关节尺偏受限；桡侧腕长伸肌损伤或紧张，可使前臂旋前受限。尺侧腕伸肌损伤或紧张，则令腕关节桡偏受限。若指伸肌损伤或紧张，可使第2~5指屈曲受限；示指伸肌损伤或紧张，则令示指屈曲受限（图4-1-61）。

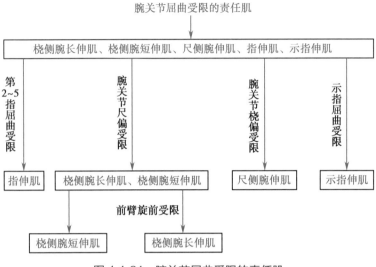

图 4-1-61　腕关节屈曲受限的责任肌

2. 腕关节伸展受限的责任肌　桡侧腕屈肌、尺侧腕屈肌、掌长肌、指浅屈肌、指深屈肌。

若桡侧腕屈肌、尺侧腕屈肌、掌长肌损伤或紧张,可使伸肘受限;桡侧腕屈肌损伤或紧张,可使腕关节尺偏受限;尺侧腕屈肌损伤或紧张,可使腕关节桡偏受限;除外桡侧腕屈肌、尺侧腕屈肌损伤或紧张引起的伸腕、伸肘受限,即只有伸肘受限,尺偏、桡偏均不受限,则与掌长肌有关。若指浅屈肌、指深屈肌损伤或紧张,可使第 2~5 指伸展受限,两者通过触诊鉴别(图 4-1-62)。

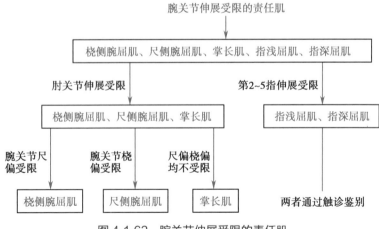

图 4-1-62　腕关节伸展受限的责任肌

3. **腕关节尺偏受限的责任肌** 桡侧腕屈肌、桡侧腕长伸肌、桡侧腕短伸肌、拇长展肌、拇长伸肌、拇短伸肌。

若桡侧腕屈肌损伤或紧张,可使伸腕受限。若桡侧腕长伸肌、桡侧腕短伸肌损伤或紧张,可使屈腕受限;桡侧腕长伸肌损伤或紧张,可使前臂旋前受限。若拇长伸肌、拇短伸肌损伤或紧张,可使拇指屈曲受限,两者通过触诊鉴别。若拇长展肌损伤或紧张,可引起拇指内收受限(图 4-1-63)。

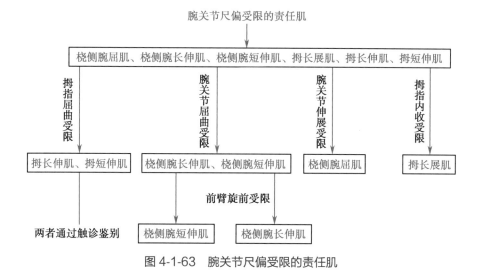

图 4-1-63 腕关节尺偏受限的责任肌

4. **腕关节桡偏受限的责任肌** 尺侧腕屈肌、尺侧腕伸肌。

尺侧腕屈肌、尺侧腕伸肌损伤或紧张,通过屈腕和伸腕受限鉴别。

五、腰腹部动态检测

(一)腰腹部活动的主要相关肌肉

前侧:腹外斜肌、腹内斜肌、腹直肌、腹横肌、腰大肌、腰小肌。

后侧:髂肋肌、最长肌、腰方肌。

1. **腹外斜肌(obliquus externus abdominis)**

起点:起自第 5~12 肋外面。

止点:止于髂嵴前部外侧唇、腹股沟韧带、耻骨结节。

功能:单侧收缩向对侧旋转脊柱、侧屈脊柱,双侧收缩脊柱前屈、维持腹压。

图示:见图 4-1-64。

2. **腹内斜肌(obliquus internus abdominis)**

起点:起自胸腰筋膜、髂嵴前部中线、腹股沟韧带外侧 2/3。

止点：止于第 10~12 肋骨下缘、腹白线、耻骨结节附近。

功能：单侧收缩向同侧旋转脊柱、侧屈脊柱，双侧收缩脊柱前屈、维持腹压。

图示：见图 4-1-65。

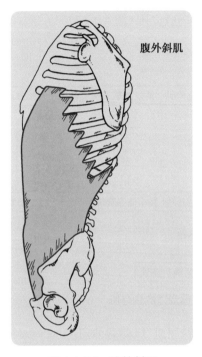

图 4-1-64　腹外斜肌

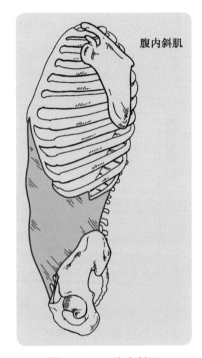

图 4-1-65　腹内斜肌

3. 腹直肌（sheath of rectus abdominis）

起点：起自第 5~7 肋软骨前面和剑突。

止点：止于耻骨上缘和耻骨联合前面。

功能：单侧收缩侧屈脊柱，双侧收缩前屈脊柱。

图示：见图 4-1-66。

4. 腹横肌（transversus abdominis）

起点：起自第 7~12 肋软骨内面、胸腰筋膜、髂嵴前部内侧唇、腹股沟韧带外侧 1/3。

止点：止于腹白线。

功能：维持腹压、支持脏器。

图示：见图 4-1-67。

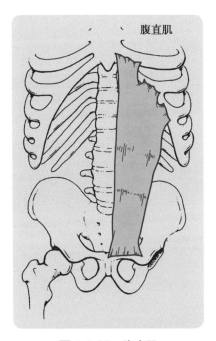

图 4-1-66　腹直肌

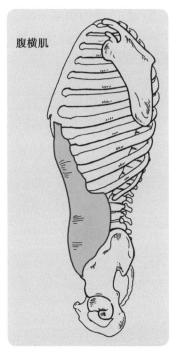

图 4-1-67　腹横肌

5. **腰大肌**(psoas major)

起点:起自第 12 胸椎椎体、第 1~4 腰椎椎体和椎间盘的侧面及全部腰椎横突。

止点:止于股骨小转子。

功能:屈髋并外旋,大腿固定时前屈脊柱。

图示:见图 4-1-68。

6. **腰小肌**(psoas minor)

起点:起自第 12 胸椎及第 1 腰椎椎体的侧面。

止点:止于髂耻隆起。

功能:前屈脊柱。

图示:见图 4-1-69。

7. **腰方肌**(quadratus lumborum)

起点:起自髂嵴后部内侧唇、髂腰韧带。

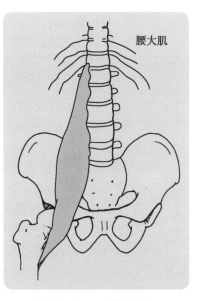

图 4-1-68　腰大肌

止点：第 12 肋内侧半下缘、第 1~5 腰椎横突。

功能：单侧收缩使脊柱侧屈，双侧收缩使第 12 肋下降。

图示：见图 4-1-70。

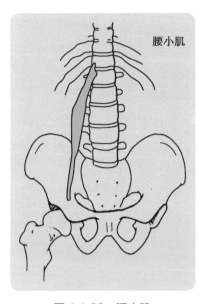

图 4-1-69　腰小肌

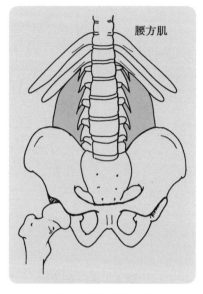

图 4-1-70　腰方肌

髂肋肌、最长肌起止点及功能见"头颈部活动的主要相关肌肉"内容。

（二）腰腹部的正常活动范围（中立位）

前屈	后伸	左侧屈	右侧屈	左旋	右旋
90°	30°	30°	30°	60°	60°

（三）腰腹部活动受限的相关肌肉

主动运动与被动运动检查相结合，查明主动肌问题或者拮抗肌问题。若是主动肌问题通过触诊检查，明确某一块或某几块肌肉的无力或损伤；若是拮抗肌问题，请参照下文检查。

1. 腰腹部前屈、后伸受限的责任肌

（1）腰腹部前屈受限的责任肌

腰腹部后伸的肌肉：最长肌、腰方肌、髂肋肌。这些肌肉主动收缩时，腰腹部做后伸运动。

若腰腹部前屈受限，排除前屈肌群收缩力量不足，则与最长肌、腰方肌、髂肋肌其中一块或几块肌肉损伤或紧张有关。

多裂肌、回旋肌、棘间肌与腰腹部前屈受限有关联,检查时需注意。

(2)腰腹部后伸受限的责任肌

腰腹部前屈的肌肉:腹外斜肌、腹内斜肌、腹直肌、腰大肌、腰小肌。这些肌肉主动收缩时,腰腹部做前屈运动。

若腰腹部后伸受限,排除后伸肌群收缩力量不足,则与腹外斜肌、腹内斜肌、腹直肌、腰大肌、腰小肌其中一块或几块肌肉损伤或紧张有关。

2. **腰腹部侧屈受限的责任肌**

腰腹部侧屈的肌肉:髂肋肌、最长肌、腰方肌、腹内斜肌、腹外斜肌,腹直肌。这些肌肉主动收缩时,腰腹部做侧屈运动。

若腰腹部侧屈受限,排除同侧主动肌收缩力量不足,则与对侧髂肋肌、最长肌、腰方肌、腹内斜肌、腹外斜肌、腹直肌其中一块或几块肌肉损伤或紧张有关。

3. **腰腹部旋转受限的责任肌**

(1)腰腹部左旋受限的责任肌

腰腹部右旋的肌肉:腹外斜肌(左侧)、腹内斜肌(右侧)。这些肌肉主动收缩时,腰腹部做右旋运动。

若腰腹部左旋受限,排除左旋的主动肌收缩力量不足,则与腹外斜肌(左侧)、腹内斜肌(右侧)其中一块或两块肌肉损伤或紧张有关。

(2)腰腹部右旋受限的责任肌

腰腹部左旋的肌肉:腹外斜肌(右侧)、腹内斜肌(左侧)。这些肌肉主动收缩时,腰腹部做左旋运动。

若腰腹部右旋受限,排除右旋主动肌收缩力量不足,则与腹外斜肌(右侧)、腹内斜肌(左侧)其中一块或两块肌肉损伤或紧张有关。

(四)常用的配合检查动作,评估腰腹部受限的责任肌

1. 腰腹部前屈、后伸。

2. 腰腹部侧屈。

3. 腰腹部旋转。

4. 髋关节屈、伸。

(五)具体应用

腰腹部运动由多组肌肉共同参与,同时,某一块肌肉具有多种功能,排除主动肌收缩力量不足,由拮抗肌损伤或紧张导致腰腹部活动受限责任肌的确定需要配合触诊。

1. **腰腹部前屈受限的责任肌**　最长肌、腰方肌、髂肋肌。最长肌、腰方肌、髂肋肌损伤或紧张,通过触诊鉴别。

2. **腰腹部后伸受限的责任肌**　腹外斜肌、腹内斜肌、腹直肌、腰大肌、腰

小肌。

　　若腹外斜肌、腹内斜肌、腹直肌损伤或紧张,可使脊柱侧屈受限;腹外斜肌紧张,可使腰腹部转向同侧受限;腹内斜肌损伤或紧张,可使腰腹部转向对侧受限;除外腹外斜肌、腹内斜肌损伤或紧张引起的腰腹部后伸、侧屈受限,但左右旋转不受限,则与腹直肌有关。腰大肌、腰小肌在深层,与其他肌肉通过触诊相鉴别;腰大肌损伤或紧张,可使伸髋受限(图 4-1-71)。

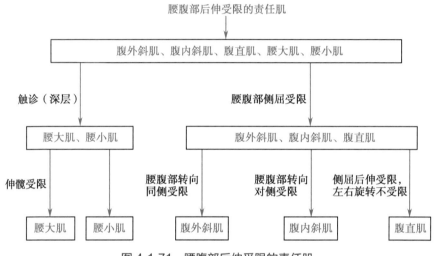

图 4-1-71　腰腹部后伸受限的责任肌

　　3. **腰腹部侧屈受限的责任肌**　髂肋肌、最长肌、腰方肌、腹内斜肌、腹外斜肌、腹直肌。

　　若髂肋肌、最长肌、腰方肌损伤或紧张,可使腰腹部前屈受限,三者通过触诊鉴别。若腹外斜肌损伤或紧张,可使腰腹部向同侧旋转受限;腹内斜肌损伤或紧张,则令腰腹部向对侧旋转受限(图 4-1-72)。

　　4. **腰腹部左旋受限的责任肌**　腹外斜肌(左侧)、腹内斜肌(右侧)。腹外斜肌(左侧)、腹内斜肌(右侧)损伤或紧张通过左右侧触诊相鉴别。

　　5. **腰腹部右旋受限的责任肌**　腹外斜肌(右侧)、腹内斜肌(左侧)。检查方式方法同"腰腹部左旋受限的责任肌"。

六、髋关节动态检测

(一) 髋关节活动的主要相关肌肉

前侧:股直肌、缝匠肌。

内侧:腰大肌、髂肌、梨状肌、闭孔内肌、耻骨肌、长收肌、短收肌、股薄肌、大收肌。

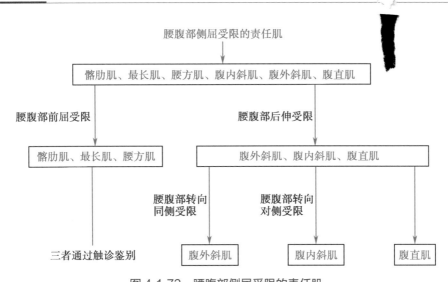

腰腹部侧屈受限的责任肌

髂肋肌、最长肌、腰方肌、腹内斜肌、腹外斜肌、腹直肌

腰腹部前屈受限

髂肋肌、最长肌、腰方肌

三者通过触诊鉴别

腰腹部后伸受限

腹外斜肌、腹内斜肌、腹直肌

腰腹部转向同侧受限

腰腹部转向对侧受限

腹外斜肌

腹内斜肌

腹直肌

图 4-1-72　腰腹部侧屈受限的责任肌

外侧:阔筋膜张肌、臀大肌、臀中肌、臀小肌、股方肌、闭孔外肌。

后侧:股二头肌、半腱肌、半膜肌。

1. 股直肌(rectus femoris)

起点:起自髂前下嵴和髋臼上部。

止点:止于髌骨上缘。

功能:屈髋(屈大腿)及伸膝(伸小腿)。

图示:见图 4-1-73。

2. 缝匠肌(sartorius)

起点:起自髂前上棘。

止点:止于胫骨粗隆内侧。

功能:使大腿外旋、外展和前屈,使小腿内旋、屈曲。

图示:见图 4-1-74。

3. 髂肌(iliacus)

起点:起自髂窝。

止点:止于股骨小转子。

功能:屈髋(屈大腿)并外旋。

图示:见图 4-1-75。

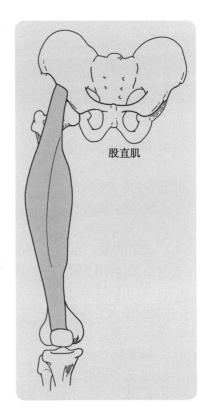

股直肌

图 4-1-73　股直肌

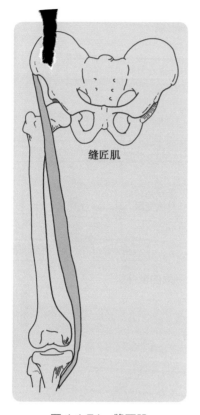

图 4-1-74 缝匠肌

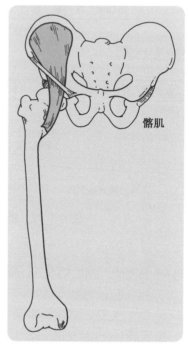

图 4-1-75 髂肌

4. 梨状肌 (piriformis)

起点:起自骶前孔外侧。

止点:止于大转子尖端。

功能:使大腿外旋并外展。

图示:见图 4-1-76。

5. 闭孔内肌 (obturator internus)

起点:起自闭孔膜内侧及周围骨面。

止点:止于转子窝。

功能:使大腿外旋。

图示:见图 4-1-77。

6. 耻骨肌 (pectineus)

起点:起自耻骨梳和耻骨上支。

止点:止于股骨小转子下的耻骨肌线。

功能:使大腿屈曲、内收及外旋。

图示:见图 4-1-78。

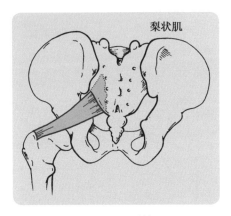

图 4-1-76　梨状肌

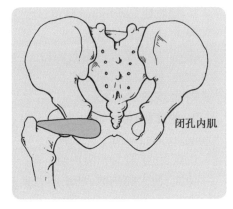

图 4-1-77　闭孔内肌

7. **长收肌**（adductor longus）

起点：起自耻骨体和耻骨上支前面上部。

止点：止于股骨粗线中 1/3。

功能：使大腿内收并外旋。

图示：见图 4-1-79。

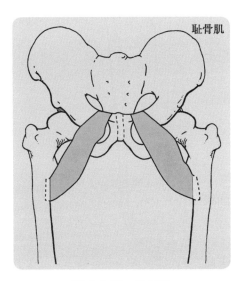

图 4-1-78　耻骨肌

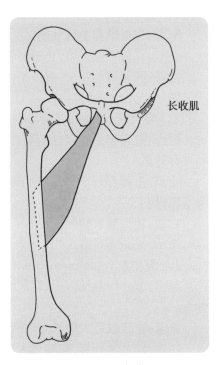

图 4-1-79　长收肌

8. 短收肌 (adductor brevis)

起点:起自耻骨下支。

止点:止于股骨粗线上 1/3。

功能:使大腿屈曲并内收。

图示:见图 4-1-80。

9. 股薄肌 (gracilis)

起点:起自耻骨下支前面。

止点:止于胫骨粗隆内侧。

功能:使大腿内收,屈小腿并使小腿内旋。

图示:见图 4-1-81。

10. 大收肌 (adductor magnus)

起点:起自坐骨结节、坐骨支、耻骨下支的前面。

止点:前层止于股骨嵴内侧唇全长,后层止于股骨内上髁。

功能:使大腿内收。

图示:见图 4-1-82。

11. 阔筋膜张肌 (tensor fasciae latae)

起点:起自髂前上棘外侧。

止点:移行于髂胫束,止于胫骨外侧髁。

功能:师大腿前屈、外展并稍内旋。

图示:见图 4-1-83。

12. 臀大肌 (gluteus maximus)

起点:起自臀后线以后的髂骨背面、骶骨和尾骨背面。

止点:上部移行于髂胫束,下部止于股骨臀肌粗隆。

功能:使大腿后伸并外旋。

图示:见图 4-1-84。

13. 臀中肌 (gluteus medius)

起点:起自臀前线以上、臀后线以前的髂骨面。

止点:止于股骨大转子外侧面。

功能:使大腿外展,前部屈大腿并使大腿内旋,后部伸大腿并使大腿外旋。

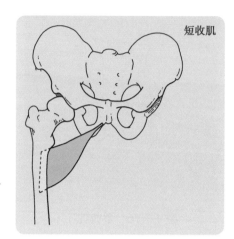

图 4-1-80 短收肌

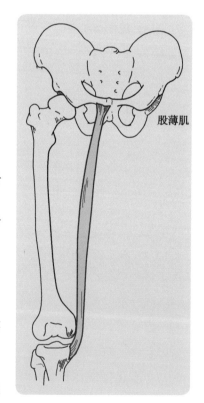

图 4-1-81 股薄肌

图示:见图 4-1-85。

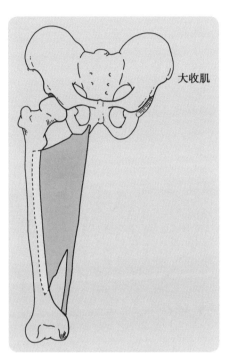

图 4-1-82 大收肌

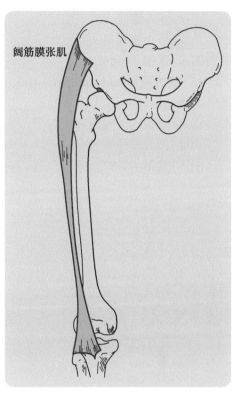

图 4-1-83 阔筋膜张肌

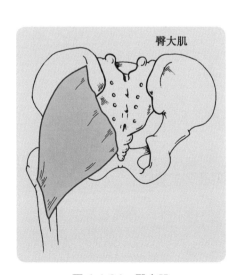

图 4-1-84 臀大肌

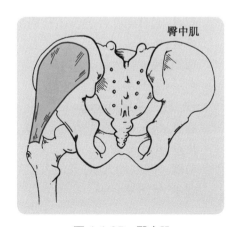

图 4-1-85 臀中肌

14. 臀小肌（gluteus minimus）

起点：起自臀前线以下、臀下线以上的髂骨外面。

止点：止于股骨大转子前缘。

功能：使大腿外展，屈曲、外旋大腿。

图示：见图4-1-86。

15. 股方肌（quadratus femoris）

起点：起自坐骨结节外侧面。

止点：止于转子间嵴和大转子。

功能：使大腿外旋。

图示：见图4-1-87。

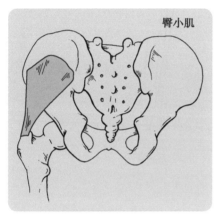

图4-1-86 臀小肌

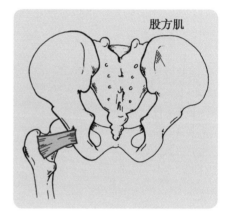

图4-1-87 股方肌

16. 闭孔外肌（obturator externus）

起点：起自闭孔外膜及闭孔周围的坐骨面。

止点：止于转子窝。

功能：使大腿外旋。

图示：见图4-1-88。

17. 股二头肌（biceps femoris）

起点：长头起自坐骨结节，短头起自股骨粗线外侧唇。

止点：止于腓骨头。

功能：伸髋（伸大腿）并使大腿外旋，屈膝（屈小腿）并使小腿外旋。

图示：见图4-1-89。

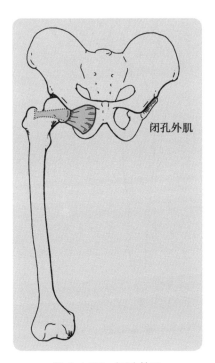

图 4-1-88 闭孔外肌

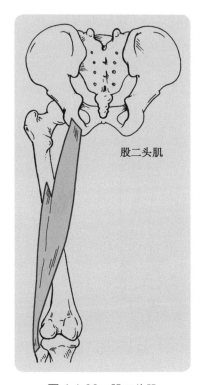

图 4-1-89 股二头肌

18. 半腱肌（semitendinosus）

起点：起自坐骨结节。

止点：止于胫骨粗隆内侧。

功能：伸髋（伸大腿）并使大腿内旋,屈膝（屈小腿）并使小腿内旋。

图示：见图 4-1-90。

19. 半膜肌（semimembranosus）

起点：起自坐骨结节。

止点：止于腘斜韧带、胫骨髁下缘。

功能：伸髋（伸大腿）并使大腿内旋,屈膝（屈小腿）并使小腿内旋。

图示：见图 4-1-91。

腰大肌起止点及功能见"腰腹部活动的主要相关肌肉"内容。

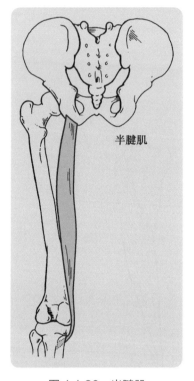

图 4-1-90　半腱肌

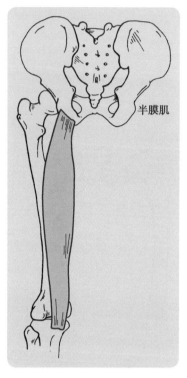

图 4-1-91　半膜肌

（二）髋关节的正常活动范围

前屈	后伸	内收	外展	内旋	外旋
90°	15°	30°	45°	35°	45°

（三）髋关节活动受限的相关肌肉

主动运动与被动运动检查相结合,查明主动肌问题或者拮抗肌问题。若是主动肌问题通过触诊检查,明确某一块或某几块肌肉的无力或损伤;若是拮抗肌问题,请参照下文检查。

1. 髋关节前屈、后伸受限的责任肌

（1）髋关节前屈受限的责任肌

髋关节后伸的肌肉:臀大肌、臀中肌(后部)、股二头肌、半腱肌、半膜肌。这些肌肉主动收缩时,髋关节做后伸运动。

若髋关节前屈受限,排除前屈肌群收缩力量不足,则与臀大肌、臀中肌(后部)、股二头肌、半腱肌、半膜肌其中一块或几块肌肉损伤或紧张有关。

（2）髋关节后伸受限的责任肌

髋关节前屈的肌肉:髂肌、腰大肌、缝匠肌、股直肌、阔筋膜张肌、臀中肌(前部)、臀小肌。这些肌肉主动收缩时,髋关节做前屈运动。

若髋关节后伸受限,排除后伸肌群收缩力量不足,则与髂肌、腰大肌、缝匠肌、股直肌、阔筋膜张肌、臀中肌(前部)、臀小肌其中一块或几块肌肉损伤或紧张有关。

2. 髋关节内收、外展受限的责任肌

(1)髋关节内收受限的责任肌

髋关节外展的肌肉:缝匠肌、阔筋膜张肌、梨状肌、臀中肌、臀小肌。这些肌肉主动收缩时,髋关节做外展运动。

若髋关节内收受限,排除内收肌群收缩力量不足,则与缝匠肌、阔筋膜张肌、梨状肌、臀中肌、臀小肌其中一块或几块肌肉损伤或紧张有关。

(2)髋关节外展受限的责任肌

髋关节内收的肌肉:耻骨肌、短收肌、长收肌、大收肌、股薄肌。这些肌肉主动收缩时,髋关节做内收运动。

若髋关节外展受限,排除外展肌群收缩力量不足,则与耻骨肌、短收肌、长收肌、大收肌、股薄肌其中一块或几块肌肉损伤或紧张有关。

3. 髋关节内旋、外旋受限的责任肌

(1)髋关节内旋受限的责任肌

髋关节外旋的肌肉:缝匠肌、髂肌、腰大肌、臀大肌、臀中肌(后部)、梨状肌、臀小肌、闭孔内肌、闭孔外肌、股方肌、股二头肌。这些肌肉主动收缩时,髋关节做外旋运动。

若髋关节内旋受限,排除内旋肌群收缩力量不足,则与缝匠肌、髂肌、腰大肌、臀大肌、臀中肌(后部)、梨状肌、臀小肌、闭孔内肌、闭孔外肌、股方肌、股二头肌其中一块或几块肌肉损伤或紧张有关。

(2)髋关节外旋受限的责任肌

髋关节内旋的肌肉:阔筋膜张肌、臀中肌(前部)、半腱肌、半膜肌。这些肌肉主动收缩时,髋关节做内旋运动。

若髋关节外旋受限,排除外旋肌群收缩力量不足,则与阔筋膜张肌、臀中肌(前部)、半腱肌、半膜肌其中一块或几块肌肉损伤或紧张有关。

(四)常用的配合检查动作,评估髋关节受限的责任肌

1. 髋关节前屈、后伸。

2. 髋关节内收、外展。

3. 髋关节内旋、外旋。

4. 膝关节屈曲、伸展。

5. 膝关节内旋、外旋。

（五）具体应用

髋关节运动由多组肌肉共同参与,同时,某一块肌肉具有多种功能,排除主动肌收缩力量不足,由拮抗肌损伤或紧张导致髋关节活动受限责任肌的确定需要配合触诊。

1. **髋关节前屈受限的责任肌** 臀大肌、臀中肌(后部)、股二头肌、半腱肌、半膜肌。

若臀大肌、臀中肌(后部)损伤或紧张,可使髋关节内旋受限,两者通过触诊鉴别。若股二头肌、半腱肌、半膜肌损伤或紧张,可使膝关节伸展受限;股二头肌损伤或紧张,可使膝关节内旋受限;半腱肌、半膜肌损伤或紧张,则令膝关节外旋受限,两者通过触诊鉴别(图 4-1-92)。

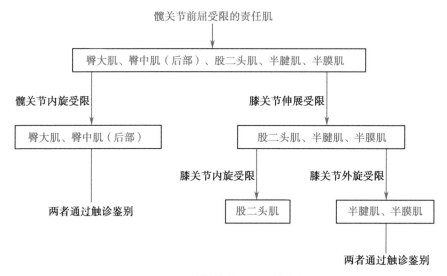

图 4-1-92 髋关节前屈受限的责任肌

2. **髋关节后伸受限的责任肌** 髂肌、腰大肌、缝匠肌、股直肌、阔筋膜张肌、臀中肌(前部)、臀小肌。

若缝匠肌、髂肌、腰大肌损伤或紧张,可使髋内旋受限;缝匠肌损伤或紧张,可使髋内收受限;腰大肌损伤或紧张,可使腰腹部后伸受限;除外缝匠肌、腰大肌损伤或紧张引起的髋关节后伸、内旋受限与髂肌有关。若阔筋膜张肌、臀中肌(前部)、臀小肌损伤或紧张,可使髋关节内收受限;阔筋膜张肌、臀中肌(前部)损伤或紧张,可使髋关节外旋受限,两者通过触诊鉴别;臀小肌损伤或紧张,可使髋关节内旋受限。若股直肌损伤或紧张,可使膝关节屈曲受限(图 4-1-93)。

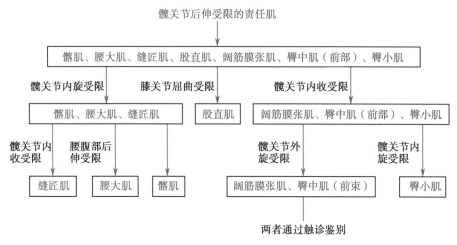

图 4-1-93 髋关节后伸受限的责任肌

3. **髋关节内收受限的责任肌** 缝匠肌、阔筋膜张肌、梨状肌、臀中肌、臀小肌。

若缝匠肌、阔筋膜张肌、臀小肌紧张,可使髋关节后伸受限;缝匠肌损伤或紧张,可使膝关节外旋受限;阔筋膜张肌、臀小肌损伤或紧张,可使髋关节外旋受限,两者通过触诊鉴别。若臀中肌损伤或紧张,可使髋关节内旋或外旋受限。若梨状肌损伤或紧张,可使髋关节内旋受限。梨状肌与臀中肌损伤,可通过触诊鉴别(4-1-94)。

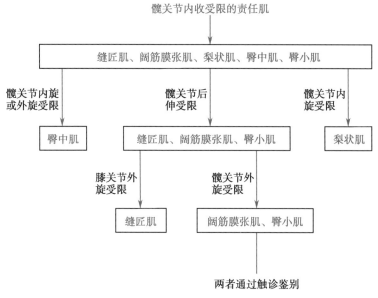

图 4-1-94 髋关节内收受限的责任肌

4. **髋关节外展受限的责任肌**　耻骨肌、短收肌、长收肌、大收肌、股薄肌。

若耻骨肌、短收肌、长收肌、大收肌损伤或紧张，主要使髋关节外展受限，通过触诊鉴别；若股薄肌损伤或紧张，可使膝关节外旋受限（图4-1-95）。

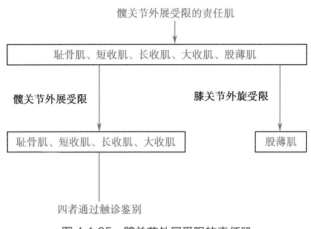

图 4-1-95　髋关节外展受限的责任肌

5. **髋关节内旋受限的责任肌**　缝匠肌、髂肌、腰大肌、臀大肌、臀中肌（后部）、臀小肌、梨状肌、闭孔内肌、闭孔外肌、股方肌、股二头肌。

若缝匠肌、髂肌、腰大肌、臀小肌损伤或紧张，可使髋关节后伸受限；缝匠肌损伤或紧张，可使膝关节外旋受限；腰大肌损伤或紧张，可使腰腹部后伸受限；臀小肌损伤或紧张，使髋关节内收受限；除外缝匠肌、腰大肌、臀小肌引起的髋关节后伸受限，则为髂肌损伤或紧张。若臀大肌、臀中肌（后部）、股二头肌损伤或紧张，可使髋关节前屈受限；臀中肌（后部）损伤或紧张，可使髋关节内收受限；股二头肌损伤或紧张，可使膝关节内旋受限。若梨状肌、闭孔内肌、闭孔外肌、股方肌损伤或紧张，主要使髋关节内旋受限，需通过触诊鉴别；梨状肌损伤或紧张，可使髋关节内收受限（图 4-1-96）。

6. **髋关节外旋受限的责任肌**　阔筋膜张肌、臀中肌（前部）、半腱肌、半膜肌。

若阔筋膜张肌、臀中肌（前部）损伤或紧张，可使髋关节后伸受限，两者通过触诊鉴别。若半腱肌、半膜肌损伤或紧张，可使髋关节前屈受限，两者通过触诊鉴别（4-1-97）。

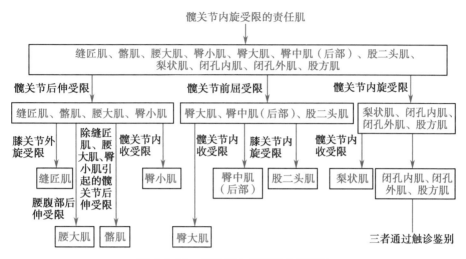

图 4-1-96 髋关节内旋受限的责任肌

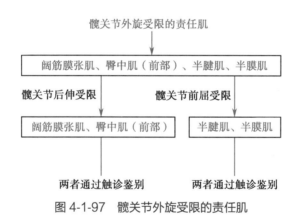

图 4-1-97 髋关节外旋受限的责任肌

七、膝关节动态检测

（一）膝关节活动的主要相关肌肉

前侧：缝匠肌、股四头肌。

内侧：股薄肌。

后侧：股二头肌、半腱肌、半膜肌、腓肠肌、腘肌、跖肌。

1. 股外侧肌（vastus lateralis）

起点：起自转子间线的上部、大转子前缘和下缘。

止点：止于髌骨外侧缘和上缘。

功能：伸膝（伸小腿）

图示:见图 4-1-98。

2. 股内侧肌(vastus medialis)

起点:起自股骨粗线内侧唇。

止点:止于髌骨上缘。

功能:伸膝(伸小腿)

图示:见图 4-1-99。

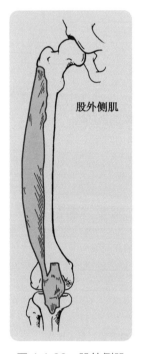

图 4-1-98　股外侧肌

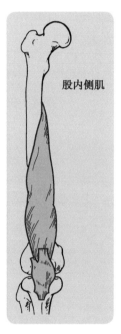

图 4-1-99　股内侧肌

3. 股中间肌(vastus intermedius)

起点:起自转子间线至股骨下 1/4 以上的股骨前面。

止点:止于髌骨上缘。

功能:伸膝(伸小腿)。

图示:见图 4-1-100。

4. 腓肠肌(gastrocnemius)

起点:外侧头起自股骨外上髁,内侧头起自股骨内上髁。

止点:止于跟骨结节。

功能:屈膝,踝关节跖屈。

图示:见图 4-1-101。

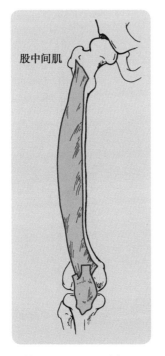

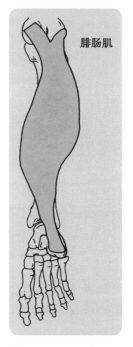

图 4-1-100　股中间肌　　　　　　图 4-1-101　腓肠肌

5. 腘肌(popliteus)

起点:起自股骨外上髁。

止点:止于跟骨结节。

功能:屈膝,踝关节跖屈。

图示:见图 4-1-102。

6. 跖肌(plantaris)

起点:起自股骨外上髁上端。

止点:止于跟骨内侧。

功能:屈膝,踝关节跖屈。

图示:见图 4-1-103。

缝匠肌、股直肌、股二头肌、股薄肌、半腱肌、半膜肌起止点及功能见"髋关节活动的主要相关肌肉"内容。

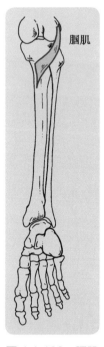

图 4-1-102 腘肌

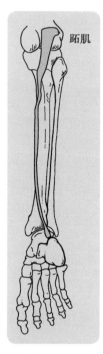

图 4-1-103 跖肌

（二）膝关节的正常活动范围（中立位）

屈曲	伸展	内旋	外旋
135°	15°	10°	10°

（三）膝关节活动受限的相关肌肉

主动运动与被动运动检查相结合,查明主动肌问题或者拮抗肌问题。若是主动肌问题通过触诊检查,明确某一块或某几块肌肉的无力或损伤;若是拮抗肌问题,请参照下文检查。

1. **膝关节屈曲、伸展受限的责任肌**

（1）膝关节屈曲受限的责任肌

膝关节伸展的肌肉:股四头肌。股四头肌主动收缩时,伸展膝关节。

若膝关节屈曲受限,排除屈膝肌群收缩力量不足,则与股四头肌损伤或紧张有关。

（2）膝关节伸展受限的责任肌

膝关节屈曲的肌肉:缝匠肌、股薄肌、股二头肌、半腱肌、半膜肌、腓肠肌、腘肌、跖肌。这些肌肉主动收缩时,屈曲膝关节。

若膝关节伸展受限,排除伸膝肌群收缩力量不足,则与缝匠肌、股薄肌、股二头肌、半腱肌、半膜肌、腓肠肌、腘肌、跖肌其中一块或几块肌肉损伤或紧张有关。

2. **膝关节内旋、外旋受限的责任肌**

(1)膝关节内旋受限的责任肌

膝关节外旋的肌肉:股二头肌。股二头肌主动收缩时,膝关节做外旋运动。

若膝关节内旋受限,排除内旋肌群收缩力量不足,则与股二头肌损伤或紧张有关。

(2)膝关节外旋受限的责任肌

膝关节内旋的肌肉:缝匠肌、半腱肌、半膜肌、股薄肌、腘肌。这些肌肉主动收缩时,膝关节做内旋运动。

若膝关节外旋受限,排除外旋肌群收缩力量不足,则与缝匠肌、半腱肌、半膜肌、股薄肌、腘肌其中一块或几块肌肉损伤或紧张有关。

(四)常用的配合检查动作,评估膝关节受限的责任肌

1. 髋关节前屈、后伸。

2. 髋关节内旋、外旋。

3. 髋关节内收、外展。

4. 膝关节屈曲、伸展。

5. 膝关节内旋、外旋。

6. 踝关节跖屈、背屈。

(五)具体应用

膝关节运动由多组肌肉共同参与,同时,某一块肌肉具有多种功能,排除主动肌收缩力量不足,由拮抗肌损伤或紧张导致膝关节活动受限责任肌的确定需要配合触诊。

1. **膝关节屈曲受限的责任肌**　股四头肌。

若股四头肌紧张,可使膝关节屈曲受限,股直肌紧张,可使髋关节后伸受限,股内侧肌、股中间肌、股外侧肌损伤或紧张,可通过触诊鉴别。

2. **膝关节伸展受限的责任肌**　缝匠肌、股薄肌、股二头肌、半腱肌、半膜肌、腓肠肌、腘肌、跖肌。

若缝匠肌、股薄肌、半腱肌、半膜肌损伤或紧张,可使膝关节外旋受限;缝匠肌紧张,可使髋关节后伸受限;股薄肌损伤或紧张,可使髋关节外展受限;半腱肌、半膜肌损伤或紧张,可使髋关节前屈受限,两者通过触诊鉴别。若股二头肌损伤或紧张,可使膝关节内旋、髋关节前屈受限。若腓肠肌、跖肌损伤或紧张,可使足背屈受限,两者通过触诊鉴别。若腘肌损伤或紧张,可使膝关节

伸展及外旋受限（图 4-1-104）。

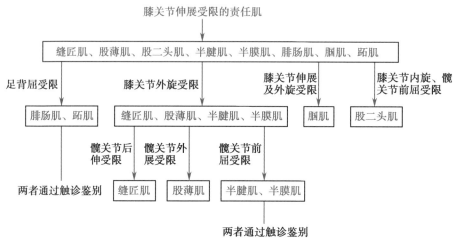

图 4-1-104　膝关节伸展受限的责任肌

3. **膝关节内旋受限的责任肌**　股二头肌。

4. **膝关节外旋受限的责任肌**　缝匠肌、半腱肌、半膜肌、股薄肌、腘肌。

若缝匠肌损伤或紧张，可使髋关节后伸受限。若半腱肌、半膜肌损伤或紧张，可使髋关节前屈受限，两者通过触诊鉴别。若股薄肌损伤或紧张，可使髋关节内收受限。腘肌损伤或紧张，只使膝关节伸展及外旋受限（图 4-1-105）。

膝关节外旋受限的责任肌

| 缝匠肌、半腱肌、半膜肌、股薄肌、腘肌 |

髋关节前屈受限 → 半腱肌、半膜肌 → 两者通过触诊鉴别

髋关节后伸受限 → 缝匠肌

髋关节内收受限 → 股薄肌

膝关节伸展及外旋受限 → 腘肌

图 4-1-105　膝关节外旋受限的责任肌

八、踝关节动态检测

（一）踝关节活动的主要相关肌肉

前侧：胫骨前肌、跛长伸肌、趾长伸肌、第三腓骨肌。

外侧：腓骨长肌、腓骨短肌。

后侧：腓肠肌、比目鱼肌、跖肌、胫骨后肌、跛长屈肌、趾长屈肌。

1. 胫骨前肌（tibialis anterior）

起点：起自胫骨外侧面的上 2/3 及邻近骨间膜。

止点：止于内侧楔骨及第 1 跖骨基底部。

功能：使足背屈及内翻。

图示：见图 4-1-106。

2. 跛长伸肌（extensor hallucis longus）

起点：起自腓骨内侧面下 2/3 及其邻近骨间膜。

止点：止于跛趾末节趾骨基底部的背面。

功能：背屈足及伸跛趾，并使足内翻。

图示：见图 4-1-107。

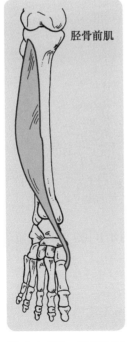

图 4-1-106　胫骨前肌

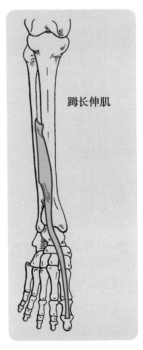

图 4-1-107　跛长伸肌

3. **趾长伸肌、第三腓骨肌**（extensor digitorum longus、peroneus tertius）

起点：起自腓骨前嵴及邻近骨间膜、胫骨上端。

止点：内侧四个肌腱止于第 2~5 趾末节及中节趾骨基底部的背面，第三腓骨肌止于第 5 跖骨基底部的背侧。

功能：趾长伸肌背伸足、伸展第 2~5 趾，第三腓骨肌使足外翻。

图示：见图 4-1-108。

4. **腓骨长肌**（peroneus longus）

起点：起自腓骨头、腓骨上 2/3 的外侧面。

止点：止于内侧楔骨及第 1 跖骨基底部外侧面。

功能：使足外翻、跖屈。

图示：见图 4-1-109。

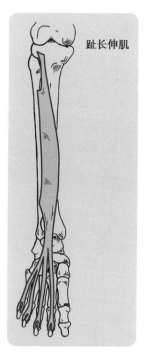

图 4-1-108　趾长伸肌

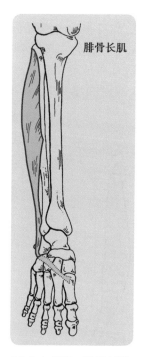

图 4-1-109　腓骨长肌

5. **腓骨短肌**（peroneus brevis）

起点：起自腓骨外侧面下 2/3。

止点：止于第 5 跖骨粗隆。

功能：使足外翻、跖屈。

图示：见图 4-1-110。

6. 比目鱼肌(soleus)

起点:起自腓骨上端、比目鱼肌线和胫骨体后面内侧缘中 1/3。

止点:止于跟骨。

功能:使足跖屈。

图示:见图 4-1-111。

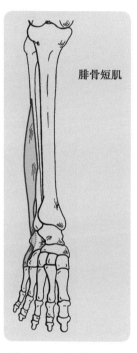

图 4-1-110　腓骨短肌

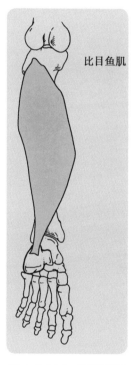

图 4-1-111　比目鱼肌

7. 胫骨后肌(tibialis posterior)

起点:起自小腿骨间膜上 2/3 及其邻近的胫腓骨骨面。

止点:止于足舟骨粗隆及内侧、中间、外侧楔骨基底面。

功能:使足内翻及跖屈。

图示:见图 4-1-112。

8. 蹬长屈肌(flexor hallucis longus)

起点:起自腓骨后面下 2/3 及邻近骨间膜。

止点:止于蹬趾末节趾骨基底部底面。

功能:使足内翻及跖屈,屈蹬趾。

图示:见图 4-1-113。

9. 趾长屈肌(flexor digitorum longus)

起点:起自胫骨后面中 1/3。

止点:止于第 2~5 趾末节趾骨基底部。

功能:使足跖屈及内翻,屈第 2~5 趾。

图示:见图 4-1-114。

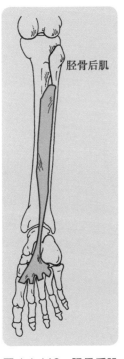
图 4-1-112 胫骨后肌

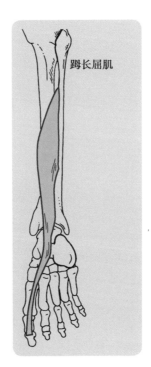
图 4-1-113 蹈长屈肌

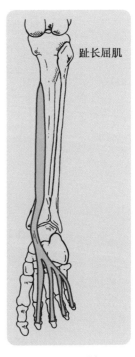
图 4-1-114 趾长屈肌

腓肠肌、跖肌起止点及功能见"膝关节活动的主要相关肌肉"内容。

(二) 踝关节的正常活动范围(中立位)

跖屈	背屈	内翻	外翻
50°	20°	45°~60°	15°~30°

注:跖屈是指足尖下垂,足背远离小腿前面的动作,俗称跳芭蕾。背屈是指足尖上移,足背接近小腿前面的动作,俗称勾脚尖。

(三) 踝关节活动受限的相关肌肉

主动运动与被动运动检查相结合,查明主动肌问题或者拮抗肌问题。若是主动肌问题通过触诊检查,明确某一块或某几块肌肉的无力或损伤;若是拮抗肌问题,请参照下文检查。

1. **踝关节跖屈、背屈受限的责任肌**

(1)踝关节跖屈受限的责任肌

踝关节背屈的肌肉:胫骨前肌、踇长伸肌、趾长伸肌。这些肌肉主动收缩时,背屈踝关节。

若踝关节跖屈受限,排除跖屈肌群收缩力量不足,则与胫骨前肌、踇长伸肌、趾长伸肌其中一块或几块肌肉损伤或紧张有关。

(2)踝关节背屈受限的责任肌

踝关节跖屈的肌肉:腓骨长肌、腓骨短肌、腓肠肌、比目鱼肌、跖肌、胫骨后肌、踇长屈肌、趾长屈肌。这些肌肉主动收缩时,跖屈踝关节。

若踝关节背屈受限,排除背屈肌群收缩力量不足,则与腓骨长肌、腓骨短肌、腓肠肌、比目鱼肌、跖肌、胫骨后肌、踇长屈肌、趾长屈肌其中一块或几块肌肉损伤或紧张有关。

2. **足内翻、外翻受限的责任肌**

(1)足内翻受限的责任肌

足外翻的肌肉:腓骨长肌、腓骨短肌、第三腓骨肌。这些肌肉主动收缩时,使足外翻。

若足内翻受限,排除使足内翻的肌群收缩力量不足,则与腓骨长肌、腓骨短肌、第三腓骨肌其中一块或几块肌肉损伤或紧张有关。

(2)足外翻受限的责任肌

足内翻的肌肉:胫骨前肌、踇长伸肌、胫骨后肌、踇长屈肌、趾长屈肌。这些肌肉主动收缩时,使足内翻。

若足外翻受限,排除使足外翻的肌群收缩力量不足,则与胫骨前肌、踇长伸肌、胫骨后肌、踇长屈肌、趾长屈肌其中一块或几块肌肉损伤或紧张有关。

(四)常用的配合检查动作,评估踝关节受限的责任肌

1. 膝关节屈曲、伸展。

2. 踝关节背屈、跖屈。

3. 足内翻、外翻。

4. 踇趾背屈、跖屈。

5. 第2~5趾背屈、跖屈。

(五)具体应用

踝关节运动由多组肌肉共同参与,同时,某一块肌肉具有多种功能,排除主动肌收缩力量不足,由拮抗肌损伤或紧张导致踝关节活动受限责任肌的确定需要配合触诊。

1. **踝关节跖屈受限的责任肌**　胫骨前肌、踇长伸肌、趾长伸肌。

若胫骨前肌损伤或紧张,可使足外翻受限。若姆长伸肌损伤或紧张,可使姆指跖屈受限。趾长伸肌损伤或紧张,可使第2~5趾跖屈受限(图4-1-115)。

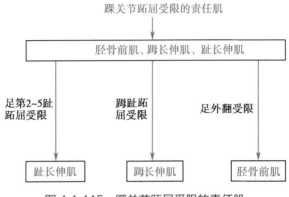

图 4-1-115 踝关节跖屈受限的责任肌

2. **踝关节背屈受限的责任肌** 腓骨长肌、腓骨短肌、腓肠肌、比目鱼肌、跖肌、胫骨后肌、姆长屈肌、趾长屈肌。

若腓骨长肌、腓骨短肌损伤或紧张,可使足内翻受限,两者通过触诊鉴别。若腓肠肌、跖肌损伤或紧张,可使膝关节伸展受限,两者通过触诊鉴别。若胫骨后肌、姆长屈肌、趾长屈肌损伤或紧张,可使足外翻受限;姆长屈肌损伤或紧张,可使姆趾背屈受限;趾长屈肌损伤或紧张,可使第2~5趾背屈受限;除外姆长屈肌和趾长屈肌引起的足外翻受限,则为胫骨后肌损伤或紧张。比目鱼肌损伤或紧张,仅使踝关节背屈受限(图4-1-116)。

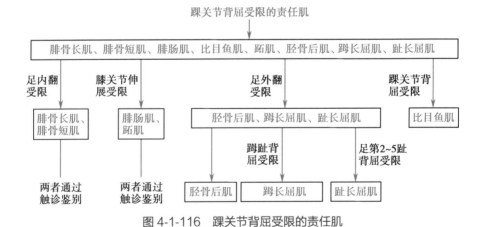

图 4-1-116 踝关节背屈受限的责任肌

3. **足内翻受限的责任肌** 腓骨长肌、腓骨短肌、第三腓骨肌。

若腓骨长肌、腓骨短肌损伤或紧张,可使踝关节背屈受限,两者通过触诊鉴别。第三腓骨肌损伤或紧张,仅使足内翻受限(图4-1-117)。

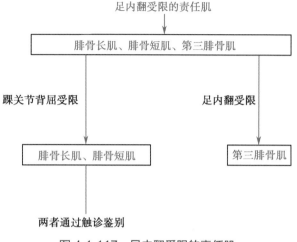

图 4-1-117　足内翻受限的责任肌

4. 足外翻受限的责任肌　胫骨前肌、跛长伸肌、胫骨后肌、跛长屈肌、趾长屈肌。

若胫骨前肌、跛长伸肌损伤或紧张,可使踝关节跖屈受限;跛长伸肌损伤或紧张,可使跛趾跖屈受限。若胫骨后肌、跛长屈肌、趾长屈肌损伤或紧张,可使踝关节背屈受限;跛长屈肌损伤或紧张,可使跛指背屈受限;趾长屈肌损伤或紧张,可使第 2~5 趾背屈受限(图4-1-118)。

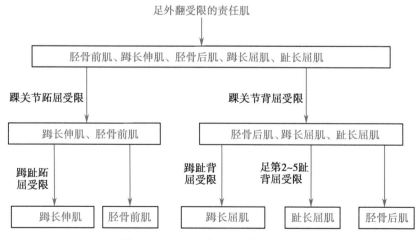

图 4-1-118　足外翻受限的责任肌

第二节 定位检查确定靶点

一、相关名词概述

靶点是指医生所选取的治疗点,包括阿是穴、痛点、压痛点、激痛点,以及不同形式的结筋病灶反应点等。靶点也就是指动筋针法所选取的治疗点。

1. **痛点** 即疼痛的部位,或者说在疼痛部位上的一个最突出的小的局部或一点。疼痛是病变所在部位的反应,是组织器官受到病理刺激而产生的电信号。痛点,中医又称为阿是穴、天应穴、不定穴和敏感点等。凡无固定的位置和名称的疼痛局部或压痛点,即患者疼痛的部位,根据“以痛为输”的原则,均可作为治疗点。痛点的基本类型有 2 种:显性痛点和隐性痛点。

显性痛点指患者能自我知觉,经常会通过言行表现出来的痛点。比如有些病变软组织,因为炎症、内分泌紊乱或过度劳累等内部因素,以及轻度外伤或气候改变、寒冷、潮湿等外界刺激的影响,可使隐性痛点出现疼痛感,而成为显性痛点。

隐性痛点指患者很少能自我知觉,很少会通过言行表现出来的痛点。患者无疼痛主诉,有的早期无菌性炎症病变,体检触压时有疼痛感,是敏感性压痛点。隐性痛点可通过休息等因素消失,也可通过某种刺激而激发,从而变成显性痛点。

2. **压痛点** 指医生触碰或按压患者某一部位时,患者出现疼痛感觉的部位。压痛点有以下几方面的特点:

(1)规律性:特定部位的压痛点在人体某个疼痛部位出现,不是孤立的一个压痛点,而是具有规律的一群压痛点。

(2)点线面体性:一群压痛点由点成“线”、由线成“面”,由面成“体”,在人体某个疼痛部位构成一个立体致痛区域——软组织损害性病变区。

(3)解剖特点:压痛点多在软组织(特别是骨骼肌、肌腱)骨骼附着处,即肌肉的起止点。

(4)病理特点:压痛点存在无菌性炎症病变,对应于《黄帝内经》所称之“飞沫”,也是中医经络不通和气血瘀阻的病理变化。

压痛点的检查在现代疼痛学里是相当重要的一部分,许多具有丰富临床经验的专家往往根据患者的主诉和压痛点所在的部位,就可以准确地判断疾病的位置,以及提出有效的治疗方法。这说明压痛点在疼痛性疾病(急性疼痛和慢性疼痛)诊断和治疗中的重要性。

中医称压痛点为“天应穴”“阿是穴”和“反应点”等,意为人体的一个病理反应点。针灸、推拿以此作为"穴位",有"以痛为输"的说法。

压痛点分广义压痛点和狭义压痛点。

广义压痛点,泛指一切因按压或触诊而导致疼痛的点。包括中医学的经穴、奇穴、阿是穴和结筋病灶点,以及西医学的压痛点、激痛点、动痛点和阳性反应点等。在临床上,可以根据中医基础理论和经络学说理论,对经络腧穴上的压痛、皮疹、结节、条索物或凹陷、隆起等异常现象进行分析辨证,从而推知脏腑病变、病理性质、转归和预后;也可以根据西医解剖、生理和病理学基础理论判断压痛点的组织、层次、深浅和性质,从而诊断经筋病的部位和程度。

狭义压痛点(即一般针灸书籍所说的阿是穴),则是以局部的压痛点作为穴位,多为肌肉的起止点。这类痛点多用于"浅表的局部疾患,尤其是痛痹与外科病证初起之时,即以痛处或患部为穴,直接进行针刺或艾灸等治疗,效果往往比固定的经穴显著"。除此之外,还可以用于软组织扭挫伤,特指由扳机点(trigger point,TrP)引起的疼痛,或者使用"肌筋膜 TrP"表示由 TrP 引起的肌筋膜痛综合征。本书所说的狭义压痛点特指肌肉的起止点。

3. 起止点　主要指宣蛰人的软组织压痛点。从解剖学的角度而言,人体的骨骼肌是由肌腹和肌腱组成,而附着于骨膜的部分是骨骼肌的肌腱,即软组织压痛点所在的部位,并非骨骼肌的肌腹部分。骨骼肌中的筋膜,仅仅是包敷于骨骼肌(肌腹和肌腱)外面的软组织,犹如整个骨骼肌(肌腹和肌腱)的外衣。筋膜的松紧是由肌腱的松紧决定的。所以说,肌腱(肌肉的起止点)是应力的集中点,容易损伤,一旦损伤,引发无菌性炎症,即化学性刺激,肌肉就会疼痛,软组织疼痛的发病机制是"痛则不松,不松则痛",发病过程是"因痛增痉(挛),因痉(挛)增痛",治疗原则是"去痛致松,以松治痛"。

软组织起止点压痛有如下鲜明的特点:

(1)解剖特点:在骨骼肌肌腱的附着处。

(2)病理特点:存在无菌性炎症。

(3)疼痛性质特点:原发痛。

(4)治疗方法特点:先针对原发性压痛点治疗,如果引起继发性无菌性炎症,再针对继发性压痛点治疗。同时结合肌腹(筋膜)进行治疗,才能达到真正的治痛目的。

(5)认识损害特点:肌腱附着处(起止点)是应力的集中点,最容易损伤。肌腹部位不易损伤,它的疼痛是传导痛所致,很多是继发性无菌性炎症引起的疼痛。

(6)治疗靶点特点:压痛点治疗的要求是先治原发痛,再治继发痛。

(7)疗效特点:压痛点治疗远期疗效显著,可以作为判断临床疗效的一种方法。

4. **激痛点** 是肌筋膜激痛点（myofascial trigger point）的简称，也译为触发点或扳机点，常被简写为 MTrP。它是骨骼肌内可触及的紧绷肌带所含的局部高度敏感的压痛点。有关激痛点的理论，是西方针刺疗法干针（dry needling）的理论基础。

激痛点最早记载于 1843 年，第一次明确提出"激痛点"名称是在 1942 年，第一本关于激痛点的著作出版于 1983 年，激痛点理论是目前西方医学治疗疼痛类疾病的主要依据，还在不断完善过程中。激痛点理论创始人美国医生 Janet Travell 于 1999 年出版了《肌筋膜疼痛与功能障碍——激痛点手册》一书，系统阐述了激痛点的特点、形成、检查和治疗等。这是公认的关于激痛点的最权威著作。

激痛点主要用于治疗肌筋膜疼痛综合征，其治疗方法早期主要是冷冻喷疗与牵拉，后期又加入了激痛点压力放松术、深敲击式按摩、物理治疗、经皮电神经刺激、激痛点注射，以及近年来的干针疗法等。有关激痛点的理论，是西方针刺疗法的理论基础。

激痛点的特点：据医学统计，人体骨骼肌占体重的 40%~50%，也是人体 85% 疼痛的病位所在。激痛点范围很小，因局部的肌肉痉挛或挛缩引发，引发的原因主要是过度负重、直接的受伤、反复持久的肌肉收缩。这种痉挛通常不会影响整块肌肉的功能，但会妨碍肌腹中的部分肌肉纤维。触摸时能感觉到肌肉上的硬块、结节，或者局部紧张等。若痉挛的肌肉较小，则整块肌肉摸起来像硬橡胶制成的电缆。激痛点不仅可以引起疼痛，也可以引起麻木、局部怕冷、少汗或多汗、胸闷、失眠、便秘和小便淋沥不尽等症状，不少临床上的疑难杂症因于激痛点。

5. **结筋点** 即《黄帝内经》所说的结筋病灶点，也称筋节。关于"筋"的概念，最早出现在马王堆出土的医帛《足臂十一脉灸经》和《阴阳十一脉灸经》中。两书首先提到"筋"的概念，记载有："臂泰（太）阴温（脉）、循筋上兼（廉），以奏（凑）臑内……臂少阴温（脉）、循筋下兼（廉）。"

经筋是经脉的筋肉系统，其主要作用是连缀百骸，构成人体支架及形体；维络周身，内安脏腑；系结肢节、约束骨骼，调控关节的屈伸运动等。经筋受外力、自身运动应力、风寒湿等因素影响后，均会产生经筋病。

结筋点是经筋病灶的表现形式，分为病灶点、病灶线、病灶面及多维性病灶。病灶点好发于肌筋的起止点、交会点、摩擦点、受力点、小骨粗隆、骨游离端、关节周围及皮节点等；病灶线好发于骨缝线，病灶面多表现在肌筋膜，而多维性病灶则涉及多组织、不同层次的损害。

6. **阿是穴** 是由《黄帝内经》发展而来，《灵枢·经筋》云："治在燔针劫刺，以知为数，以痛为输"，即指以痛点或压痛点作为针灸治疗的穴位，这是最早的关于阿是穴的论述,但《黄帝内经》通篇并未见"阿是穴"三个字。在"以痛为输"的基础上,唐代医家孙思邈首次提出"阿是穴"概念,其《备急千金要方》曰:"有阿是之法,言人有病痛,即令捏其上,若里当其处,不问孔穴,即得便快成痛处,即云阿是。灸刺皆验,故曰阿是穴也。"这里首先提出"阿是穴"这一术语。可见阿是穴即广义的压痛点,有时也称"天应穴"或"反应点"等。

阿是穴,穴位分类名,又名不定穴、天应穴、压痛点。这类穴位一般随病而定,多位于病变的附近,也可位于与其距离较远的部位,没有固定的位置和名称。阿是穴既无具体名称,又无固定位置,主治功用也不十分明确,但对病症的治疗有奇效。临床上根据按压时患者有酸、麻、胀、痛、重的感觉和皮肤变化等,而予以临时认定。

阿是穴可以在全身任何部位出现,是一种临时腧穴现象。当疾病发生的时候,人体的某一部位就会发生相应的气血阻滞,造成气血的局部性、临时性聚集。

7. **靶点和治疗点** 靶点即"以痛为输""以结为输"。在患者为反应点,即疼痛和功能障碍的点或部位;在医者则为治疗的靶点。靶点就是动筋针法所选取的治疗点,《黄帝内经》提出"以痛为输"等均为动筋针法治疗的靶点,《黄帝内经》将解除这些靶点的方法称为"解结法",将各种原因导致的软组织疼痛统称为"筋痹"。将筋膜包裹的肌肉间的肌间隙称为"分肉之间",即筋膜的所在空间;将肌肉的起止点称为"尽筋",也就是肌肉与骨骼附着的部位。这些只是古今术语的不同,没有本质差别。动筋针法认为靶点包括痛点、阿是穴、压痛点、激痛点,以及不同形式的结筋病灶反应点。

本书所指的靶点就是针刺的治疗点,靶点元素包括"以痛为输"(痛点)、阿是穴(包括痛点和广义压痛点)、结筋病灶点、狭义压痛点(肌肉起止点)、激痛点、无痛结节等,这些统统可以成为靶点。严格地说,"靶点"的含义大于"阿是穴"的含义,比如"无痛结节"也可以作为靶点。靶点各元素之间的关系也比较复杂,很多业内人士也经常混淆。再有,"痛点"不等于"压痛点",例如一位患者后枕部疼痛,但医生按压检查患者并不觉得疼痛,反而感到很舒服。还有平时从来不疼痛的部位,可当医生检查按压时却明显疼痛,比如有些头痛的患者,在颈部斜角肌部位压痛非常明显。所以,不管是什么点,只要是需要治疗的点,统称为靶点。

8. **靶点与阿是穴、压痛点和激痛点的关系** 阿是穴从广义上说包括所有的痛点和压痛点,当然也包括宣蛰人教授的狭义压痛点和 Janet Travell 的激痛点,可以说压痛和激痛是阿是穴的表现形式,使阿是穴更具体化、更容易寻找,丰富了阿是穴理论。但两者都不是阿是穴的全部,激痛点不仅包括压痛点,还包括紧绷的肌肉和结节等。按照宣蛰人教授软组织外科学理论和 Janet Travell 的肌筋膜理论,则很容易找到阿是穴。压痛点是肌肉的骨骼附着处,位于肌肉的两端,而激痛点则多位于骨骼肌的肌腹上,阿是穴则可以在身体的任何部位。可以说阿是穴、压痛点和激痛点等都属于靶点范畴。靶点与阿是穴、压痛点和激痛点的关系比较见表 4-2-1。

表 4-2-1　靶点与阿是穴、压痛点和激痛点的关系比较

靶点	阿是穴(结筋病灶点)	宣蛰人压痛点(起止点)	激痛点
理论来源	经筋理论	软组织肌肉理论	肌筋膜理论
代表著作	《中国经筋学》	《宣蛰人软组织外科学》	《肌筋膜疼痛与功能障碍——激痛点手册》
代表人物	薛立功	宣蛰人	Janet Travell
解剖特点	尽筋,分肉之间	肌肉的骨骼附着处(起止点)	神经肌肉的运动点上——骨骼肌的肌腹上
病理特点	必有横络盛加于大经、(聚)沫	局部存在无菌性炎症病变	自发性电位活动
病灶位置	深浅均有,皮肉筋骨脉	深,肌肉	浅,肌筋膜
反映病症	软组织病变和内脏病变	软组织病变	主要是软组织病变,少数内脏病变
治标治本	标本兼治	治痛(本)	镇痛(标)
传统治法	燔针劫刺、长圆针为主	软组织松解手术、密集型银质针针刺和强刺激推拿	早期冷喷与牵拉,后期按摩、理疗、注射和干针等疗法

　　阿是穴、压痛点和激痛点这三者都是软组织疼痛或内脏疾病的反应点,但概念、解剖、病理和分布部位不同,明晓三者之间的关系,对针灸治疗有很大的指导意义。

　　总之,上述各种治疗点之间的关系虽然错综复杂,但都可以称为治疗的靶点,也可称为中医的阿是穴。临床中的各种检查方法有其共性之处,以找出引发疼痛的原因为目的,但同时这些点之间也存在不同之处。如阿是穴,当局部气血阻滞时,则出现阿是现象;当这种阻滞解除时,气血的运行障碍也随之解除,阿是穴现象即消失。可见阿是穴不是固定的、专一的穴位,阿是穴与"以痛为输"的含义不尽相同。"以痛为输"主要是针对经筋病痛点的选穴及刺灸方法而言的,病变部位是经筋,主要临床表现是疼痛。而阿是穴是以"快""痛"等多种综合感觉来确定的,《黄帝内经》中多次提到穴位处的不同感觉,如《灵

枢·五邪》说:"邪在肺……取之膺中外腧,背三节之傍,以手疾按之,快然乃刺之。"《素问·刺腰痛》说:"循之累累然,乃刺之。"《素问·骨空论》说:"切之坚痛如筋者灸之。"这些都是阿是现象,归属于阿是穴的范围。阿是穴的内涵远比"以痛为输"要丰富,所以不应以"以痛为输"来代替"阿是穴"。再有压痛点与激痛点的区别:前者主要位于肌肉筋膜等起止点的骨骼附着处,后者主要位于神经肌肉的运动点上。

各种靶点痛点等形成的方式不同,也形成了各自不同的检查方法,靶点具体的检查方法有循经检查、循筋检查、循肌检查和循膜检查。

二、循经检查

1. **概念** 根据中医经络循行找到与疼痛部位相关的痛点。

2. **检查法** 主要采用揣压式检查法。即根据疼痛部位,大体判断为何经所主,然后循经在肌肉、肌腱和骨骼的间隙和边缘(即三间三边),一点一点揣压按揉等,细细寻找压痛点,确定靶点的部位。

所谓"三间三边",是北京中医药大学杨甲三教授首先提出的理论。杨教授通过对穴位定位、形态和本质的研究,发现了腧穴分布的规律性,从而提出了腧穴分布具有"三间三边"的特点。其规律是:大凡取穴,当有纵横两个方面的坐标定位,纵向定位通常是根据骨度分寸这一针灸界所熟悉的取穴定位方法,但还需横向定位方法,纵横相交才能准确定位。杨教授将横向定位规律概括为"三边"和"三间",所谓"三边",指骨边、筋边、肉边;所谓"三间",指骨间、筋间、肉间。此外还有筋骨间、筋肉间等。虽然腧穴"非皮肉筋骨",但其定位需借助骨、筋、肉这些解剖标志来完成。根据这一规律,杨教授结合西医解剖知识和自己多年的临床经验,逐经进行腧穴定位分析,形成了独特的取穴经验。筋、骨、肉不仅是人体解剖的物质基础,也是人体体表明显的解剖标志。熟悉这些解剖标志,根据"三边""三间"的理论,结合纵向的骨度分寸,就可以准确取穴。掌握这一规律,使取穴准确、简便、易记。"三间""三边"恰好是附着于筋骨肉旁的一些缝隙、孔窍或凹陷的部位,故依据此规律取穴,能够很好地反映腧穴的本质,符合腧穴的本意及其经络气血流注出入特性。

三、循筋检查

1. **概念** 根据中医经筋循行找到与疼痛部位相关的痛点,确定横络、筋结的部位。

2. **检查法** 主要采用切循式检查法。切循式检查法主要用于结筋病灶靶点的检查,是寻找经筋和结筋病灶点的常用方法。切循时手法用力要均匀,一般多用拇指或示指的指尖、指腹侧或腹面进行按压或点压,移动检查。操作时医生左手拇指轻轻点在所要点压部位的一侧,以扶持和固定部位,然后用右手拇指或示指的指腹或侧腹,点压、推挤、循按、提寻,并按自上而下,或自下而上,先点后线,由线至面,再至拮抗面整体的顺序沿经筋或经脉逐一寻找阳性反应点,即结筋病灶点。

四、循肌检查

1. **概念** 根据西医肌肉解剖学理论找到与疼痛部位相关的压痛点,多为肌肉与骨骼的附着点,即肌肉的起止点。

2. **检查法** 主要采用滑按式检查法。滑按式检查法即"滑动式按压法",是宣蛰人压痛点的检查方法,主要用于肌肉与骨骼附着处的靶点检查。用拇指末端或手指末节指骨顶端的某一着力点,如指腹、指尖或侧腹,向痛点用力,方向必须垂直于痛点所处平面,在压痛点上适度压紧,并做小幅度的左右或上下快速度滑动。

五、循膜检查

1. **概念** 根据西医肌筋膜理论找到与疼痛部位相关的痛点,即肌筋膜激痛点,也称触发点或扳机点。激痛点理论认为,每一块肌肉中的激痛点均可产生特征性疼痛与感传痛。通过平滑式触诊、弹拨式触诊和钳捏式触诊及深部触诊方法,系统地检查,可以准确地定位激痛点。

2. **检查法** 一般采用平滑式、弹拨式和钳捏式检查法。

(1)平滑式:以手指来回推动检查区的肌肉组织,以便仔细地寻找其中的条索或硬结。硬结直径一般为1~4cm,其大小主要与激痛点的活动性有关。这种方法主要用于浅表的肌肉,如斜方肌、股直肌、掌长肌等。

(2)弹拨式:当平滑式检查法及钳捏式检查法无法触及激痛点时,便需要采用深部触诊法。指尖放在肌肉的紧绷带上,与肌带的走向成直角,当手指往后回收的同时突然往下压,使下方的肌纤维在手指下滚动(这个动作就像拨吉他弦一样,只是手指没有滑越过皮肤,而是与皮肤一起动)。当引起的局部性压痛,与患者感觉到的疼痛一致,并伴有相关的运动障碍时,它便可能是位于深部的激痛点所引起的。这一方法主要用于体内深层肌肉如腰大肌、腰方肌等激痛点的定位。

(3)钳捏式:用拇指与其他手指牢牢地钳捏住检查部位的肌肉组织,以前后推动的方式寻找其中的硬结。当确认这一硬结后,沿着其长度可定位出小结及其最大的压痛点,亦即激痛点。这种方法主要用于体表游离缘肌肉激痛点的定位,如大圆肌、胸大肌外侧缘、肱三头肌。

以上四种是临床常用的检查方法,在具体操作中,每人有各自的体会和方法,但不管用什么方法,目的都是为了快速和准确地找到致病的靶点,以更精确地指导临床治疗。

第三节 靶点检查流程

靶点检查是针刺治疗的重要环节,只有找准靶点,才能保证临床疗效。动筋针法的靶点确定与传统针刺取穴不同,是根据患者的主诉,以及医生的动态检测和触诊来完成的。

一、患者主诉

患者的主诉非常重要,医生对任何一位患者都要认真听取其主诉,这是患者本次求治的最主要的原因。例如疼痛患者,首先要问疼痛部位,并让患者用一个手指,通常为示指指出疼痛具体位置。根据中医理论,以及人体解剖和生理知识,初步判断病变大体发生在哪一条或几条经脉或经筋,或哪一块或几块肌肉上,这是第一步。

二、动态检测

动态检测是医生明确了疾病发生的大体部位时,再嘱咐患者做出相关的肌肉收缩和伸展动作,这样基本上就可以明确病变在哪里,病变经脉或经筋是哪一块,责任肌是哪一块了,动态检测包括主动运动检测和被动运动检测,用来区别是主动肌无力,还是拮抗肌紧张,从而找到病变的元凶。

三、局部触诊

当明确病变在哪一经脉、经筋或肌肉后,再在局部进行相应的触诊检查,以确定具体的靶点,作为针刺的治疗点。

四、检查流程

整个检查流程包括以下几个步骤:

第一步是患者主诉,让患者用一个手指指出身体最疼痛的部位或点,以初步判定病变可能涉及的经络、经筋或肌肉等。

第二步是医生动态检测,通过主动动态检测和被动动态检测,观察患者功能受限的程度,进一步缩小病变的范围。

第三步是医生局部触诊,通过手摸心会,确定具体的病灶点。

第四步是找到靶点,决定针刺的治疗点。

靶点检查流程如图 4-3-1 所示。

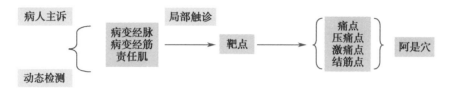

图 4-3-1　靶点检查流程图

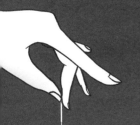

第五章　针刺技巧

　　动筋针法的针刺方法分为基本针法和辅助针法。针刺工具可以采用普通毫针,也可采用专利针具"动筋针"。针法深度可以在皮下浅筋膜层,也可以直刺深达肌肉层,通过患者带针运动达到松解筋膜和肌肉的目的,医生操作简单,患者运动灵活。笔者借鉴了滞动针和钩针的原理,发明了"动筋针"。动筋针法是笔者基于30余年临床经验,通过学习古今各种针法,结合临床实践而逐步形成的一种针灸治疗理念和方法。

　　"动筋"与"行针"的目的都是为了松解肌肉,传统的针灸以行针为主要针刺手法,"行针"与"动筋"的相同点是两者都是"针"与"肌肉"软组织之间的相互摩擦或分离运动。行针是医生针刺后所实施的各种针刺手法,患者接受的是被动刺激。动筋是针刺入穴位后患者做各种不同的运动,患者接受的是主动刺激。

　　以往用针刺松解软组织压痛点和结节,使用的行针手法不是很容易把握。手法太轻,可能疗效不够;手法太重,患者难以承受,或可能造成副损伤。针刺操作时一次只能行一根针,最多双手同时操作,也只能施行两根针。运动是相对的,行针手法是"针动肉不动",而动筋针法是"肉动针不动",两者有着相似的效果。经多年临床实践证明,动筋针法效果确切,使用安全,容易被患者接受,且可以一次在疼痛局部针刺很多针,多针同时协同运动,具有推广的价值。

　　动筋针疗法的基本针法有六种,即浮刺法、斜刺法、直刺法、单刺法、双刺法和多刺法。根据病证特点、患者体质和针刺的部位,选择相应的方法。辅助针法分为单式辅助针法和复式辅助针法。单式辅助针法有10种,包括循压法、推拉法、揉按法、提捏法、搓摩法、弹拨法、摆尾法、捻搓法、刮磨法和滞针法;复式辅助针法有4种,即提捏摆尾法、捻搓摆尾法、揉按推拉法和刮磨提拉法。

🌿 第一节 针 具 选 择

一、普通针灸针

浮刺:粗针(0.25~0.30mm)、长针(60~75mm)为主。
直刺或斜刺:细针(0.18~0.22mm)、短针(25~40mm)为主。
以针身表面有滞感为佳。

二、动筋针

动筋针是一种可以使用不同针法、操作方便的用于松筋治疗的一种实用新型针具,包括针柄、针身和针尖三部分。针尖部的截面为圆形,针身和针尾部的截面为多边形,从三边形至N边形,常用为五边形或六边形。动筋针集毫针和滞针(滞感较强的针)两者的优点于一身,操作方法特殊、治疗效果好,弥补了毫针的不足。

本实用新型的动筋针(也称圆棱针)的结构主要由三部分组成,即针柄、针身和针尖。如图5-1-1所示为六棱形动筋针。

本专利动筋针的特征在于,针身和针尾部的截面形状为多边形,即从三边至N边不等,从外观上看是三棱或N棱之不同。由于生产技术等原因,现产品通常以五棱形或六棱形结构为主,其中一款为五棱螺旋形结构,也是较为实用的一款动筋针。针柄部的外表面缠绕金属丝。有关动筋针的研发,还在不断完善过程中。

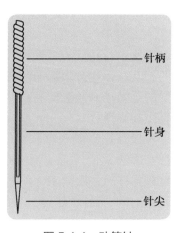

图 5-1-1 动筋针

针柄
针身
针尖

动筋针的针尖部为圆形,类似毫针作用,而多棱形的针身可以增加操作时的滞感,在同一方向连续旋转时,很容易将肌纤维缠绕在针身上,以便滞针提拉,以松解紧张的肌肉和肌筋膜等软组织,这一方法多在动筋针法的辅助手法中使用。在留针运动时,动筋针(多棱针)比毫针(圆形)更能增加肌肉之间的摩擦力,在肌肉的运动过程中,对降低肌肉的张力,松解肌肉的紧张度产生更好的效果。

具体的针具规格参见表5-1-1。

表 5-1-1 动筋针的针具规格

规格	针身长度（mm）	五／六棱截面直径（mm）
1.5 寸	40	0.30
2.0 寸	50	0.30
3.0 寸	75	0.30

注：五棱动筋针中有一款为"五棱螺旋动筋针"。

中医认为"不通则痛，通则不痛"，当人体经络不通时会引起局部组织发生疼痛，而经络通畅疼痛便会消失。现代西医学也认为"痛则不松，松则不痛"，即肌肉等软组织僵硬也会引起疼痛，而肌肉、肌筋膜等松懈之后则疼痛消失。通常，人体软组织产生的疼痛，往往是由于机体受伤、劳损之后，局部产生无菌性炎症，使肌筋膜形成皱褶、紧绷，导致肌肉缩短变硬。

动筋针弥补了传统毫针刺激量不足的情况，大大提高了软组织疼痛类疾病治疗的效果。同时，可以快速有效地疏通人体阻塞的经络，缓解肌肉紧张，松解肌筋膜。再者，使用本实用新型针具，将其刺入人体，沿着同一方向捻转，使肌纤维和肌筋膜等更加轻松地缠绕在针身上，之后用力向外拉动，强刺激肌纤维和肌筋膜等软组织，释放肌肉的张力，以消除无菌性炎症，分离粘连的组织，使疼痛立即缓解或消失。

第二节 进针方法

一、进针点

1. **靶点周围进针** 针体平刺或斜刺，针尖在靶点周围 1~2cm 处，针身穿过靶点。

2. **靶点之上进针** 针体斜刺或直刺，针尖在靶点之上，刺入靶点。

二、进针方法

进针应做到稳和准，进针时局部皮肤应保持松紧适度，右手持针，左手固定套管（最好用有套管的针，容易固定和减少疼痛），进针时套管不要离开皮肤，快速用力拍入，调整针尖角度，徐徐进入，可用套管平刺、斜刺或直刺。另外，亦可徒手进针，针尖快速刺入皮肤。

1. **平刺进针法** 针尖与皮肤呈 15° 角，快速刺入皮肤，进针后沿皮下缓慢前行，确认针尖既不在皮肤层，也不在肌肉层（视频 5-2-1）。

2. **斜刺进针法** 针尖与皮肤呈 45° 角,快速刺入皮肤,进针后调整针尖在皮下,沿皮下缓慢前行,确认针尖既不在皮肤层,也不在肌肉层(视频 5-2-2)。

3. **直刺进针法** 针尖与皮肤呈 90° 角,快速刺入皮肤,进针后调整针尖在皮下,沿皮下缓慢前行,确认针尖既不在皮肤层,也不在肌肉层(视频 5-2-3)。

视频 5-2-1 　　　　　　视频 5-2-2 　　　　　　视频 5-2-3
平刺进针法 　　　　　　斜刺进针法 　　　　　　直刺进针法

三、调针方法

1. 如用套管进针,进针后针尖稍稍上提 0.5~1.0mm,确认针尖在皮下,不进入肌层,针体与皮肤呈 10°~15° 角,或平行刺入。有些靶点既可平行刺入,也可直刺或斜刺,但要保证进针过程中和进针后,患者可做相关肌肉的屈伸运动。

2. 一个靶点可以针刺一针,也可针刺多针。可以多个靶点同时针刺,也可在靶点上方直刺或斜刺。根据患者情况,浮刺针长 1~3 寸均可。如是直刺或斜刺则多为短针,以 0.5~1.0 寸为佳。

3. 根据病情需要和人体组织的层次,调针到指定位置,如皮下浅筋膜层、深筋膜层或骨膜层等。从皮肤至浅筋膜层深度为 3.0~4.5mm(图 5-2-1)。

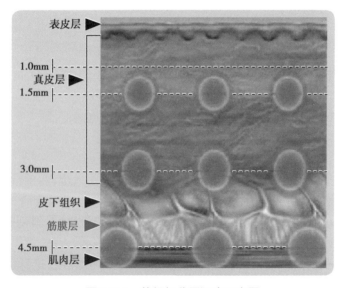

图 5-2-1　软组织分层深度示意图

🌀 第三节 基本针法

一、浮刺法

沿皮下浅筋膜层刺入,多用长针。

【操作方法】局部皮肤常规消毒,将针垂直刺入皮下,之后调整角度至针柄与皮肤呈 10°~15° 角,或针柄紧贴皮肤,沿皮下浅筋膜层缓缓刺入。如果用套管导入进针,垂直进针深度通常为 5.0mm,对于有些部位,这时针尖已经进入肌肉层,则须缓缓退出 0.5~1.0mm,听到轻微的"咯噔"响声,患者并没有特殊感觉,则说明针尖正在皮下,如上法沿皮下缓缓刺入(图 5-3-1)。

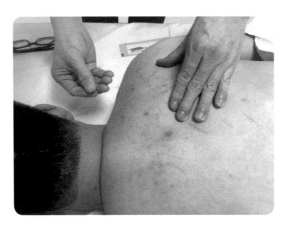

图 5-3-1 浮刺法

【适用范围】肌肉丰满之处,如腰背、大腿和肩部等。

【注意事项】首先确认针尖不在肌肉层。当针尖或针体进入皮下时,医者手感比较松弛,患者感觉轻微疼痛或无感觉;当针尖或针体进入肌肉层时,则医者手感比较紧缩,患者感觉酸痛。此时应将针身缓缓退出至皮下,再次沿皮下缓缓刺入。如针刺太浅,针尖在皮肤层,医者也会感觉进针阻力较大,须重新调整。

二、直刺法

垂直进针,可深入肌层或骨膜,多用短针。

【操作方法】局部皮肤常规消毒,针体垂直刺入皮肤,缓缓下行,深入肌肉层或骨膜。医者感觉沉紧,患者感觉酸痛,即得气感(图 5-3-2)。

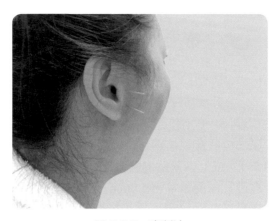

图 5-3-2　直刺法

【适用范围】肌肉松弛或较少部位,如四肢和关节缝隙处。

【注意事项】针尖触及骨膜时应立即退回,避免重复过量刺激。

三、斜刺法

45° 角斜刺,针尖指向靶点,多用短针。

【操作方法】局部皮肤常规消毒,针柄与皮肤呈 45° 角,斜刺向靶点(图 5-3-3)。

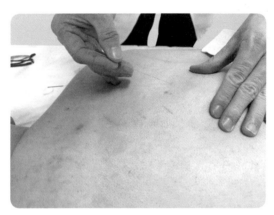

图 5-3-3　斜刺法

【适用范围】多用于关节表面。

【注意事项】针尖尽量不触及骨和骨膜。

四、单刺法

一个靶点用单支针浮刺或直刺。

【操作方法】局部皮肤常规消毒,针体可以直刺、斜刺或平刺。一个靶点只用一支针,方向不限(图 5-3-4)。

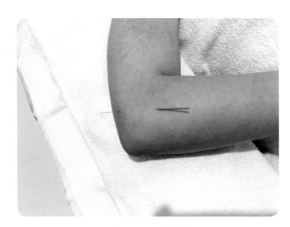

图 5-3-4　单刺法

【适用范围】较小的病灶靶点。
【注意事项】针刺时针体方向可以任意转动。

五、双刺法

一个靶点同时用两支针浮刺。
【操作方法】局部皮肤常规消毒,靶点周围同时用两支针浮刺(图 5-3-5)。

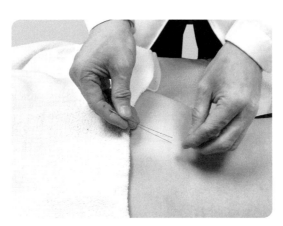

图 5-3-5　双刺法

【适用范围】大关节周围,浮刺居多。
【注意事项】针刺后,确认患者针刺部位可以运动。

六、多刺法

一个靶点用多支针浮刺。

【操作方法】局部皮肤常规消毒,靶点周围用两支针以上浮刺(图 5-3-6)。

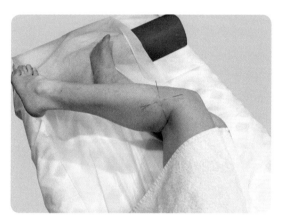

图 5-3-6　多刺法

【适用范围】大关节周围,浮刺居多。

【注意事项】针刺后,确认患者针刺部位可以运动。

第四节　辅助针法

一、单式针法

1. 循压法

【操作方法】局部皮肤常规消毒,将针刺入皮下浅筋膜层,多用长针,沿针体走行方向,用拇指指腹连续均匀地按、压、揉针刺部位的局部肌肉,重复5~7 次,力量由轻而重。

【视频演示】视频 5-4-1。

视频 5-4-1A

循压法 1

视频 5-4-1B

循压法 2

【适用范围】肌肉丰满部位,胸、背、腰、肩和大腿部等。

【注意事项】针体不要进入肌肉内,按压时如患者感觉疼痛,则说明针体可能进入肌肉层,应该将针拔出,再次缓缓刺入。

2. **推拉法**

【操作方法】局部皮肤常规消毒,将针刺入皮下浅筋膜层,左手拇指或示指或四指按压针体所在部位。右手拇指和示指握住针柄。两手相对做推拉运动。既可单针刺入,也可多针刺入。

【视频演示】视频5-4-2。

【适用范围】肌肉平坦部位,如腰、背、胸、腹等。

【注意事项】推拉时如遇阻力过大,说明针已进入肌肉或皮内,应重新调整。

视频5-4-2
推拉法

3. **揉按法**

【操作方法】局部皮肤常规消毒,将针刺入皮下浅筋膜层,用右手拇指或其余四指揉压所在部位针体。

【视频演示】视频5-4-3。

【适用范围】肌肉平坦部位,如腰、背、胸、腹等。

【注意事项】揉压时须力度均匀,由轻到重,呈螺旋式运动。既可单针刺入,也可多针平行刺入。

视频5-4-3
揉按法

4. **提捏法**

【操作方法】局部皮肤常规消毒,将针刺入皮下浅筋膜层,左手拇指和示指固定针柄,右手拇指与示指或与其余四指将针体两侧皮肤捏起并提拉,轻轻放下之后再捏起并提拉,重复4次。

【视频演示】视频5-4-4。

【适用范围】肌肉平坦丰满部位,如胸、背、腰、腹等。

【注意事项】提捏力度适中,力量由轻渐重。

视频5-4-4
提捏法

5. **搓摩法**

【操作方法】局部皮肤常规消毒,将针刺入皮下浅筋膜层,右手拇指和示指持针柄,左手拇指或四指按压在针身皮肤上。两手交错平行移动搓摩。

【视频演示】视频5-4-5。

【适用范围】肌肉平坦丰满部位,如胸、背、腰、腹等。

【注意事项】搓摩力度适中,频率每分钟20~30次。

视频5-4-5
搓摩法

6. **弹拨法**

【操作方法】局部皮肤常规消毒,将针刺入皮下浅筋膜层,左手拇示指或拇指与其他四指固定针柄处肌肉,右手拇指在针身的皮肤两侧分别进行弹拨。类似弹琵琶动作。

【视频演示】视频 5-4-6。

【适用范围】肌肉松弛部位,长短针均可。可单针或多针。

【注意事项】拇指弹拨时要尽量用力向上挑,使针身和肌肉能充分接触。

视频 5-4-6
弹拨法

7. 摆尾法

【操作方法】局部皮肤常规消毒,将针刺入皮下浅筋膜层,左手提捏针身所在皮肤,并固定不动。右手拇指和示中指固定针柄并平行摆动。

【视频演示】视频 5-4-7。

【适用范围】肌肉松弛部位,可单针或多针。

【注意事项】左手提捏用力轻柔,右手手指摆动均匀。

视频 5-4-7
摆尾法

8. 捻搓法

【操作方法】局部皮肤常规消毒,将针刺入皮下浅筋膜层,单手或双手提捏针身两侧皮肤,同时用力捻搓。

【视频演示】视频 5-4-8。

【适用范围】肌肉松弛部位,可单针或多针。

【注意事项】针柄不用固定,随其自然摆动。

视频 5-4-8
捻搓法

9. 刮磨法

【操作方法】局部皮肤常规消毒,将针刺入皮下浅筋膜层,右手拇指和示指固定针柄,左手拇指沿针身上的皮肤进行单向刮磨,即从针根向针尖方向。

【视频演示】视频 5-4-9。

【适用范围】适用于肌肉紧绷部位。单针或多针均可。

【注意事项】刮磨时切忌移动针柄。

视频 5-4-9
刮磨法

10. 滞针法

(1)水平滞针法

【操作方法】局部皮肤常规消毒,将针刺入皮下浅筋膜层,单方向迅速捻转。待针体固定后,进行水平提拉,使针身带动皮肤和肌肉一起移动。

【视频演示】视频 5-4-10。

【适用范围】皮肤松弛部位,单针或多针均可。

【注意事项】提拉时须确定针体已固定。选择针身无润滑剂的针灸针较好。

视频 5-4-10
水平滞针法

(2)垂直滞针法

【操作方法】局部皮肤常规消毒,将针垂直刺入肌肉层,单方向迅速捻转。待针体固定后,进行垂直提拉,使针身带动皮肤和肌肉一起移动。

【视频演示】视频 5-4-11。

【适用范围】肌肉紧绷或松弛部位,如腰、腹、臀等。

【注意事项】多用长针,单针或多针均可。

二、复式针法

1. 提捏摆尾法

【操作方法】局部皮肤常规消毒,将针刺入皮下浅筋膜层,右手拇指和示指固定针柄,左手固定针身两侧皮肤并提捏上拉,同时右手夹持针柄做平行摆动,两手协调运动。

【视频演示】视频 5-4-12。

【适用范围】肌肉平坦松弛部位,单针或多针均可。

【注意事项】两手协调运动。

2. 捻搓摆尾法

【操作方法】局部皮肤常规消毒,将针刺入皮下浅筋膜层,右手拇指和示指固定针柄,左手固定针身两侧皮肤并提捏捻搓,同时右手夹持针柄做平行摆动,两手协调动作。

【视频演示】视频 5-4-13。

【适用范围】皮肤肌肉紧绷部位。

【注意事项】两手协调运动,捻搓同时伴有摆动。

3. 揉按推拉法

【操作方法】局部皮肤常规消毒,将针刺入皮下浅筋膜层,右手拇指和示指固定针柄,左手拇指按压针身所在皮肤,进行螺旋式揉按,方向从针根到针尖,同时右手做推拉动作,两手协调进行。

【视频演示】视频 5-4-14。

【适用范围】肌肉紧绷部位,单针或多针均可。

【注意事项】推拉时如产生疼痛,左手则应缓慢揉按。

4. 刮摩提拉法

【操作方法】局部皮肤常规消毒,将针刺入皮下浅筋膜层,右手拇指和示指固定针柄,左手拇指按压针身所在皮肤,从针根到针尖单向刮摩。同时,右手进行提拉。双手协调进行。

【视频演示】视频 5-4-15。

【适用范围】肌肉丰满部位。

【注意事项】提拉时幅度不宜过大,避免将针身拉出皮肤。

视频 5-4-11
垂直滞针法

视频 5-4-12
提捏摆尾法

视频 5-4-13
捻搓摆尾法

视频 5-4-14
揉按推拉法

视频 5-4-15
刮摩提拉法

第五节 针刺层次与针感

为了确保在进针过程中,针尖到达一定层次,下面介绍针刺层次和针感的关系。

关于针刺的深度,早在《黄帝内经》中就有论述。如《素问·刺要论》指出:"刺有浅深,各至其理……浅深不得,反为大贼",强调针刺的深度必须适当。《黄帝内经》也进一步阐述了"三才"和"五体"的针刺层次观点。"三才"以天、人、地划分为三个层次,"五体"则以皮、脉、肉、筋、骨划分为五种组织结构,这是最基本、最具体的层次结构观点。层次一直是针灸及手法治疗的关键环节。《素问·刺齐论》也说:"刺骨者无伤筋,刺筋者无伤肉,刺肉者无伤脉,刺脉者无伤皮,刺皮者无伤肉,刺肉者无伤筋,刺筋者无伤骨。"说明依据不同的病位,施以不同结构层次的针刺深度。但这些都没有谈到针刺不同层次时患者的感觉,以及如何通过患者的针刺感觉,而推断针尖所在的层次和位置。笔者通过对现代组织解剖学层次的理解和自身的临床实践,发现针尖在不同层次,患者会产生的不同针感,可通过患者的针感反应,而得知针尖所在的层次和位置。

一、传统中医角度下的针刺层次

关于针刺的层次,从《黄帝内经》开始就有论述,可以概括为"三才"和"五体"的针刺层次理念。

1. "三才"层次

(1)《黄帝内经》三才:"天、人、地"对应"皮、肉、脉"。

所谓"三才"即指"天、人、地",将人体的软组织分为三个层次,即皮、肉、血脉。针灸"三才"之说起源于《灵枢》。在《灵枢·九针论》中有"九针者,天地之大数也,始于一而终于九。故曰:一以法天,二以法地,三以法人,四以法时,五以法音,六以法律,七以法星,八以法风,九以法野。"可见天、地、人位列"九法"的前三位,"一者,天也。天者,阳也。五藏之应天者肺,肺者,五藏六府之盖也。皮者,肺之合也,人之阳也。故为之治针,必以大其头而锐其末,令无得深入而阳气出。"所以针刺得从皮肤开始进针。"二者,地也。人之所以应土者,肉也。故为之治针,必筩其身而员其末,令无得伤肉分,伤则气得竭。三者,人也。人之所以成生者,血脉也。故为之治针,必大其身而员其末,令可以按脉勿陷,以致其气,令邪气独出。"由此可见,《黄帝内经》奠定了针灸"三才"的理论基础,针刺从皮肤逐步深入肌肉血脉的步骤叫"三才",每一步都有深奥的中医内涵,后世的很多针法都是由内经理论演变而成。

(2)明代汪机三才层次:"天、地、人"对应"皮内、肉内、筋骨"。

《黄帝内经》之后,后世医家多尊于此,循规蹈矩。明代《金针赋》中列有"三才法":"初针刺至皮内,乃曰天才;少停进针,刺至肉内,是曰人才;又停进针,刺至筋骨之间,名曰地才。"虽然也是天、地、人"三才",但在人体组织结构层次上则分为"皮内、肉内、筋骨"。

(3)程氏三才层次:"天、人、地"对应"皮肤、浅部和深部"。

国医大师程莘农院士在古人三才针法基础上,具体化了针刺的浅深,形成了"程式三才进针法",取意天、人、地三才。即进针时分皮肤、浅部和深部三个层次操作,先针 3.5~6.5mm 深,通过皮肤的浅部,为天才;再刺 16~20mm深,到达肌肉,为人才;三刺 10~13mm 深,进入筋肉之间,为地才。然后稍向外提,使针柄与皮肤之间留有一定间距。

2."五体"层次 人体的皮、脉、肉、筋、骨合称为五体,五行理论中,五体与五脏有相对应的关系,即《灵枢·五色》:"肝合筋,心合脉,肺合皮,脾合肉,肾合骨也。"皮、脉、肉、筋、骨是人体的结构层次,从外而内,由浅而深依次为皮、脉、肉、筋、骨、髓、腑、脏。皮脉肉筋骨居于外而属表,脏腑居于内而属里,而且皮、脉、肉、筋、骨分属于肺、心、脾、肝、肾五脏。结合现代解剖学,古代的"五体"应包含更深刻的含义。关于三才、五体的古代含义和现代含义,见表5-5-1。

表 5-5-1 三才、五体的古代含义和现代含义

三才	五体	《黄帝内经》	现代解剖组织学
天	皮	皮肤	主要是表皮和真皮,以及毛细血管和末梢神经、疏松结缔组织、浅筋膜层等
天、人	脉	血脉,经络	主要是血管、神经和淋巴管,以及致密结缔组织、深筋膜层,如鞘膜等
人、地	肉	肌肉	主要是骨骼肌,以及血管、神经、致密结缔组织、深筋膜层等
人、地	筋	肌肉和经筋	主要是韧带和肌腱,有致密结缔组织、深筋膜层等,以及较少血管和神经
地	骨	骨骼	主要是骨和骨膜,以及血管、神经等

由此可见,"脉"的分布最广泛,存在于皮、肉、筋、骨之中,提供组织营养和知觉感受。各组织之间的联系是通过"脉"来完成的。也就像血管和神经一样分布于全身各处。

二、现代解剖组织学角度下的针刺层次

1. 组织学层次 从组织学角度讲,从皮肤表面到骨骼可以分为 4 个层次。第一层是皮肤,第二层是疏松结缔组织,第三层是致密结缔组织和肌肉,

第四层则为骨膜和骨骼。

2. **解剖学层次** 从解剖学角度,人体的软组织从皮肤表面到骨也分为4层。第一层为皮肤,第二层是浅筋膜包括脂肪组织,第三层是深筋膜和肌肉,也包括韧带等,第四层为骨膜和骨骼,当然都包含血管和神经。关于软组织的解剖组织学层次,见图5-5-1。

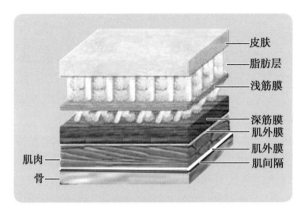

图 5-5-1　软组织解剖组织学层次示意图

3. **组织学层次与解剖学层次的关系,及其与三才、五体的关系** 既然从解剖学和组织学都分为4层,它们的对应关系应为:第一层主要为皮肤,第二层为皮下疏松结缔组织,包括浅筋膜、血管、神经和淋巴管等,第三层为致密结缔组织,包括深筋膜(肌外膜、肌束膜和神经鞘膜等),以及肌肉、血管、神经和淋巴管等,第四层则为骨膜和骨骼等。关于层次与组织学、解剖学、五体和三才的关系,见表5-5-2。

表 5-5-2　层次与组织学、解剖学、五体和三才的关系

层次	组织学层次	解剖学层次	组织学层次与解剖学层次的关系	五体	三才
第一层	皮肤,血管和神经	皮肤	皮肤,血管和神经	皮、脉	天
第二层	疏松结缔组织	浅筋膜	疏松结缔组织,浅筋膜、血管、神经和淋巴管	皮、脉	天、人
第三层	致密结缔组织,肌肉、深筋膜、血管、神经和淋巴管等	深筋膜和肌肉	致密结缔组织,深筋膜(肌外膜、肌束膜和神经鞘膜等),以及肌肉、血管、神经和淋巴管等	肉、筋、脉	人、地
第四层	骨膜和骨骼,血管和神经	骨膜和骨骼	骨膜和骨骼	骨、脉	地

从上表可以看出,人体的针感层可以分为4层。第一层主要由皮肤、血管和神经构成,在五体为皮和脉,在三才为天;第二层主要为疏松结缔组织、浅筋膜、血管、神经和淋巴管,在五体为皮和脉,在三才为人和天;第三层为致密结缔组织,包括肌肉、深筋膜、血管、神经和淋巴管等,深筋膜包括肌外膜、肌束膜和神经鞘膜,在五体为肉、筋、脉,在三才为人、地;第四层是骨膜和骨骼,分布有血管和神经,在五体为骨和脉,在三才为地。

三、针刺层次与针感的关系

1. **不同层次的针感** 临床实践发现,当针刺入皮肤时,患者多表现为疼痛感,因为皮肤有丰富的末梢神经,一般针刺时要快速穿过皮肤层。

当针刺入皮下疏松结缔组织层,刺到浅筋膜时,患者会表现出胀感,并可沿一定方向传导,因为浅筋膜是一个网络系统,感觉是可以传导的。但如果在这一层次中,针尖刺入血管,则患者会感觉疼痛,并且出针之后容易出血;如果针尖触及神经,则患者会感觉麻木,这种感觉也可以沿着神经分布传导。但这个层次的血管和神经分布并不多。

当针穿过疏松结缔组织层,便到达致密结缔组织和肌肉层,也就是深筋膜层,包括肌外膜、肌束膜和神经鞘膜等。当针刺到这些组织时,患者通常表现为沉重感。当针刺入肌肉内时,患者则会出现很强的酸楚感,这种感觉一般不传导,只局限在局部,因为肌肉通常跨过关节,并有起止点,感觉很难跨过关节传导。与疏松结缔组织相似,在本层次,肌肉之间往往有大量的血管和丰富的神经,针尖一旦触及血管也会出现疼痛,触及神经则出现麻木和传导感。

当针尖触及骨膜时,患者会有剧痛感,通常针刺时要避免针尖刺到骨膜和骨。关于针感和层次的关系,见表5-5-3。

表5-5-3 层次与针感的关系

层次	组织学层次	解剖学层次	针感	五体	三才
第一层	皮肤	皮肤	痛	皮、脉	天
第二层	疏松结缔组织	浅筋膜	胀	皮、脉	天、人
		血管	痛		
		神经	麻(可以传导)		
第三层	致密结缔组织	深筋膜	重	肉、筋、脉	人、地
	肌肉	肌肉	酸		
		血管	痛		
		神经	麻(可以传导)		
第四层	骨膜和骨骼	骨膜	剧痛	骨、脉	地

总之，当针刺入皮肤时，即第一层，患者的主要感觉是"痛"；当针穿过皮肤到达第二层皮下疏松结缔组织，也就是刺激到浅筋膜时，患者的感觉是"胀"，在这个层次中，如果针尖触及血管则表现为"痛"，如触及神经则表现为"麻"；再向下针刺到第三层致密结缔组织即深筋膜时，通常患者的感觉是"重"，在这一层主要是肌肉，当针体在肌肉中时，患者会感觉到"酸"，同样，这一层也有丰富的血管和神经，当针尖触及时，患者也会有"痛"和"麻"的感觉；再向下深刺，针尖会触及骨膜和骨，患者就会感到"剧痛"。

2. **不同针感所在的层次** "痛"感主要是针尖在第一层皮肤层，以及针尖触及血管和骨膜。"胀"感则针尖一般在第二层皮下疏松结缔组织，针尖触及浅筋膜时患者的感觉，并可向一定方向传导。"麻"感是针尖触及神经所致，因为血管和神经在各层均有分布，所以"痛"和"麻"各层均可出现。"酸"感一般是在肌肉层。"重"通常是针尖穿过深筋膜时的感觉。关于不同针感针尖所在的层次，见表5-5-4。

表5-5-4 不同针感针尖所在的层次

针感	针尖所在层次	解剖层次
痛	各层均有	皮肤、血管和骨膜
胀	第二层	浅筋膜
麻	第二层、第三层	神经
酸	第三层	肌肉
重	第三层	深筋膜

四、得气与疗效的关系

得气就是针感，是针刺后患者产生的感觉效应，一般认为针感和疗效是成正比的，有针感就有疗效，没有针感就没有疗效。正如《金针赋》所说："气速效速，气迟效迟。"但临床上不都是如此，如腕踝针和头皮针，通常没有针感，但也有很好的作用；再如在常规穴位上的轻柔浅刺的"糖针"（轻浅针刺，患者感觉舒适，类似药片糖衣），并无强烈针感，但效果也不错。所以说，有针感有效，无针感不一定无效，有时效果也不错。临床实践中，既要了解针刺在不同层次患者的感觉，也要了解针刺过程中患者不同的针感，针尖所在的层次和位置。要了解针感，但不刻意去追求，目的是提高临床疗效。

总之，随着医学界对人体软组织的层次和结构的认识不断发展，我们对针刺层次和针感的认识也在不断深入。通过长期研究古代三分法中的天、地、人"三才",五分法中的皮、脉、肉、筋、骨"五体",以及现代解剖组织学的观点,笔者认为目前本书所采用的组织层次和结构的四分法是比较合理的,可以和患者的针刺感应即针感相对应。在这四个层次和组织结构上,患者所产生的针感不同,通过患者的五种常见的不同针感——痛、胀、酸、麻和重,可以判断针尖所在的软组织层次以及针尖所触及的结构,也可以从患者不同针感来判断针尖所在层次,同时也可以通过掌控针尖所在的层次,来调控患者的针感。做到医生心手同一,患者针感和疗效共存,达到"心到,手到,针感到,疗效到"的四位一体的针刺境界。

第六节 动筋针法的作用机制

动筋针法针刺的部位主要是在皮下疏松结缔组织,以刺激浅筋膜为主。从解剖学角度,筋膜系统通常分为浅筋膜、深筋膜、骨膜和内脏筋膜等(图 5-6-1)。

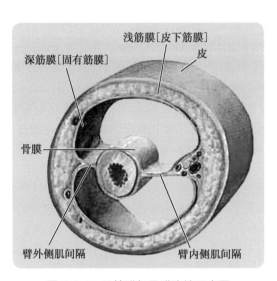

图 5-6-1 肌筋膜与骨膜连接示意图

软组织损伤所导致的疼痛和功能受限,主要是因为肌筋膜链的改变,造成肌肉和骨骼结构的缺失和失衡。动筋针法的作用机制主要是通过对靶点的治疗,松解相关的筋膜链,再由筋膜链的传导作用恢复人体结构的平衡。动筋针法直接刺激浅筋膜,而浅筋膜通过疏松结缔组织与深筋膜链接,深筋膜包括肌外膜、肌内膜、肌束膜、肌间隔等形成一个筋膜网络,通过筋膜网络传递到骨膜,乃至全身及内脏的筋膜,整个筋膜系统是贯穿人体的一个结缔组织网,它包绕着肌肉、肌群、血管、神经、骨骼等,当动筋针法刺激浅筋膜时,通过肌肉的带针运动,大大增加了针刺对筋膜的刺激量,把这种刺激从浅筋膜传导到深筋膜、骨膜,以调整人体筋膜的机械张力,从而驱使筋膜、肌肉和骨骼结构的平衡(图 5-6-2),以达到止痛和恢复内脏功能的目的。

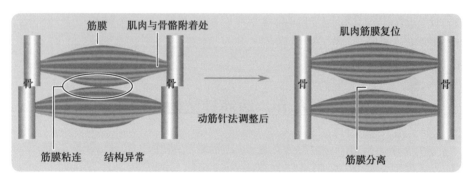

图 5-6-2　动筋针法作用机制示意图

综上所述,动筋针法是针刺方法之一,以患者带针进行运动为特点,以经络学和经筋学为理论依据,以解剖学和运动学为实践指导,运用特殊针刺方法,以痛点、阿是穴、压痛点、激痛点和筋结病灶点等为治疗靶点。明确不同性质靶点之间的关系,理清其概念、解剖、病理和分布部位之不同,是找到靶点的基础,这对动筋针法,乃至对针灸、推拿等的靶向治疗有很重要的指导意义。动筋针法多是患者的主动运动,减少了患者的疼痛和副损伤,可快速松解肌筋膜,达到治疗疼痛等疾病的目的,有广泛的应用前景。

第六章 运动方法

运动系统中描述的肌肉属于骨骼肌,通常附着于骨,可随人的意志而收缩和伸展,完成各种各样的运动。骨骼肌在人体分布广泛,全身共有 600 多块骨骼肌,约占体重的 40%。每块骨骼肌都具有一定的形态、结构、位置和辅助装置,并分布有丰富的血管和淋巴管,受一定的神经支配。

一、全身肌肉分布

1. **身体前面肌肉分布** 见图 6-0-1。
2. **身体后面肌肉分布** 见图 6-0-2。

二、运动平面和动作

在运动开始之前,需要解释一些描述身体动作的名词术语,这些名词术语可以帮助理解练习动作中的运动要领,例如屈曲、伸展、内翻、外翻、内收、外展、内旋和外旋等。

人体的动作在三个平面上发生,即冠状面、矢状面和水平面。如图 6-0-3 所示,每个平面都与一系列的动作相关。从图示中的基本解剖学角度,易于理解不同的动作分布。

1. **冠状面** 从左右方向,将人体分成前、后两部分的纵切面,也就是从正前方观看人体的断面。冠状面上的动作如下。

(1)外展(abduction):外展是指肢体在冠状面内向外侧运动。如以肩关节为轴心外展双臂成十字形状,这个动作即肩部外展(6-0-4)。

(2)内收(adduction):内收是指肢体在冠状面内向内侧运动,与外展方向相反。如以肩关节为轴心将双臂外展成十字形状后,再以肩关节为轴心放低双臂,使其靠近身体,此时的动作就是内收(图 6-0-5)。

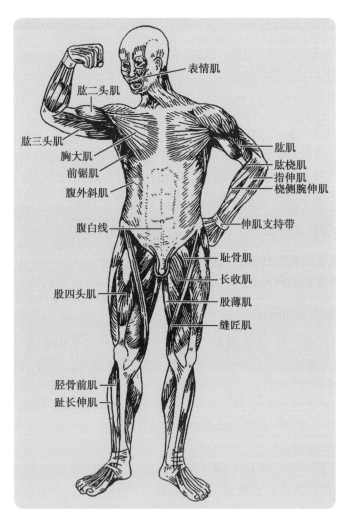

图 6-0-1 身体前面肌肉分布图

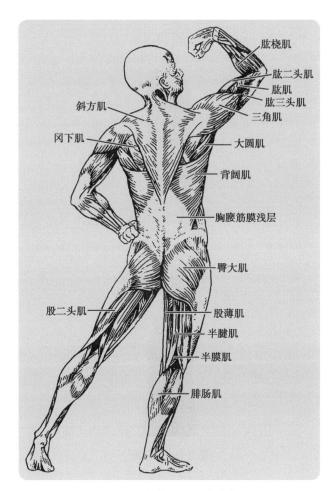

图 6-0-2　身体后面肌肉分布图

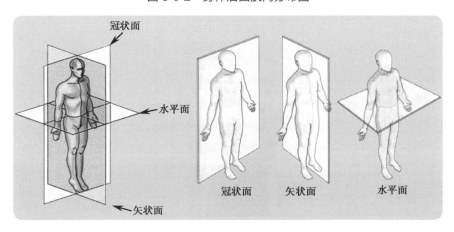

图 6-0-3　三维运动平面示意图

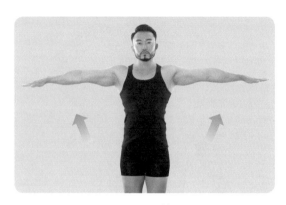

图 6-0-4　外展

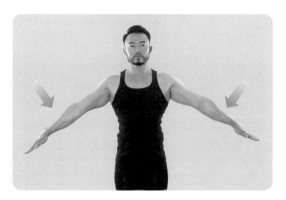

图 6-0-5　内收

（3）侧屈（lateral flexion）：侧屈是指在冠状面头部、颈部或上身向一侧倾斜，即颈部和头部偏向一侧，此动作即为侧屈（图 6-0-6）。

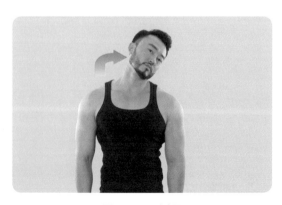

图 6-0-6　侧屈

(4)内翻(inversion):这个动作多发生于冠状面,但同时也会涉及其他平面。它特指足尖和足底向内转形成内翻,即将足底面朝向身体内侧运动(图 6-0-7)。

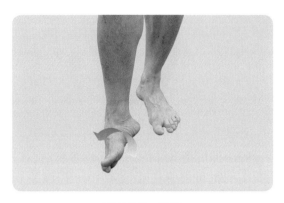

图 6-0-7 内翻

(5)外翻(eversion):这个动作特指足尖和足底向外转形成外翻,踝关节同时会背屈(图 6-0-8)。

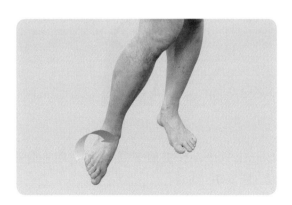

图 6-0-8 外翻

2. 矢状面 从前后方向,将人体分成为左、右两部分的纵切面。以下是可在矢状面上进行的动作。

(1)屈曲(flexion contracture):屈曲是指身体的某个部位参照轴心(关节)在矢状面向前活动。如前臂屈曲,即前臂以肘关节为轴心前摆(图 6-0-9)。但膝关节的屈曲和踝关节的跖屈例外,这两个关节的屈曲是在矢状面内,以各自关节为轴心向后运动。

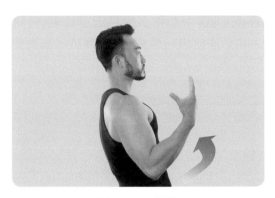

图 6-0-9　屈曲

（2）伸展（extension）：伸展指身体的某个部位参照轴心（关节）在矢状面向后活动。如头颈部向后仰，伸展脊柱（图 6-0-10）。但膝关节的伸展例外。膝关节伸展时，小腿在矢状面内向前活动。

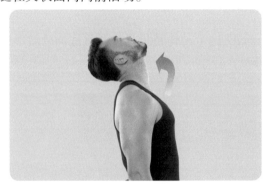

图 6-0-10　伸展

（3）前摆（forward）：这个动作类似于屈曲，仅适用于肩部，以肩关节为轴心，手臂向前、向上（图 6-0-11）。

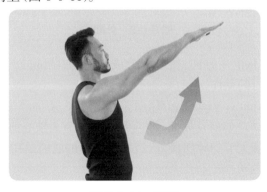

图 6-0-11　前摆

（4）后摆（backward）：这个动作相当于伸展，仅适用于肩部，以肩关节为轴心，手臂向后（图 6-0-12）。

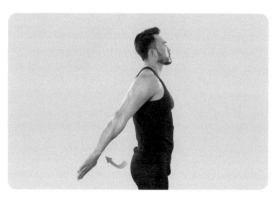

图 6-0-12　后摆

（5）跖屈（plantarflexion）：特指足部以踝关节为轴心，向下运动（图 6-0-13）。这个动作代表踝关节伸展。

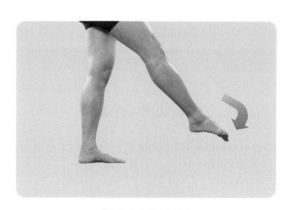

图 6-0-13　跖屈

（6）背屈（dorsiflexion）：特指足部以踝关节为轴心，向上运动（图 6-0-14）。这个动作代表踝关节屈曲。

3. 水平面　水平面是与人体长轴成直角的切面，将人体横断为上、下两部分。在这个平面内的动作包括以下几种。

（1）外旋（lateral rotation）：外旋是指身体的某个部位沿着自身轴心（关节）在水平面内向外旋转（图 6-0-15）。

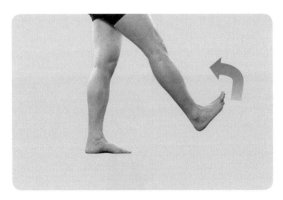

图 6-0-14 背屈

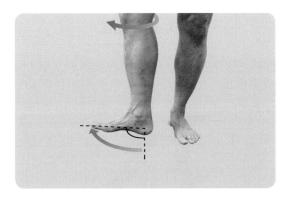

图 6-0-15 外旋

（2）内旋（medial rotation）：内旋与外旋方向相反，是指身体的某部位沿着自身轴心（关节）在水平面内向内旋转（图 6-0-16）。

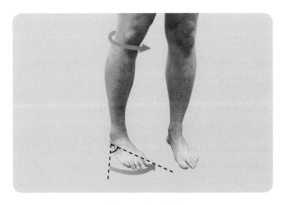

图 6-0-16 内旋

（3）旋前（pronation）：特指前臂和踝关节的旋转动作。以前臂为例,以桡尺关节为轴心,前臂向内旋转,导致原本面向后方的前臂桡侧部面向前方（图 6-0-17）。

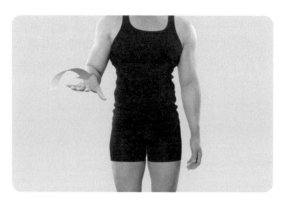

图 6-0-17　旋前

（4）旋后（suspination）：旋后与旋前方向相反。仍以前臂为例,以桡尺关节为轴心,向外旋转前臂,导致已面向前方的前臂桡侧部面向后方（图 6-0-18）。

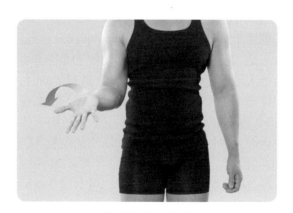

图 6-0-18　旋后

三、运动的原则

患者带针做主动、被动和负荷运动,主要是指损伤部位或相关责任肌的屈伸（伸展和收缩）运动,以及适当的动态拉伸运动。运动过程中遵循以下原则。

1. 应在痛与不痛之间运动,在能力范围内进行。

2. 运动要循序渐进,不能鲁莽,从最简单的无任何负荷的运动开始。

3. 运动要轻而稳,有力量,有弹性,有节奏。

4. 先从被动运动开始,再进行主动运动,最后才是负荷运动。如果患者因惧怕疼痛而不敢运动,则医生要以轻微动作,辅助患者运动,逐渐增加力度,之后让患者做主动运动,主动运动无障碍后,才进行负荷运动。这一运动顺序不必拘泥,根据患者情况而定,有时负荷运动可以不做。

5. 运动多数从床上仰卧位或俯卧位开始,之后坐位,最后才是在地上站立等运动。

6. 运动伸展的末尾有 0.5~1.0 秒短暂的动态牵拉。

7. 运动时幅度逐渐增大,切记暴力。

四、运动方法

运动的关键是相关责任肌的各种运动,包括以下方面。

1. **主动运动** 主动运动是患者在没有辅助的情况下完成的一种运动。主要分为等张运动和等长运动。

(1)等张运动:是指引起关节活动的肌肉收缩和放松的运动,又称动力性运动。

(2)等长运动:是一种静力性肌肉收缩训练,无明显的关节活动,能有效地增加肌肉力量,特别用于被固定的肢体和软弱的肌肉及神经损伤后的早期。

2. **被动运动** 是一种完全依靠外力帮助来完成的运动。外力可以是机械的,也可以是由他人或本人健康肢体的协助。进行运动时,被动运动的肢体肌肉应放松,利用外力固定关节的近端和活动关节的远端,根据病情需要尽量做关节各方向的全幅度运动,但要避免动作粗暴。适用于各种原因引起的肢体运动功能障碍,能起到放松痉挛肌肉,牵引挛缩的肌腱、关节囊和韧带,恢复和保持关节活动度的作用。

3. **负荷运动** 也称抗阻运动,即人为添加阻力或负荷的运动。如手持重物,或拉皮筋,以及在健身器械上的各种运动。

4. **屈伸运动** 即肌肉的屈曲和伸展运动,也就是肌肉的收缩和伸展。收缩是肌肉的主动运动,使肌肉缩短、变粗,肌肉处于紧张状态。伸展是肌肉的被动运动,使肌肉拉长、变细,肌肉处于放松状态。

5. **牵拉(拉伸)** 指肌肉的过度拉伸,通常在拉伸状态下,持续停留少许时间,使肌肉过度拉长,处于紧张状态,但一定要在肌肉能承受的范围内拉伸。

6. **动态牵拉** 在运动的同时,在伸展的最大限度上短暂牵拉,之后立即恢复放松状态或屈曲状态。是指当肌肉伸展到极限时,突然发出的短暂的过伸冲击力,这种冲击力持续 0.5~1.0 秒,也可更长。

值得注意的是,这些运动都是在患者不发生疼痛和新的损伤范围内的运动。

五、运动的意义

1. 运动可促进血液循环和新陈代谢,增加肌肉血液供应,以修复损伤的肌肉。

2. 运动可以使肌肉和骨骼的紊乱结构得以复原和调整,以恢复肌肉的功能,从而解除疼痛。

3. 带针运动可以使局部紧绷的肌肉松解,消除肌筋膜结节,疏通血液循环,使缺血缺氧的肌肉得到营养。

4. 通过运动,人体经络和关节的结构可以自动"复位"。包括针灸在内的所有临床有效的疗法,只是为痛得不敢动的患者制造了能够活动的时机,为机体的自动复位留出足够的空间而已。只有明白这个机制,才能理解并正确评价各种疗法的作用,才能用最小、最少的动作,实现最安全、最舒服的自动复位,并有效地预防复发。

六、运动的注意事项

这里所说的运动,都是指责任肌的运动,如屈伸、动态牵拉和抗阻运动等。

1. 在运动之前,确认针灸针在运动时不会造成疼痛。

2. 在痛与不痛之间运动,以痛为临界度,在伸展或收缩时,一但觉得疼痛,要立即折反。

3. 在屈伸运动完成之后,必要时再做负荷运动,不要一开始就进行负荷运动。

4. 运动时要循序渐进,按步骤进行,每个动作都必须做到最大幅度。

5. 运动末尾有短暂的动态牵拉,每个动作 6~8 次,通常 10~20 分钟完成,每组动作重复 3~4 次,每周 2~3 次为好。

6. 动作结束后,自由活动,观察哪一个角度还存在活动受限或疼痛,再继续调整。

七、行针与动筋的关系

传统针灸以行针为主要针刺手法,"行针"与"动筋"的相同点是两者都是针与肌肉软组织之间的相互摩擦或分离运动。行针是医生针刺后所实施的各种针刺手法,患者接受的是被动刺激,有可能造成副损伤。动筋是针刺入穴位后患者做各种运动,患者接受的是主动刺激,不易受到损伤。

以往用针刺松解软组织压痛点和结节,使用的行针手法不易于把握,手法太轻,可能疗效不够,手法太重,患者难以接受,或造成副损伤。传统针刺运动是相对的,行针手法是"针动肉不动",而动筋针法是"肉动针不动",两者作用方式不同,但有同样的效果,甚至后者比前者效果更好,更安全,更容易被患者接受,更有优势。传统针刺操作时一次只能行一支根针,最多双手同用,也只能行两支根针,而动筋针法可以一次在疼痛局部多针同刺,多针同时协同运动。

第一节 头面部运动

概述

头面部运动方式有以下六种类型:睁眼闭眼、皱眉舒眉、张口闭口、收鼻松鼻、龇牙咧嘴和咬牙磨牙。应根据病情的需要,选择适当的动作,每个动作都必须做到最大幅度,以疼痛为临界点,在痛与不痛之间运动。运动末尾动态牵拉 0.5~1.0 秒。每个动作做 6~8 次为一组,每组动作重复 2~3 次。

1. 睁眼闭眼

【运动方法】仰卧位、站位或坐位均可,身体和面部肌肉处于放松状态,两目尽量睁大到最大幅度。持续 0.5~1.0 秒,之后两目用力闭紧达最大限度,再保持 0.5~1.0 秒。一睁一闭为 1 次,重复 6~8 次。

【图示】图 6-1-1。

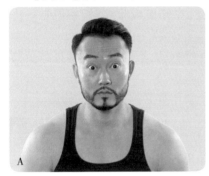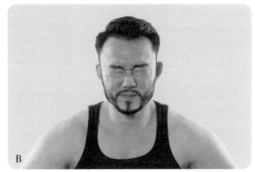

图 6-1-1 睁眼闭眼

【视频演示】视频 6-1-1。

【相关肌肉】

闭眼:眼轮匝肌。

睁眼:上睑提肌。

视频 6-1-1
睁眼闭眼

【注意事项】睁眼和闭眼用力做到最大幅度。

2. 皱眉舒眉

【运动方法】仰卧位、站位或坐位均可,身体和面部肌肉处于放松状态,两眉头尽量向中间聚集,持续 0.5~1.0 秒,然后迅速放松。完成这个动作为 1 次,重复 6~8 次。

【图示】图 6-1-2。

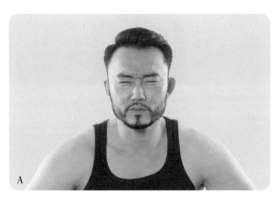

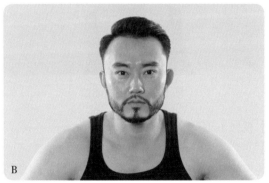

图 6-1-2　皱眉舒眉

【视频演示】视频 6-1-2。

【相关肌肉】皱眉肌。

【注意事项】舒眉时不要闭眼。

3. 张口闭口

【运动方法】仰卧位、站位或坐位均可,身体和面部肌肉处于放松状态,嘴巴尽量张到最大幅度,持续 0.5~1.0 秒;之后用力闭紧口唇,屏住呼吸,再保持 0.5~1.0 秒,然后放松。一张一闭为 1 次,共 6~8 次。

视频 6-1-2
皱眉舒眉

【图示】图 6-1-3。

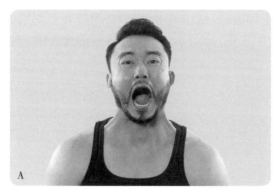

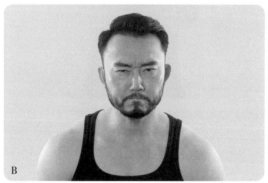

图 6-1-3　张口闭口

【视频演示】视频 6-1-3。

【相关肌肉】

张口:提上唇鼻翼肌、颧小肌、颧大肌、颈阔肌和二腹肌等。

闭口:翼外肌(内侧)、翼外肌(外侧)和下颌舌骨肌等。

【注意事项】闭口只是口唇闭紧,无咬牙动作。闭口时屏住
呼吸。

视频 6-1-3
张口闭口

4. 收鼻松鼻

【运动方法】面部肌肉向鼻中间用力收缩集中,持续 0.5~1.0 秒,然后迅
速放松。完成这个动作为 1 次,重复 6~8 次。

【图示】图 6-1-4。

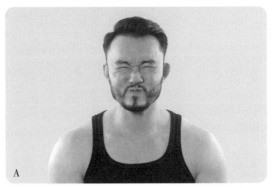

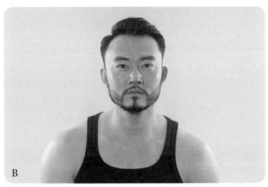

图 6-1-4　收鼻松鼻

【视频演示】视频 6-1-4。

【相关肌肉】

收鼻：鼻肌等。

松鼻：鼻孔扩张肌和提上唇鼻翼肌等。

【注意事项】收鼻时屏住呼吸。松鼻时尽可能开阔鼻孔。

5. 龇牙咧嘴

【运动方法】仰卧位、站位或坐位均可，身体和面部肌肉处于放松状态，上下齿尽力咬合，两嘴角尽量向外展开，持续 0.5~1.0 秒。完成这个动作为 1 次，重复 6~8 次。

【图示】图 6-1-5。

【视频演示】视频 6-1-5。

【相关肌肉】

龇牙：颈阔肌等。

咧嘴：翼外肌（外侧）等。

视频 6-1-4
收鼻松鼻

视频 6-1-5
龇牙咧嘴

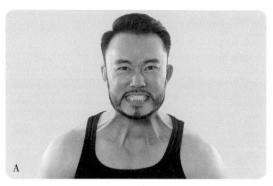

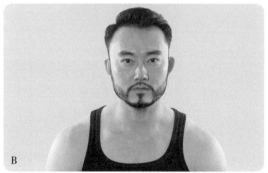

图 6-1-5 龇牙咧嘴

【注意事项】嘴角向外展开时尽量露出牙齿。

6. 咬牙磨牙

【运动方法】仰卧位、站位或坐位均可,身体或面部肌肉处于放松状态,上下齿尽力咬合,持续 0.5~1.0 秒,然后前后摩擦,即下颌骨前后运动。

【图示】图 6-1-6。

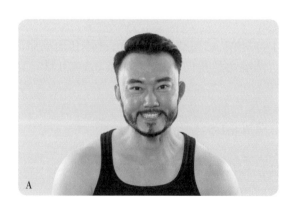

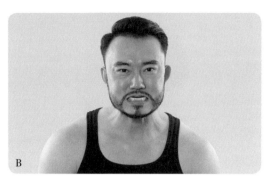

图 6-1-6 咬牙磨牙

视频 6-1-6
咬牙磨牙

【视频演示】视频 6-1-6。

【相关肌肉】咬肌、颞肌和翼内肌等。

【注意事项】咬牙和磨牙动作分两步进行。

第二节 头颈部运动

概述

头颈部运动方式有四种：低头仰头（屈伸运动）、左右侧屈（侧屈运动）、左右旋转（旋转运动）和平面环转（环转运动）。运动应循序渐进，按以下步骤进行。每个动作都必须做到最大幅度，以疼痛为临界点，在痛与不痛之间运动。运动末尾动态牵拉 0.5~1.0 秒。每个动作做 6~8 次为一组，每组动作重复 2~3 次。

1. 低头仰头（屈伸运动）

【运动方法】坐位或站位，身体中立位，挺胸，目视前方。头最大幅度地前屈，力争下巴贴紧前胸；头最大幅度地后仰，尽量达到脸部与天花板水平。运动末尾动态牵拉 0.5~1.0 秒，一屈一伸为 1 次，重复 6~8 次。

【图示】图 6-2-1。

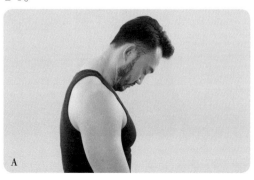

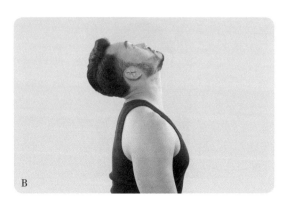

图 6-2-1 低头仰头

【视频演示】视频 6-2-1。

【相关肌肉】

前屈：胸锁乳突肌、颈长肌、头长肌、头前直肌、斜角肌和中斜角肌等。

后伸：头半棘肌、颈半棘肌、头夹肌、颈夹肌、肩胛提肌、竖脊肌和后斜角肌等。

视频 6-2-1
低头仰头

【注意事项】动作慢而稳，屈伸到终点时保持牵拉 2 秒。

2. 左右侧屈（侧屈运动）

【运动方法】坐位或站位，身体中立位，挺胸，目视前方。头最大幅度地向左侧屈，力争左耳垂最大幅度地靠近左肩部；然后头缓缓向右侧屈，力争右耳垂最大幅度地靠近右肩部。运动末尾动态牵拉 0.5~1.0 秒，一左一右为 1 次，重复 6~8 次。

【图示】图 6-2-2。

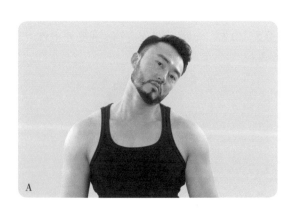

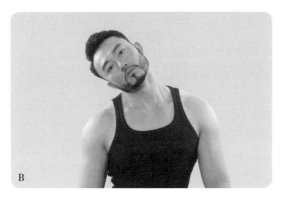

图 6-2-2　左右侧屈

【视频演示】视频 6-2-2。

【相关肌肉】胸锁乳突肌、头外侧直肌、头最长肌、头夹肌、颈夹肌和斜方肌上束等。

【注意事项】运动中始终保持目视前方。

3. 左右旋转（旋转运动）

【运动方法】坐位或站位，身体中立位，挺胸，目视前方。头最大幅度地向左侧旋转，力争下巴和锁骨在同一水平线上；然后头缓缓向右侧旋转，达最大幅度。持续牵拉 0.5~1.0 秒，一左一右为 1 次，重复 6~8 次。

【图示】图 6-2-3。

【视频演示】视频 6-2-3。

【相关肌肉】胸锁乳突肌、前斜角肌、中斜角肌、头夹肌和颈夹肌等。

【注意事项】旋转时保持双目平视。

视频 6-2-2
左右侧屈

视频 6-2-3
左右旋转

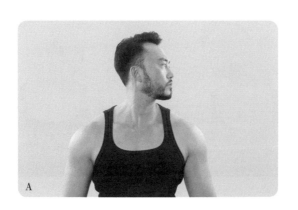

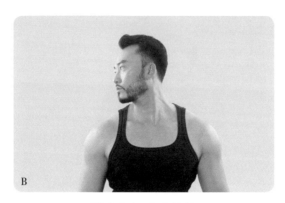

图 6-2-3　左右旋转

4. 平面环转（环转运动）

【运动方法】从头顶垂直向下看颈部环摇分为顺时针环摇和逆时针环摇。

顺时针环转：坐位或站位，身体中立位，挺胸，目视前方。头前屈到最大幅度，连续向右侧转达最大幅度，后伸达最大幅度，再向左侧转达最大幅度，最后回到前屈达最大幅度。连续完成一周为 1 次，重复 6~8 次。

逆时针环转：坐位或站位，身体中立位，挺胸，目视前方。头前屈到最大幅度，连续向左侧转达最大幅度，后伸达最大幅度，再向右侧转达最大幅度，最后回到前屈达最大幅度。连续完成一周为 1 次，重复 6~8 次。

【图示】

顺时针环转见图 6-2-4。

逆时针环转见图 6-2-5。

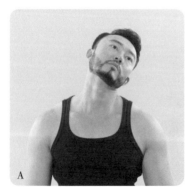
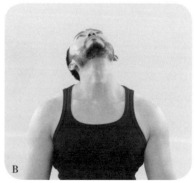

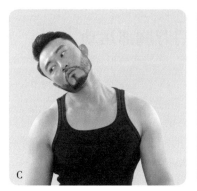
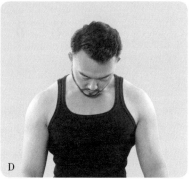

图 6-2-4 平面环转（顺时针）

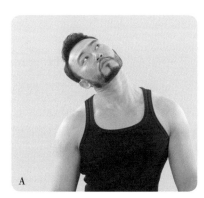
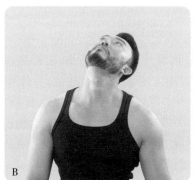
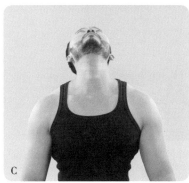
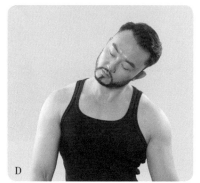

图 6-2-5 平面环转（逆时针）

【视频演示】视频 6-2-4。

【相关肌肉】涉及屈伸、侧屈、旋转动作的肌肉等。

【注意事项】头每转一个方向，都必须是能够达到的最大幅度。

视频 6-2-4
平面环转

🐾 第三节 肩背胸部运动

概述

肩背胸部运动分为基本运动和辅助运动。其中,基本运动方式有四种:肩臂外展(肘侧平举,白鹤亮翅)、肩臂拉伸(前后扩胸)、双臂上举和肩臂旋摇(前后摇肩)。辅助运动方式有七种:蛙泳运动、摇臂运动、双臂后伸、上中运动、上前运动、上后运动和下后运动。应根据病情的需要,选择适当的动作。每个动作都必须做到最大幅度,以疼痛为临界点,在痛与不痛之间运动。运动末尾动态牵拉 0.5~1.0 秒。每个动作做 6~8 次为一组,每组动作重复 2~3 次。

一、基本运动

1. 肩臂外展(肘侧平举,白鹤亮翅)

【运动方法】坐位或站位,身体中立位,挺胸,目视前方。双手握拳,掌心向下,屈肘 135° 左右,两拳相对,保持肩肘腕和第 2~5 掌指关节处于同一水平线。肘关节向上运动到最大幅度,保持 0.5~1.0 秒动态牵拉,然后向下到两胁。连续完成上下运动为 1 次,重复 6~8 次。

【图示】图 6-3-1。

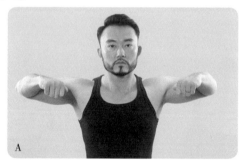

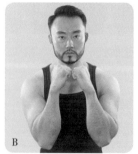
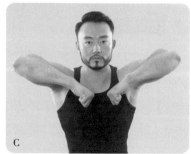

图 6-3-1 肩臂外展

【视频演示】视频 6-3-1。

【相关肌肉】三角肌中束、斜方肌上束、小圆肌、肱二头肌、肱三头肌、冈上肌、冈下肌、肩胛下肌、喙肱肌和大圆肌等。

【注意事项】胸廓尽量外展,肩关节尽量向后拉伸到最大幅度。

视频 6-3-1
肩臂外展

2. 肩臂拉伸(前后扩胸)

【运动方法】坐位或站位,身体中立位,挺胸,目视前方。双手握拳,掌心向下,屈肘 135° 左右,两拳相对,保持肩肘腕和第 2~5 掌指关节处于同一水平线。两肩肘尽量向后拉,使胸廓外展达到最大限度。动作末尾保持动态牵拉 0.5~1.0 秒,然后放松回到原位。连续完成前后运动为 1 次,重复 6~8 次。

【图示】图 6-3-2

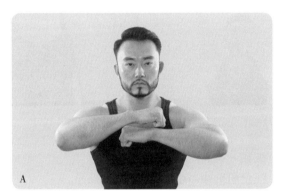

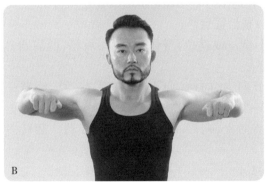

图 6-3-2 肩臂拉伸

【视频演示】视频 6-3-2。

【相关肌肉】胸大肌、胸小肌、喙肱肌、肱二头肌短头、大菱形肌、小菱形肌、大圆肌、小圆肌、三角肌前束和三角肌后束等。

视频 6-3-2
肩臂拉伸

【注意事项】运动过程中保持肩肘腕和第 2~5 掌指关节处于同一水平线。

3. 双臂上举

【运动方法】坐位或站位,身体中立位,挺胸,目视前方。两臂平行前伸,与肩同宽,掌心向下,继而两臂同时用力上举,达到最大幅度,保持肘关节伸直。动作末尾保持动态牵拉 0.5~1.0 秒,然后放松回到原位。连续完成上下运动为 1 次,重复 6~8 次。

【图示】图 6-3-3。

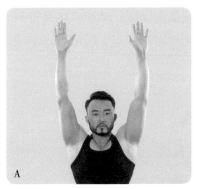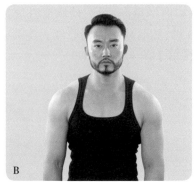

图 6-3-3 双臂上举

【视频演示】视频 6-3-3。

【相关肌肉】三角肌前束、冈上肌、肱三头肌等。

【注意事项】在运动过程中保持肘关节处于伸直状态。

视频 6-3-3
双臂上举

4. 肩臂旋摇(前后摇肩)

【运动方法】坐位或站位,身体中立位,放松,两肩自然下垂。挺胸,目视前方。

前摇:肩关节向上、向前、向下、再向后转动。旋转一圈为 1 次,重复 6~8 次。

后摇:肩关节向上、向后、向下、再向前转动。旋转一圈为 1 次,重复 6~8 次。

【图示】图 6-3-4。

【视频演示】视频 6-3-4A、视频 6-3-4B。

【相关肌肉】肩胛提肌、背阔肌、菱形肌、大菱形肌和小菱形肌等。

外展肩关节的肌肉:三角肌和冈上肌。

内收肩关节的肌肉:肩胛下肌、胸大肌、背阔肌、肩胛下肌、大圆肌、冈下肌、小圆肌和喙肱肌。

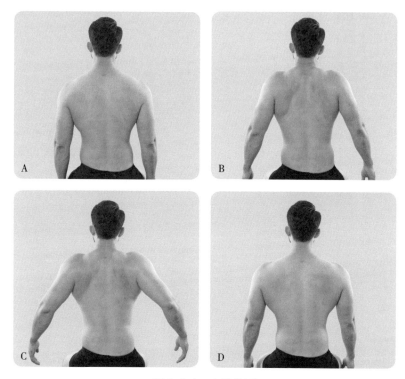

图 6-3-4　肩臂旋摇

视频 6-3-4A
肩臂旋摇（前摇）

视频 6-3-4B
肩臂旋摇（后摇）

外旋肩关节的肌肉：三角肌后束、冈下肌和小圆肌。

内旋肩关节的肌肉：三角肌前束、胸大肌、背阔肌、肩胛下肌和大圆肌。

【注意事项】运动时保持肘关节和手臂自然放松。

二、辅助运动

1. 蛙泳运动

【运动方法】坐位或站位，身体中立位，挺胸，目视前方。双手合十，掌心相对（图 6-3-5A），两臂平行前伸（图 6-3-5B），之后掌心向下，向外翻转，同时手臂保持水平状态向后外，向后伸展牵拉，达最大幅度（图 6-3-5C）。动作末尾保持动态牵拉 0.5~1.0 秒，然后自然屈肘回到原位（图 6-3-5D）。连续完成一个动作为1次,重复6~8次。

【图示】图6-3-5。

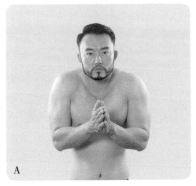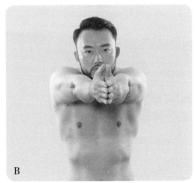
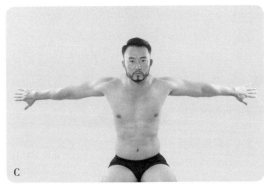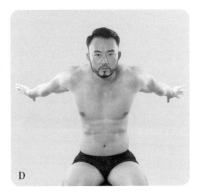

图6-3-5 蛙泳运动

【视频演示】视频6-3-5。

【相关肌肉】棘间肌、肋间外肌、肋间内肌、肋间最内肌、胸横肌、提肋肌、后锯肌、上后锯肌、膈肌、腹横肌、腹直肌、腰方肌和胸小肌等。

【注意事项】在前半程运动过程中,尽量保持肩、肘、腕在同一水平线。

视频6-3-5
蛙泳运动

2. 摇臂运动

【运动方法】坐位或站位,身体中立位,挺胸,目视前方。手臂伸直,掌心朝内,以肩关节为中心。一般一次只做一侧动作,以右侧手臂为例,从右侧看分为顺时针和逆时针。

逆时针摇:手臂从前、向上,然后向后旋转做圆周运动。重复6~8次。

顺时针摇:手臂从后、向上,然后向前旋转做圆周运动。重复6~8次。

【图示】图6-3-6、图6-3-7。

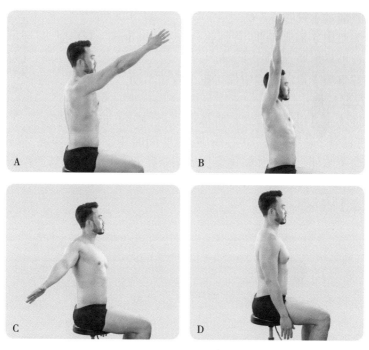

图 6-3-6　摇臂运动（逆时针）

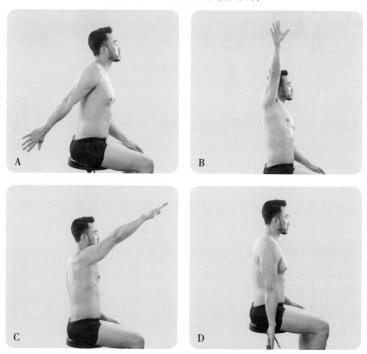

图 6-3-7　摇臂运动（顺时针）

【视频演示】视频 6-3-6。

【相关肌肉】肩胛提肌、背阔肌（latissimus dorsi）、菱形肌、大菱形肌、小菱形肌、肩胛提肌等。

【注意事项】运动过程中保持躯干直立不动。

3. 双臂后伸

【运动方法】坐位或站位，身体中立位，挺胸，目视前方。两臂平行前伸，与肩同宽，掌心向下，两臂同时用下、向后伸展，达到最大幅度，保持肘关节伸直。动作末尾保持动态牵拉 0.5~1.0 秒，然后放松回到原位。连续完成屈伸为 1 次，重复 6~8 次。

【图示】图 6-3-8。

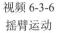
视频 6-3-6
摇臂运动

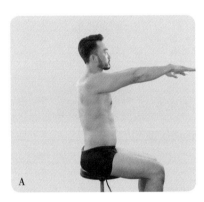
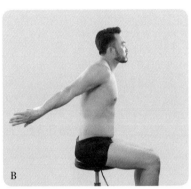

图 6-3-8 双臂后伸

【视频演示】视频 6-3-7。

【相关肌肉】冈下肌、小圆肌、肱三头肌、肩胛下肌和背阔肌等。

【注意事项】在运动过程中保持肘关节处于伸直状态。

4. 上中运动

【运动方法】坐位或站位，身体中立位，挺胸，目视前方。上臂伸直，掌心朝上，平行上举，屈肘，手和前臂越过头顶，手指触及对侧耳垂。动作末尾保持动态牵拉 0.5~1.0 秒，重复 6~8 次。

【图示】图 6-3-9。

【视频演示】视频 6-3-8。

【相关肌肉】冈上肌、冈下肌、大圆肌、小圆肌、斜方肌上束、三角肌中束和背阔肌等。

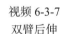
视频 6-3-7
双臂后伸

视频 6-3-8
上中运动

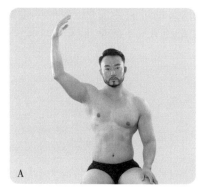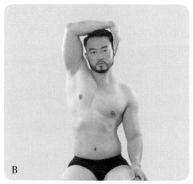

图 6-3-9 上中运动

【注意事项】在运动过程中头保持中立位,躯干保持直立不动。

5. 上前运动

【运动方法】坐位或站位,身体中立位,挺胸,目视前方。上臂侧平举,五指并拢,掌心朝前,前臂从胸前向内屈肘,越过对侧肩部,手指尽量触及对侧肩胛骨。动作末尾保持动态牵拉 0.5~1.0 秒,重复 6~8 次。

【图示】图 6-3-10。

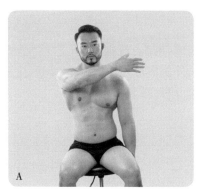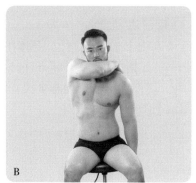

图 6-3-10 上前运动

【视频演示】视频 6-3-9。

【相关肌肉】三角肌前束、冈上肌、胸大肌、胸小肌、喙肱肌、肱二头肌、大圆肌、小圆肌和肱三头肌等。

【注意事项】在运动过程中头保持中立位,躯干保持直立不动。

视频 6-3-9
上前运动

6. 上后运动

【运动方法】坐位或站位,身体中立位,挺胸,目视前方。上臂侧平举,五指并拢,掌心朝上,前臂从头上方向后屈肘,越过同侧肩部,手指尽量触及脊柱,在大椎穴及以下。动作末尾保持动态牵拉 0.5~1.0 秒,重复 6~8 次。

【图示】图 6-3-11。

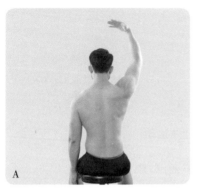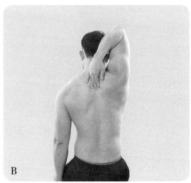

图 6-3-11　上后运动

【视频演示】视频 6-3-10。

【相关肌肉】三角肌后束、冈上肌和冈下肌等。

【注意事项】在运动过程中头保持中立位,躯干保持直立不动。

视频 6-3-10
上后运动

7. 下后运动

【运动方法】坐位或站位,身体中立位,挺胸,目视前方。上臂侧平举,五指并拢,掌心朝下,前臂从外侧向后屈肘,手指背侧尽量触及脊柱最高点。动作末尾保持动态牵拉 0.5~1.0 秒,重复 6~8 次。

【图示】图 6-3-12。

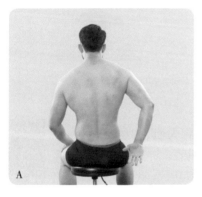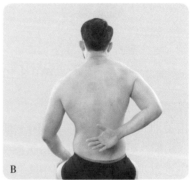

图 6-3-12　下后运动

【视频演示】视频 6-3-11。

【相关肌肉】肱三头肌、背阔肌、三角肌后束、冈下肌、小圆肌和大圆肌等。

【注意事项】在运动过程中头保持中立位,躯干保持直立不动。掌心始终朝后。

视频 6-3-11
下后运动

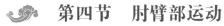

第四节　肘臂部运动

概述

肘臂部运动比较简单,只有一个动作,即伸屈运动,可以双臂同时进行,但通常只做患侧,也可以两侧交替进行。动作都必须做到最大幅度,以疼痛为临界点,在痛与不痛之间运动。运动末尾动态牵拉 0.5~1.0 秒,每个动作做 6~8 次为一组,每组动作重复 2~3 次。

伸屈运动

【运动方法】坐位或站位,身体中立位,挺胸,目视前方。手臂自然放松,每次只做一侧,单手握拳,掌心向上,伸直手臂,缓慢用力内收肘关节,屈肘达到最大限度,保持动态牵拉 0.5~1.0 秒,然后肘关节伸直达 180°,动作末尾再保持动态牵拉 0.5~1.0 秒。整个运动完成为 1 次,重复 6~8 次。

【图示】图 6-4-1。

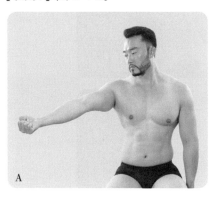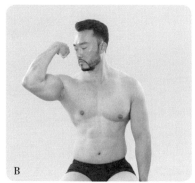

图 6-4-1　伸屈运动

【视频演示】视频 6-4-1。

【相关肌肉】肱二头肌、肱三头肌、肱桡肌、旋前肌、旋后肌、尺侧腕屈肌和桡侧腕屈肌等。

【注意事项】肘臂部的运动比较简单,重点是肱二头肌。

视频 6-4-1
伸屈运动

🌾 第五节 腕指部运动

概述

腕指部运动方式包括四种:伸屈手腕、侧屈手腕、旋转手腕和五指屈伸。每个动作都必须做到最大幅度,以疼痛为临界点,在痛与不痛之间运动。运动末尾动态牵拉 0.5~1.0 秒,每个动作做 6~8 次为一组,每组动作重复 2~3 次。一般一次只做一只手的动作。

1. 伸屈手腕

【运动方法】坐位或站位,身体中立位,挺胸,目视前方。双肩自然下垂,屈肘 90°,双手握拳,掌心向上,腕部做最大幅度的伸屈。伸、屈之后各保持牵拉 0.5~1.0 秒。整个伸屈运动完成为 1 次,重复 6~8 次。

【图示】图 6-5-1。

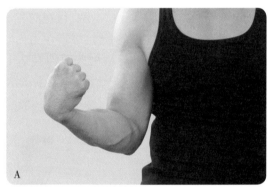

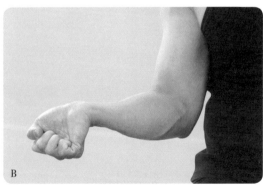

图 6-5-1 伸屈手腕

【视频演示】视频 6-5-1。

【相关肌肉】桡侧腕屈肌、尺侧腕屈肌、掌长肌、桡侧腕伸肌、尺侧腕伸肌、指浅屈肌和指深屈肌。

【注意事项】运动过程中保持肘关节和肩关节不动。

视频 6-5-1
伸屈手腕

2. 侧屈手腕

【运动方法】坐位或站位,身体中立位,挺胸,目视前方。双肩自然下垂,屈肘 90°,双手握拳,掌心向上,腕部做最大幅度的尺偏和桡偏。在最大幅度时,保持 0.5~1.0 秒动态牵拉。整个侧屈运动完成为 1 次,重复 6~8 次。

【图示】图 6-5-2。

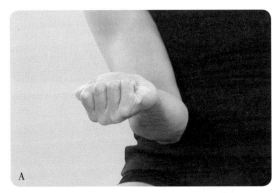

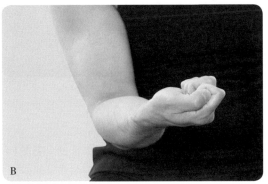

图 6-5-2 侧屈手腕

【视频演示】视频 6-5-2。

【相关肌肉】桡侧腕屈肌、尺侧腕屈肌、掌长肌、桡侧腕伸肌和尺侧腕伸肌等。

【注意事项】运动过程中保持肘关节和肩关节不动。

视频 6-5-2
侧屈手腕

3. 旋转手腕

【运动方法】坐位或站位,身体中立位,挺胸,目视前方。双肩自然下垂,屈肘 90°,双手握拳,掌心向上,腕部做最大幅度的顺时针或逆时针旋转。整个旋转运动完成为 1 次,重复 6~8 次。

【图示】图 6-5-3。

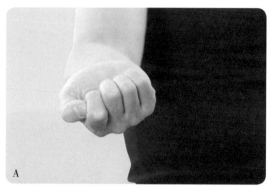

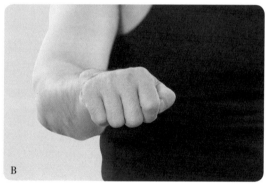

图 6-5-3　旋转手腕

【视频演示】视频 6-5-3。

【相关肌肉】桡侧腕屈肌、尺侧腕屈肌、掌长肌、桡侧腕伸肌和尺侧腕伸肌等。

【注意事项】运动过程中保持肘关节和肩关节不动。

视频 6-5-3
旋转手腕

4. 五指屈伸

【运动方法】坐位或站位,身体中立位,挺胸,目视前方。双肩自然下垂,一般一次只做一侧。自然屈肘到适当角度,单手握拳,掌心向内,五指张开至最大幅度时牵拉 0.5~1.0 秒,之后五指并拢,用力握拳,保持动态牵拉 0.5~1.0 秒。整个运动完成为 1 次,重复 6~8 次。

【图示】图 6-5-4。

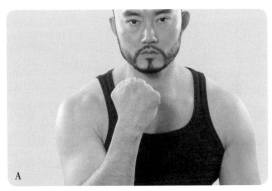

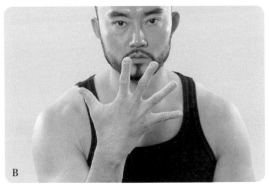

图 6-5-4　五指屈伸

【视频演示】视频 6-5-4。

【相关肌肉】指浅屈肌、拇长展肌、拇短伸肌、拇长伸肌、拇短屈肌、拇短展肌、小指短屈肌和蚓状肌等。

【注意事项】运动过程中五指保持最大幅度地张开。

视频 6-5-4
五指屈伸

第六节　腹 部 运 动

1. 双腿直抬

【运动方法】仰卧位,全身放松,双腿并拢,缓缓上抬到最大幅度,保持动态牵拉 0.5~1.0 秒,然后缓缓放下,在未触及床面之前再次缓缓上抬。整个动作完成为 1 次,重复 6~8 次。

【图示】图 6-6-1。

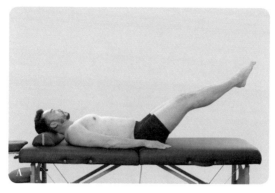

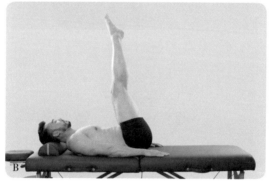

图 6-6-1 双腿直抬

【视频演示】视频 6-6-1。

【相关肌肉】腰方肌、腰大肌、腹横肌和腹直肌。

【注意事项】双脚缓缓放下,不要触及床面。

2. 仰卧起坐

【运动方法】仰卧位,全身放松,双手自然放在两侧,身体缓缓坐起,手臂随身体运动而自然摆动,如需手臂辅助也可双手抱头,缓缓坐起,达到最大幅度时保持动态牵拉 0.5~1.0 秒,然后缓缓后仰,在头部未触及床面之前再次缓缓坐起。整个动作完成为 1 次,重复 6~8 次。

【图示】图 6-6-2。

【视频演示】视频 6-6-2。

【相关肌肉】腰方肌、腰大肌、腹横肌、腹直肌和锥状肌等。

【注意事项】缓缓后仰时,头不要触及床面。

3. 腹式呼吸

【运动方法】仰卧位,全身放松,吸气,同时鼓肚,达到最大幅度时屏息保持动态牵拉 0.5~1.0 秒,然后呼气,同时腹部收回。

视频 6-6-1
双腿直抬

视频 6-6-2
仰卧起坐

整个动作完成为 1 次,重复 6~8 次。

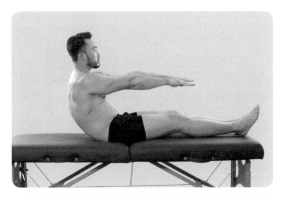

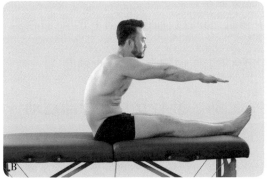

图 6-6-2 仰卧起坐

【图示】图 6-6-3。

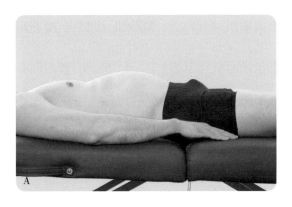

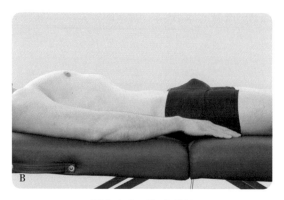

图 6-6-3　腹式呼吸

【视频演示】视频 6-6-3。

【相关肌肉】膈肌、肋间肌、前锯肌、前下锯肌、腹横肌、腹直肌和腹斜肌。

【注意事项】吸气和呼气时都应达到最大幅度。

视频 6-6-3
腹式呼吸

第七节　腰背部运动

1. 侧弯运动（左右摇摆）

【运动方法】站位，全身放松，脚与肩同宽，两手叉腰，目视前方。头颈胸腰向左侧弯曲，达到最大幅度时保持动态牵拉 0.5~1.0 秒，然后缓缓向右侧弯曲达到最大幅度。整个动作完成为 1 次，重复 6~8 次。

【图示】图 6-7-1。

【视频演示】视频 6-7-1。

【相关肌肉】腹横肌、胸最长肌、髂肋肌、多裂肌、横突间外侧肌和髂肌等。

【注意事项】运动时脊柱不能前屈，头、颈、胸、腰向同一侧弯曲。

视频 6-7-1
侧弯运动

2. 转腰运动（左右转体）

【运动方法】站位，全身放松，脚与肩同宽，双手自然地水平张开，五指并拢，也可两手握拳（空心拳），掌心朝下，置于胸前，身体直立，脚跟站稳，左侧旋转至最大幅度，牵拉 2 秒，然后向右侧旋转到最大幅度，动态牵拉 0.5~1.0 秒。整个动作完成为 1 次，重复 6~8 次。

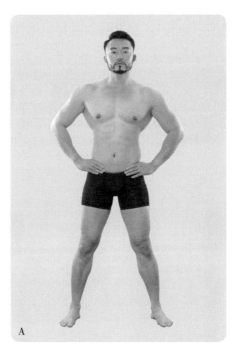

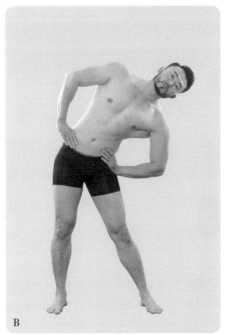

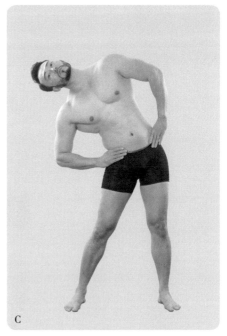

图 6-7-1　侧弯运动

【图示】图 6-7-2。

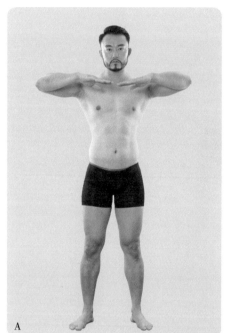
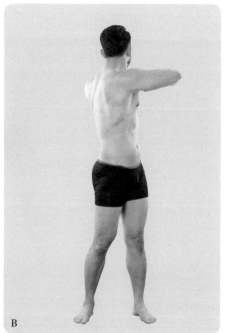
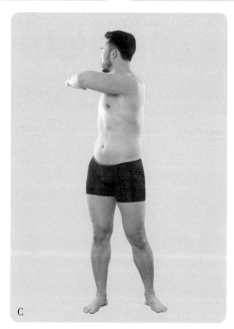

图 6-7-2 转腰运动

【视频演示】视频 6-7-2。

【相关肌肉】腹横肌、胸最长肌、髂肋肌、裂肌、横突间外侧肌和髂肌等。

【注意事项】运动时脚跟不能离地，保持身体直立状态。旋转至最大幅度。

视频 6-7-2
转腰运动

3. 弯腰运动（前后弯腰）

【运动方法】站位，全身放松，脚与肩同宽，缓缓弯腰，达到最大幅度。两手下垂指向脚尖，达到最大幅度，保持动态牵拉 0.5~1.0 秒，然后缓缓直腰，向后拉伸，头颈胸配合向后仰到最大幅度，动态牵拉 0.5~1.0 秒。整个动作完成为 1 次，重复 6~8 次。

【图示】图 6-7-3。

【视频演示】视频 6-7-3。

视频 6-7-3
弯腰运动

【相关肌肉】腹直肌、腰大肌、腰方肌、胸最长肌和多裂肌等。

【注意事项】弯腰时膝关节不要弯曲。腰向后拉伸时，头不要前屈。

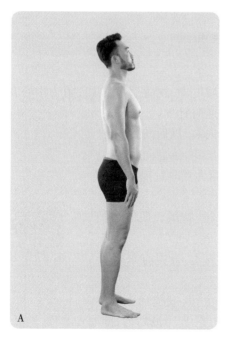

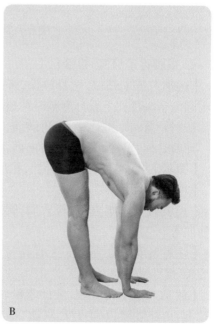

169

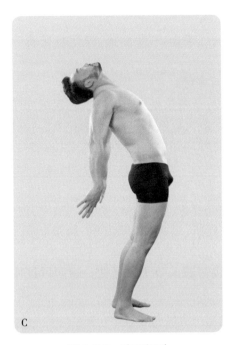

图 6-7-3　弯腰运动

4. 摇腰运动（环形摇摆）

【运动方法】站位，全身放松，脚与肩同宽，两手叉腰，以会阴为中心，缓缓画圆。从头顶往下看分为顺时针摇和逆时针摇。

顺时针摇：腰、髋先向左，再向前，再向右，然后向后。

逆时针摇：腰、髋先向右，再向前，再向左，然后向后。

【图示】图 6-7-4 为逆时针摇，相反则为顺时针摇。

【视频演示】视频 6-7-4。

【相关肌肉】腹直肌、腰大肌、腰方肌、胸最长肌、多裂肌、髂肋肌等。

【注意事项】运动过程中，保持身体直立，目视前方。

视频 6-7-4
摇腰运动

5. 角弓反张（小燕飞）

【运动方法】俯卧位，全身放松，双手臂、双腿和头同时向上抬起，屏住呼吸，双手臂和双腿尽量伸展，头尽量高抬，持续 6~8 秒，然后缓缓放松，为 1 次动作。重复 6~8 次。

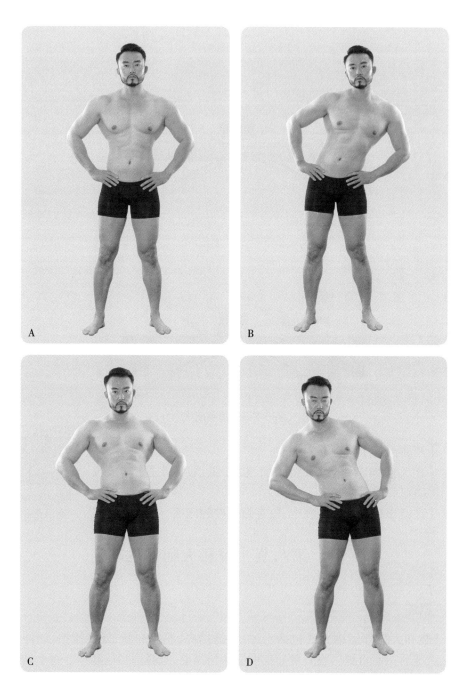

图 6-7-4　摇腰运动

【图示】图 6-7-5。

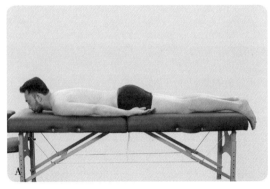

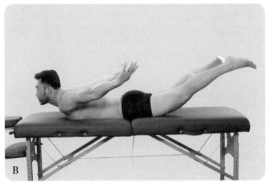

图 6-7-5　角弓反张

【视频演示】视频 6-7-5。

【相关肌肉】臀大肌、腰大肌、腰方肌、股二头肌、胸最长肌、多裂肌和髂肋肌等。

【注意事项】运动过程中,只有腹部接触床面。

视频 6-7-5
角弓反张

第八节　髋和大腿部运动

概述

髋和大腿部运动方式包括六种:直腿抬高、屈髋屈膝、外展侧抬、屈伸运动、直腿后抬和直腿内收外展。应根据病情需要,选择适当的动作。每个动作都必须做到最大幅度,以疼痛为临界点,在痛与不痛之间运动。运动末尾动态牵拉 0.5~1.0 秒,每个动作做 6~8 次为一组,每组动作重复 2~3 次。一般一次只做一侧下肢的动作。

1. 直腿抬高

【运动方法】仰卧位,全身放松,单侧腿伸直,抬高至最大幅度(保持膝关节和踝关节不弯曲),动作末尾保持动态牵拉 0.5~1.0 秒,然后缓缓放下,在未接触床面前再次抬起。动作完成为 1 次,重复 6~8 次。如果单侧病变,只运动患侧;如果双侧病变,则运动双侧。

【图示】图 6-8-1。

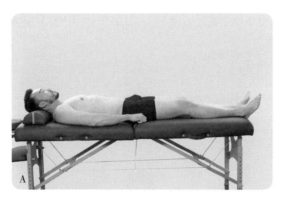

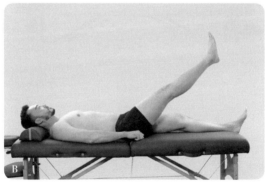

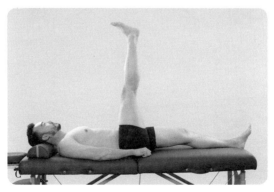

图 6-8-1　直腿抬高

【视频演示】视频 6-8-1。

【相关肌肉】腹直肌、腰大肌和股四头肌等。

【注意事项】运动过程中膝关节不要屈曲,脚不能触及床面。

视频 6-8-1
直腿抬高

2. 屈髋屈膝

【运动方法】仰卧位,全身放松,单侧腿屈髋屈膝达到最大幅度。保持动态牵拉 0.5~1.0 秒,然后缓缓伸直放下,脚跟未接触床面前再次抬起。动作完成为 1 次,重复 6~8 次。如果单侧病变,只运动患侧;如果双侧病变,则运动双侧。

【图示】图 6-8-2。

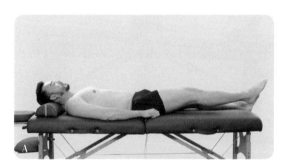

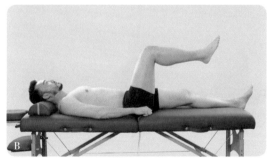

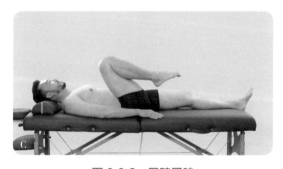

图 6-8-2 屈髋屈膝

【视频演示】视频 6-8-2。

【相关肌肉】股直肌、股外侧肌、股二头肌、半腱肌、半膜肌、股薄肌、耻骨肌、短收肌、长收肌、大收肌和缝匠肌等。

视频 6-8-2
屈髋屈膝

【注意事项】运动过程中,脚跟不能触及床面。

3. 外展侧抬

【运动方法】侧卧位,全身放松,一侧手臂支撑头部,或头侧面垫一枕头,尽量保持肩、髋、膝、踝在同一条直线。一侧大腿外展,抬高到最大幅度,保持动态牵拉 0.5~1.0 秒,然后缓缓放下,未触及另一侧前再次抬起,达到最大幅度。动作完成为 1 次,重复 6~8 次。

【图示】图 6-8-3。

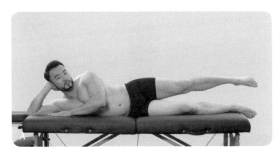

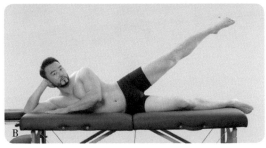

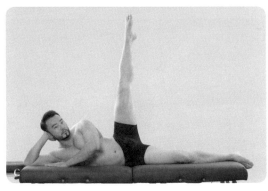

图 6-8-3 外展侧抬

【视频演示】视频 6-8-3。

【相关肌肉】臀大肌、梨状肌、臀小肌、半膜肌、半腱肌、股四头肌外束、和髂胫束等。

【注意事项】腿放下时不要触及另一脚。

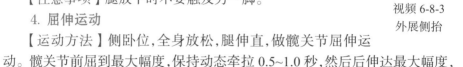

视频 6-8-3
外展侧抬

4. 屈伸运动

【运动方法】侧卧位,全身放松,腿伸直,做髋关节屈伸运动。髋关节前屈到最大幅度,保持动态牵拉 0.5~1.0 秒,然后后伸达最大幅度,动态牵拉 0.5~1.0 秒。动作完成为 1 次,重复 6~8 次。

【图示】图 6-8-4。

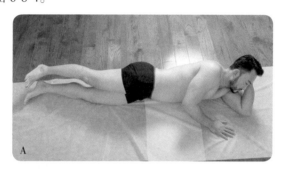

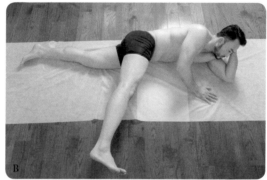

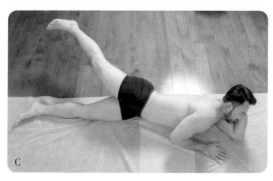

图 6-8-4　屈伸运动

【视频演示】视频 6-8-4。

【相关肌肉】腹直肌、腰大肌、股四头肌、臀大肌、股二头肌、半腱肌、半膜肌、缝匠肌、臀小肌和臀中肌。

【注意事项】运动过程中膝关节不要屈曲。另一侧肩、髋、膝、踝保持在一条直线上。

视频 6-8-4
屈伸运动

5. 直腿后抬

【运动方法】俯卧位,全身放松,一侧大腿伸直向后抬起,尽量达到最大幅度,动态牵拉 0.5~1.0 秒,然后缓缓放下,在脚背未接触床面前再次抬起。动作完成为 1 次,重复 6~8 次。如果单侧病变,只运动患侧;如果双侧病变,则运动双侧。

【图示】图 6-8-5。

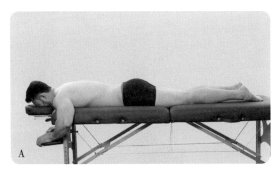

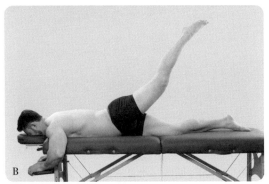

图 6-8-5　直腿后抬

【视频演示】视频 6-8-5。

【相关肌肉】股二头肌、半腱肌、半膜肌、臀大肌、股四头肌和腰大肌等。

【注意事项】运动过程中,脚背不能触及床面。

视频 6-8-5
直腿后抬

6. 直腿内收外展

【运动方法】站立位,全身放松,单腿站立,若不能保持平衡可单手扶墙,另一侧脚稍向前抬起,大腿向左右摇摆,内收及外展达到最大幅度,动态牵拉0.5~1.0 秒钟。动作完成为 1 次,重复 6~8 次。如果单侧病变,只运动患侧;如果双侧病变,则两侧分别运动。

【图示】

独立直腿内收外展,见图 6-8-6。

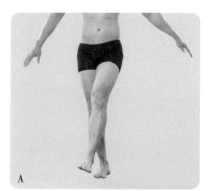
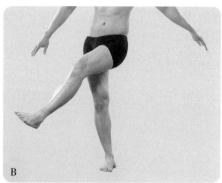
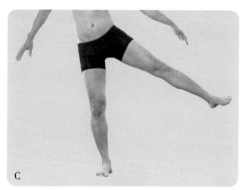

图 6-8-6 独立直腿内收外展

单手扶墙直腿内收外展,见图 6-8-7。

【视频演示】视频 6-8-6。

【相关肌肉】内收肌、长收肌、短收肌、耻骨肌和股薄肌。

【注意事项】运动过程中,注意配合单手扶墙以保持平衡。

视频 6-8-6
直腿内收外展

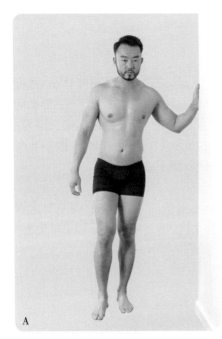
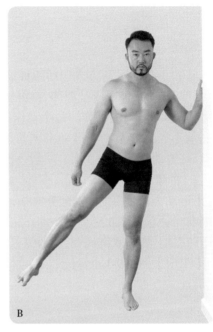
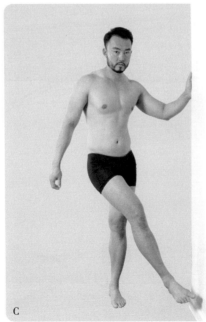

图 6-8-7 单手扶墙直腿内收外展

第九节 膝和小腿部运动

概述

膝和小腿部运动方式包括四种：直膝背屈（钩脚）、俯卧屈膝背屈、直膝旋踝（摇脚）、踮脚运动、脚趾屈伸、仰卧屈膝背屈、屈膝旋踝（摇脚）。应根据病情的需要，选择适当的动作。每个动作都必须做到最大幅度，以疼痛为临界点，在痛与不痛之间运动。运动末尾动态牵拉 0.5~1.0 秒，每个动作做 6~8 次为一组，每组动作重复 2~3 次。一般一次只做一侧下肢的动作。

1. 屈膝运动

【运动方法】俯卧位，全身放松，一侧小腿抬高，尽量屈曲膝关节达到最大幅度。动态牵拉 0.5~1.0 秒，动作完成为 1 次，重复 6~8 次。如果单侧病变，只运动患侧；如果双侧病变，则两侧分别运动。

【图示】图 6-9-1。

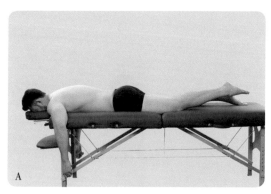

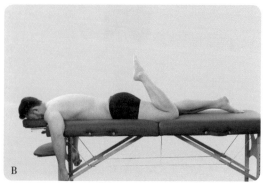

图 6-9-1 屈膝运动

【视频演示】视频 6-9-1。

【相关肌肉】股二头肌、半腱肌、半膜肌、股薄肌、缝匠肌、腓长肌和腘肌。

视频 6-9-1
屈膝运动

【注意事项】运动过程中,注意足背不要触及床面。

2. 下蹲运动

【运动方法】站立位,全身放松,两脚站稳与肩同宽。屈膝屈髋,缓缓下蹲,保持平衡。脚跟保持与地面接触。上半身保持直立,尽量下蹲到最大幅度,保持动态牵拉 0.5~1.0 秒,缓缓站起。动作完成为 1 次,重复6~8 次。

【图示】图 6-9-2。

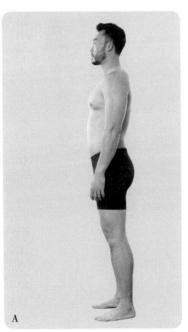
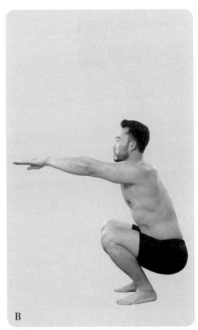

图 6-9-2　下蹲运动

【视频演示】视频 6-9-2。

【相关肌肉】股四头肌、股二头肌、半腱肌、半膜肌、臀大肌、竖脊肌、梨状肌、臀中肌、臀小肌和小腿肌群等。

视频 6-9-2
下蹲运动

【注意事项】运动过程中,足跟不要离地,腰不要前屈。

3. 外旋屈膝(踢毽子)

【运动方法】站立位,全身放松,单脚站立。一侧屈膝屈髋,大腿外旋达到最大幅度,保持动态牵拉 0.5~1.0 秒,相当于踢毽子的动作。如果单脚站立时重心不稳,也可单手扶墙。动作完成为 1 次,重复 6~8 次。如果单侧病变,只运动患侧;如果双侧病变,则两侧分别运动。

【图示】图 6-9-3。

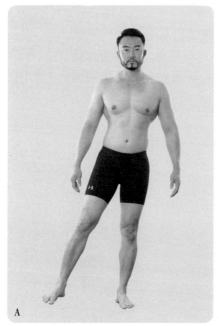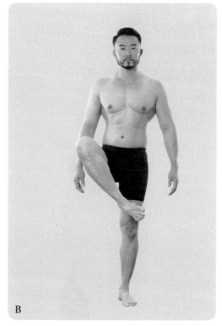

图 6-9-3 外旋屈膝

【视频演示】视频 6-9-3。

【相关肌肉】股四头肌、梨状肌、缝匠肌和臀小肌等。

【注意事项】屈膝需达到 90° 左右。

4. 内旋屈膝(反踢毽)

【运动方法】站立位,全身放松,单脚站立。一侧屈膝屈髋,大腿内旋达到最大幅度,保持动态牵拉 0.5~1.0 秒。如果单脚站立时重心不稳,也可单手扶墙。动作完成为 1 次,重复 6~8 次。如果单侧病变,只运动患侧;如果双侧病变,则两侧分别运动。

【图示】图 6-9-4。

【视频演示】视频 6-9-4。

【相关肌肉】大收肌、长收肌、短收肌、耻骨肌、股薄肌、股二头肌、股四头肌、髂胫束和阔筋膜张肌等。

【注意事项】屈膝需达到 90° 左右。

视频 6-9-3
外旋屈膝

视频 6-9-4
内旋屈膝

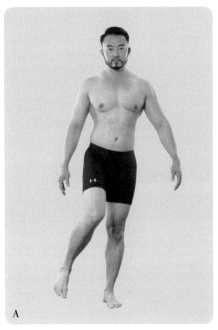
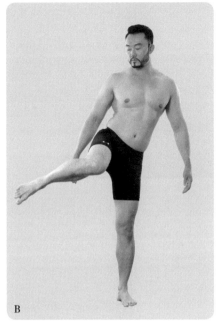

图 6-9-4 内旋屈膝

第十节 踝趾部运动

概述

踝趾部运动方式包括七种:直膝背屈(钩脚)、俯卧屈膝背屈、直膝旋踝(摇脚)、踮脚运动、脚趾屈伸、仰卧屈膝背屈、屈膝旋踝(摇脚)。应根据病情的需要,选择适当的动作。每个动作都必须做到最大幅度,以疼痛为临界点,在痛与不痛之间运动。运动末尾动态牵拉 0.5~1.0 秒,每个动作做 6~8 次为一组,每组动作重复 2~3 次。一般一次只做一侧下肢的动作。

1. 直膝背屈(钩脚)

【运动方法】仰卧位或坐位,全身放松,脚踝后方适当垫高。膝关节保持伸直状态,踝关节做屈伸运动,即踝关节做背屈和跖屈运动,达到最大幅度,保持动态牵拉 0.5~1.0 秒。动作完成为 1 次,重复 6~8 次。如果单侧病变,只运动患侧;如果双侧病变,则两侧分别运动。

【图示】图 6-10-1。

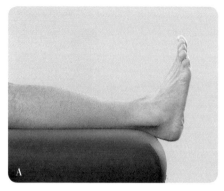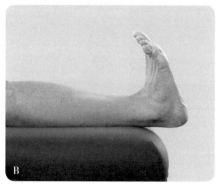

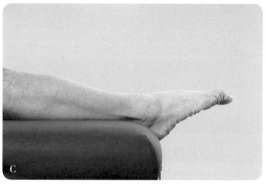

图 6-10-1 直膝背屈

【视频演示】视频 6-10-1。

【相关肌肉】胫骨前肌、胫骨后肌、腘肌、比目鱼肌、腓肠肌、趾长屈肌和蹈长屈肌等。

【注意事项】卧位时,运动过程中在足跟部需有一个支撑点。

视频 6-10-1
直膝背屈

2. 俯卧屈膝背屈

【运动方法】俯卧位,全身放松,小腿屈曲呈 90°,踝关节做屈伸运动,即踝关节做背屈和跖屈运动,达到最大幅度停留在屈伸位,动态牵拉 0.5~1.0 秒。动作完成为 1 次,重复 6~8 次。

【图示】图 6-10-2。

【视频演示】视频 6-10-2。

【相关肌肉】股二头肌、半腱肌、半膜肌、胫骨前肌、胫骨后肌、腘肌、比目鱼肌、腓肠肌、趾长屈肌和蹈长屈肌等。

视频 6-10-2
俯卧屈膝背屈

【注意事项】屈膝需超过 90°,保持不动。

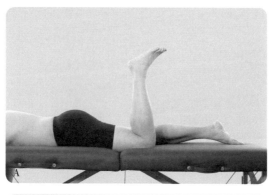

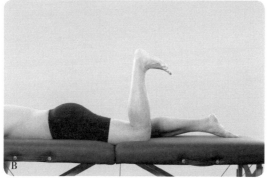

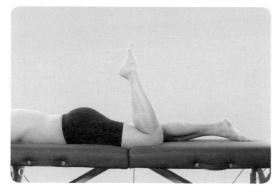

图 6-10-2 俯卧屈膝背屈

3. 直膝旋踝（摇脚）

【运动方法】仰卧位或坐位，全身放松，脚踝后一适当垫高。做踝关节旋转运动。可顺时针或逆时针旋转，旋转 1 周动作完成为 1 次，重复 6~8 次。如果单侧病变，只运动患侧；如果双侧病变，则两侧分别运动。

【图示】

顺时针旋踝，见图 6-10-3。

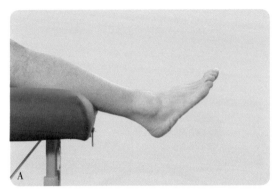

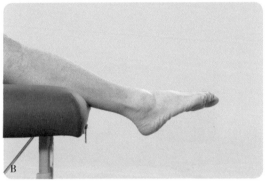

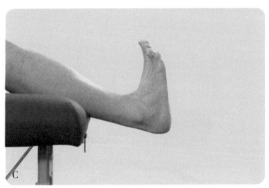

图 6-10-3 直膝旋踝（顺时针）

逆时针旋踝，见图 6-10-4。

【视频演示】视频 6-10-3。

【相关肌肉】胫骨前肌、胫骨后肌、腘肌、比目鱼肌、腓肠肌、趾长屈肌、姆长屈肌、腓骨长肌、腓骨短肌、第三腓骨肌和趾长伸肌等。

【注意事项】卧位时，运动过程中在足跟部需有一个支撑点。

视频 6-10-3
直膝旋踝

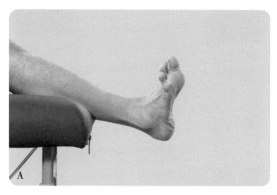

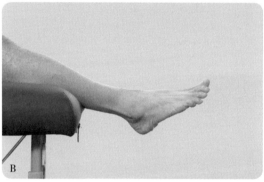

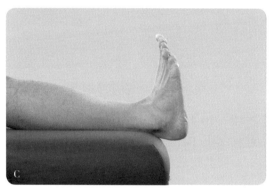

图 6-10-4 直膝旋踝（逆时针）

4. 踮脚运动

【运动方法】站立位，全身放松，双脚与肩同宽。脚跟抬起，达到最高处时停留 2 秒，慢慢放下，脚跟着地，然后重新抬起。动作完成为 1 次，重复 6~8 次。先双侧同时进行，然后选择患侧单独运动。

【图示】

双脚踮脚运动，见图 6-10-5。

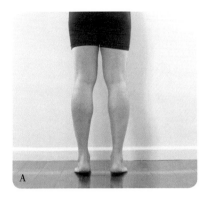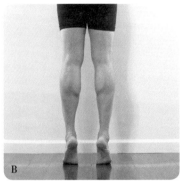

图 6-10-5　踮脚运动（双脚）

单脚踮脚运动，见图 6-10-6。

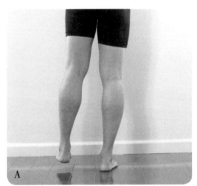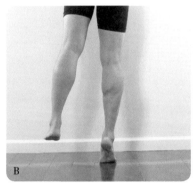

图 6-10-6　踮脚运动（单脚）

【视频演示】视频 6-10-4。

【相关肌肉】趾长屈肌、姆长伸肌、趾长伸肌等。

【注意事项】本动作具挑战性，不可勉强，谨防受伤。

5. 脚趾屈伸

【运动方法】仰卧位或坐位，全身放松，五趾同时做屈伸运动，达到最大幅度，动态牵拉 0.5~1.0 秒。一伸一屈为 1 次，重复 6~8 次。可单侧进行，也可双侧同时进行。

【图示】图 6-10-7。

【视频演示】视频 6-10-5。

【相关肌肉】趾长屈肌、姆长伸肌和趾长伸肌等。

【注意事项】在运动过程中保持踝关节不动。

视频 6-10-4
踮脚运动

视频 6-10-5
脚趾屈伸

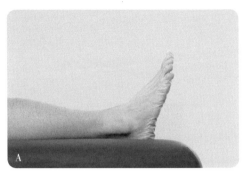

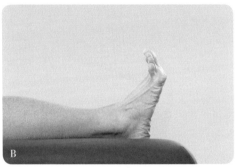

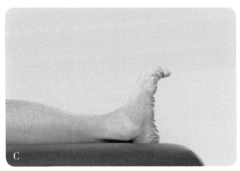

图 6-10-7　脚趾屈伸

6. 仰卧屈膝背屈

【运动方法】仰卧位,全身放松,小腿屈曲与大腿成 90°角,踝关节做屈伸运动,即踝关节做背屈和跖屈运动,达到最大幅度时停留在屈伸位,动态牵拉0.5~1.0 秒。动作完成为 1 次,重复 6~8 次。

【图示】图 6-10-8。

【视频演示】视频 6-10-6。

【相关肌肉】股二头肌、半腱肌、半膜肌、胫骨前肌、胫骨后肌、腘肌、比目鱼肌、腓肠肌、趾长屈肌和姆长屈肌等。

【注意事项】屈膝 90°,保持不动。

视频 6-10-6
仰卧屈膝背屈

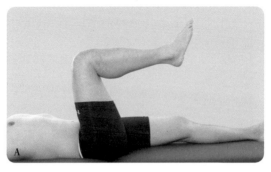

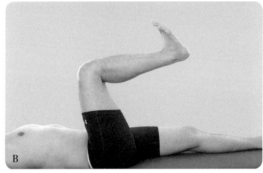

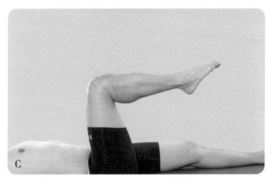

图 6-10-8　仰卧屈膝背屈

7. 屈膝旋踝（摇脚）

【运动方法】俯卧位,全身放松,屈膝 90°,做踝关节旋转运动。可顺时针或逆时针旋转,旋转 1 周动作完成为 1 次,重复 6~8 次。如果单侧病变,只运动患侧;如果双侧病变,则两侧分别运动。

【图示】图 6-10-9。

【视频演示】视频 6-10-7。

【相关肌肉】胫骨前肌、胫骨后肌、比目鱼肌、腓肠肌、趾长屈肌、蹃长屈肌、腓骨长肌、腓骨短肌和趾长伸肌等。

视频 6-10-7
屈膝旋踝

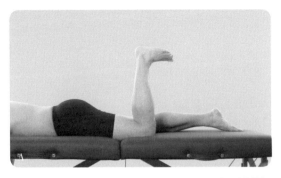

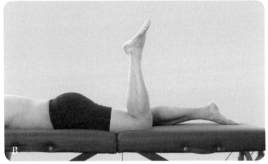

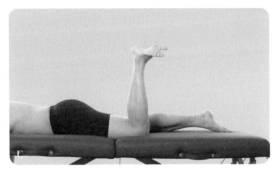

图 6-10-9　屈膝旋踝

【注意事项】俯卧位时,运动过程中小腿与大腿保持垂直。

下篇 临床治疗

　　下篇主要介绍临床真实案例,结合案例对疾病诊断和治疗进行分析。按主诉、病史、检查、诊断、治疗和诊疗说明的顺序进行描述。在治疗方法和治疗效果方面尽量用视频或照片直观展现,便于读者掌握治疗操作方法。在"诊疗说明"里,概述疾病的一般信息,重点在于分析疾病的诊断依据,说明治疗取穴亦即靶点选取的依据,以及笔者的治疗体会和患者的注意事项等。

第七章 头面部疾病

第一节 耳鸣(翼内肌和翼外肌紧张)

关某某,女,29 岁,学生。

主诉:耳鸣及耳部酸胀 1 年。

病史:患者于 1 年前无明显诱因发生左侧耳鸣,最初耳鸣声音并不明显,偶尔在变换体位或运动时突然发生暂短鸣响,并未引起重视。近 2 个月以来,因考试紧张,时常学习到深夜,加之最近进食较多坚果,时感下颌关节附近酸胀,耳鸣明显加重,左侧较为明显,有时感觉头痛、头晕和恶心等,夜间惊醒时感觉耳鸣吵闹,严重影响睡眠。故来求治。

查体:张口不利,张口最大时耳前部疼痛,按压颞下颌关节处,下颌骨髁状突前缘均有压痛,左侧明显。曾行耳部相关检查,内耳未见异常,听力正常。

诊断:耳鸣(翼内肌和翼外肌紧张)。

治法:取双侧听宫、听会和风池穴。针刺听宫和听会穴分别采用 1.0 寸 32 号(0.20mm × 25mm)毫针,患者张口进针,直刺 0.8 寸(20mm)左右,缓慢进针,针尖到达指定位置后,嘱患者闭口。针刺风池穴采用 3.0 寸 30 号(0.25mm × 75mm)毫针,针尖透刺向翳风穴,接近完骨穴。听宫、听会和风池穴针刺完毕后,嘱患者做张口、闭口动作 6~8 次,最好在张口最大时,保持 0.5 秒的停留牵拉,持续动态牵拉。另外,可配合颈部 4 个基本动作:颈部屈伸、颈部旋转、颈部侧屈和颈部环摇(视频 7-1-1)。

诊疗说明:

1. 耳鸣是一种常见疾病,长期以来一直认为耳鸣是耳源性的。中医则认为导致耳鸣的原因主要是三焦火盛或肾虚所致。近些年医学界发现耳鸣与头颈部肌肉紧张关系密切,一旦紧张的肌肉得到缓解,则耳鸣随之减轻或消失,这种耳鸣称之为"体觉性耳鸣"。在所有

视频 7-1-1 耳鸣(翼内肌和翼外肌紧张)
(摄于 2017 年 6 月 15 日)

耳鸣中,占有很高比例。

2. 体觉性耳鸣(somatosensory tinnitus)即耳鸣程度随身体姿势变化而发生增减,如头颈活动、张口或咬牙、上肢活动等均会影响耳鸣程度。

3. 常见引起耳鸣的耳部周围的肌肉有颞肌、翼状肌、咬肌、胸锁乳突肌、头夹肌和颈夹肌、上中斜方肌和前中斜角肌等。这些肌肉的紧张和痉挛占耳鸣病因的80%。其中,胸锁乳突肌更是引起耳鸣的主要和最常见原因,其紧张和痉挛造成耳部神经或血管受压,导致感觉传导信号与耳蜗的声音信号相互干扰,产生耳鸣。这种耳鸣一般临床表现为单侧,也有双侧,常伴有眩晕、恶心、夜间惊醒,大幅度转动头颈、张口或咬牙时,耳鸣的音量变大和频率变快,可以持续数小时,甚至整天不间断,严重者导致精神失常。

4. 本案患者体自述"偶尔在变换体位或运动时突然发生暂短鸣响",耳部相关检查内耳未见异常,听力正常,故诊断为体觉性耳鸣。查体发现下颌骨髁状突前缘均有压痛即可诊断翼内肌和翼外肌紧张。

5. 听宫和听会两穴为耳前翼内肌和翼外肌分布处,耳鸣患者这两块肌肉多处于紧张状态。故针刺这两个穴位,配合局部运动可以作为治疗耳鸣的通用治法之一,即不需要详细诊断具体的责任肌。而翳风和完骨两穴靠近胸锁乳突肌的起点。另外,在胸锁乳突肌的胸骨头和锁骨头处出现的压痛点,也是松解胸锁乳突肌的常用靶点。患者通过带针运动,如张口闭口,或头颈部的相关运动等,即可取得良好效果。

第二节　耳鸣(胸锁乳突肌和斜角肌紧张)

Saida,女,67岁,文职退休。

主诉:耳鸣及耳部不适4个月。

病史:患者于4个月前无明显诱因发生左侧耳鸣,白天因工作和生活琐事繁忙并不觉得耳鸣发作,但在夜晚睡觉前自觉耳鸣症状明显,以致难以入睡、心情烦躁,严重影响工作和生活。近2个月来耳鸣逐渐加重,并时常伴发颈部僵硬疼痛和头痛。患者常年使用电脑办公,虽然现已退休,但仍然兼职工作,每日使用电脑10~12小时。因耳鸣症状逐渐加重,故来求治。

查体:颈部后伸受限,仰头困难,向右转头不利。耳前肌群紧张,胸锁乳突肌和斜角肌紧张,乳突周围有明显压痛,在胸锁乳突肌肌腹上有豆粒大小的结节,略有压痛。未进行内耳检查,耳内无其他症状。暂假设排除炎症和肿瘤等内耳疾病。

诊断:耳鸣(胸锁乳突肌和斜角肌紧张)。

治法:采用动筋针法。在听宫、听会穴处进针,风池透风池,风池透翳风采用长针(0.25mm × 75mm)透刺,以及沿胸锁乳突肌和斜角肌处的靶点皮下针刺。针刺后嘱患者配合做头颈部 4 个基本动作:低头仰头(屈伸运动)、侧屈运动(左右侧屈)、旋转运动(左右旋转)和平面环转(环转运动)(视频 7-2-1)。动作完成后患者自觉耳部轻松。完成第一次治疗后,患者当即耳鸣消失。后连续治疗 12 次,颈部肌肉松弛,耳鸣未复发。

视频 7-2-1 耳鸣(胸锁乳突肌和斜角肌紧张)

(摄于 2018 年 1 月 20 日)

诊疗说明:

1. 本案患者虽未进行内耳检查,但未见明显内耳症状和听力异常等,可暂认为内耳结构正常,假设耳鸣是由颈部肌肉紧张引起的,并且通过查体也发现了相应的耳部肌肉紧张现象,先对之进行预知性治疗。若治疗有效,则说明假设成立;若治疗无效,则需建议患者做专科检查,以免延误病情。在海外,这种预知性治疗经常被采用,事实证明,很多预知性治疗的成功,避免了过度医疗。

2. 查体发现患者胸锁乳突肌和斜角肌紧张,并有豆粒大小的结节且有压痛。患者无其他症状,故假设耳鸣由颈部肌肉紧张而引起。治疗结果良好,证明预知性治疗是正确的。

3. 治疗以松解胸锁乳突肌和斜角肌为主,经治耳鸣消失。

第三节 耳鸣(胸锁乳突肌紧张)

陈某某,女,31 岁,职员。

主诉:耳鸣及耳部不适 2 年。

病史:患者于 2 年前因感冒发热服用大量抗生素(具体药物不详),热退之后便自觉右耳沉重,时有阻塞感,逐渐发生耳鸣,如蝉鸣,并波及左耳。现双侧耳鸣,逐渐加重,夜间入睡前症状明显。

查体:颈部前屈受限,低头困难,向左转头受限,不足 40°,向右转头基本正常。耳前翼内肌和翼外肌紧张,胸锁乳突肌起点乳突周围有明显压痛,在胸锁乳突肌肌腹上有 3 个豆粒大小的结节,略有压痛。

诊断:耳鸣(胸锁乳突肌紧张)。

治法:采用动筋针法。在听宫、听会穴处进针,风池透风池,风池透翳风长针(0.25mm × 75mm)透刺,之后配合张口闭口动作和头颈部 4 个基本动作(视频 7-3-1)。动作完成后自觉耳部轻松。第一次治疗之后,耳鸣明显缓解。以后每周治疗 2 次,连续治疗 12 次,耳鸣基本解除。

视频 7-3-1 耳鸣(胸锁乳突肌紧张)

(摄于 2016 年 8 月 20 日)

诊疗说明：

1. 耳鸣有多种病因,首先要排除内耳器质性病变,如肿瘤、炎症和外伤等,确认内耳结构正常。在此基础上考虑耳周和颈部肌肉的问题。

2. 在外耳周围进行触诊,特别是耳部周围的相关肌肉,重点检查胸锁乳突肌,牢记胸锁乳突肌紧张或损伤往往是导致耳鸣的最常见原因。

3. 本案患者胸锁乳突肌、耳前翼内肌和翼外肌紧张。翼内肌和翼外肌紧张的动筋针法,可作为耳鸣的通用治法之一。而翳风和完骨两穴靠近胸锁乳突肌的起点,在胸锁乳突肌的胸骨头和锁骨头处出现的压痛点,也是松解胸锁乳突肌的常用靶点,针刺这几个靶点也是耳鸣的通用治法之一。患者带针运动,如张口闭口或头颈部的相关运动等,均可达到良好效果。

4. 采用动筋针法可迅速松解肌肉紧张,有时也需要连续治疗多次。

第四节 颞下颌关节功能紊乱综合征（咬肌损伤）

吴某某,女,32 岁,学生。

主诉:左侧面颊部疼痛,咀嚼障碍 2 周。

病史:患者于 2 周前在牙医诊所接受根管治疗,牙医治疗时用撑口器长时间工作。治疗结束后,患者自觉双侧面颊疼痛无力,而后出现颞下颌关节局部酸胀,进而疼痛加重,张口时左侧颞下颌关节弹响,下颌运动障碍,咀嚼无力,不敢正常进食,时常伴有头晕、头痛和耳鸣等。故来求治。

查体:左侧颞下颌关节有压痛,在张口时出现弹响。按压左侧颞下颌关节并张口时,可听到清脆的弹响音或连续的碎裂声。张口受限,开口程度不超过2cm,张口时下颌偏斜,左侧下颌运动受限。

诊断:颞下颌关节功能紊乱综合征(咬肌损伤)

治法:采用动筋针法。在左侧颞下颌关节局部找到压痛点,用 1.0 寸毫针平刺,在听宫、听会穴处垂直进针,之后进行张口闭口动作,每次运动 8~10 次,张大口时保持 0.5 秒持续牵拉,重复 3~5 次(视频 7-4-1)。

诊疗说明:

1. 颞下颌关节功能紊乱综合征是口腔颌面部最常见的疾病。本病的主要临床表现为颞下颌关节区疼痛、运动时关节弹响、下颌运动障碍等。多数属关节功能失调,预后良好,但极少数病例可发生器质性改变。

2. 咬肌损伤是颞下颌关节功能紊乱综合征的原因

视频 7-4-1 颞下颌关节功能紊乱综合征(咬肌损伤)

（摄于 2016 年 10 月 5 日）

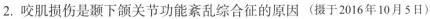

之一,动筋针法可以很快松解关节局部肌肉,使疼痛和功能障碍等得到缓解。

第五节 面瘫(面神经麻痹)

Danielle,女,45 岁,职员。

主诉:右侧面部运动障碍 5 个月。

病史:患者于 5 个月前无明显诱因发生右侧面部肌肉运动障碍。开始自觉面部不适,晨起刷牙时发现口角漏水,照镜子后发现右侧面部肌肉下垂,不能活动,闭目、张口等动作均不能完成,即求治于西医家庭医生,诊断为"Bell's palsy"(周围性面神经麻痹),给予非甾体抗炎药和氢化可的松等服用 10 天,不见好转。后在某中医诊所接受针灸治疗 4 个多月,无明显改善,故来求治。

查体:抬眉时右侧额部平坦,皱纹基本消失,皱眉时右侧皱眉肌小幅运动,闭眼时露白睛,耸鼻观察右侧鼻唇沟变浅,露齿时两侧口角运动幅度不对称,右侧嘴角下垂,鼓腮时口轮匝肌运动无力,右侧漏气。

诊断:面瘫(面神经麻痹)

治法:采用动筋针法。在额部、眉毛两端、颧部、鼻唇沟、地仓和颊车等处平刺。进针后嘱患者进行面部运动:睁眼闭眼、皱眉舒眉、张口闭口和龇牙咧嘴等(视频7-5-1)。运动过程中患者自觉面部疼痛明显,但能坚持完成。后每周采用 1 次动筋针法、2 次普通针法,连续治疗 12 次,基本痊愈。

视频 7-5-1 面瘫(面神经麻痹)

(摄于 2018 年 2 月 1 日)

诊疗说明:

1. 面神经麻痹,也称面神经炎或面神经瘫痪、面瘫等,俗称"歪嘴巴""吊线风",是以面部表情肌群运动功能障碍为主要特征的一种疾病。它是一种常见病、多发病,不受年龄限制。一般症状是口眼歪斜、患侧额纹消失,闭目不全,不能完成抬眉、闭眼、鼓嘴等动作。

2. 面神经麻痹涉及面部很多肌肉,如额枕肌、皱眉肌、眼轮匝肌、鼻肌、咬肌和口轮匝肌等。

3. 根据麻痹肌肉的分布情况,选取适当的穴位或治疗点进行皮下针刺,之后配合相应面部肌肉运动。

第六节 三叉神经痛

张某某,男,62 岁,裁缝。

主诉:右侧面颊部疼痛 3 周。

病史:患者于 3 周前无明显诱因突然觉右侧面颊部阵发性剧痛,难以忍受,说话、洗脸、刷牙或微风拂面,甚至走路都可诱发。在右侧鼻旁有一扳机点,不小心触碰后即可引起剧烈疼痛,并放射至整个右颊,疼痛可持续数秒或数分钟,呈周期性发作。现不敢正常进食,十分痛苦,故来求治。

查体:右侧上颌骨处有压痛,触碰时出现剧痛。张口受限,不敢咬牙,开口程度变小,张口时非常轻微,恐触碰扳机点,下颌左右侧运动受限。

诊断:三叉神经痛。

治法:采用动筋针法。在右侧面颊部找到压痛点,用 1.0 寸和 1.5 寸毫针平刺,在听会和颊车穴处进针,之后进行开口闭口和张口咬牙等动作,每次 8~10 次,张大口时保持 0.5 秒持续牵拉,重复 3~5 次(视频 7-6-1)。每周治疗 2~3 次,每次疼痛均有减轻,连续治疗 10 次,疼痛完全消失。

视频 7-6-1 三叉神经痛

(摄于 2018 年 1 月 5 日)

诊疗说明:

1. 三叉神经痛是一种发生在面部三叉神经分布区内反复发作的阵发性剧烈神经痛。三叉神经痛多见于 40 岁以上人群,女性多于男性,其发病右侧多于左侧。该病的特点是:沿头面部三叉神经分布区域,发生闪电样、刀割样、烧灼样、顽固性、难以忍受的剧烈疼痛。疼痛骤发骤停,每次发作持续数秒或数分钟,呈周期性特点,发作间歇期如常人。

2. 三叉神经痛诱发因素很多,如说话、吃饭、洗脸、剃须、刷牙及风吹等,以致患者精神萎靡不振,行动谨小慎微,甚至不敢洗脸、刷牙、进食,说话也格外小心,唯恐引起疼痛发作。

3. 三叉神经的分布:自三叉神经节向前发出 3 条大的分支,至内向外依次为第一支眼神经(眼支),第二支上颌神经(上颌支)及第三支下颌神经(下颌支)。

4. 三叉神经痛多以第二支、第三支发病最为常见。本案患者发病为第二支——上颌支神经痛。上颌支是一般躯体感觉神经,自三叉神经节发出后,立即进入海绵窦外侧壁,之后经圆孔出颅,进入翼腭窝,再经眶下裂入眶,续为眶下神经。上颌支分布于上颌各牙、牙龈、上颌窦、鼻腔和口腔黏膜,以及睑裂间的面部皮肤和部分硬脑膜。

5. 上颌支周围的肌肉有很多,如颧大肌、颧小肌、咬肌、翼内肌、翼外肌等。本案与上述众多肌肉有关。

6. 本案所选针刺部位和动筋针法可以很快松解三叉神经分布区域的肌肉,使疼痛和功能障碍等得到缓解。

第八章 头颈部疾病

第一节 头痛(头半棘肌和头夹肌紧张)

王某某,女,45 岁,服装厂工人。

主诉:头痛 10 年,加重 6 个月。

病史:患者从事服装厂制衣工作 20 余年,每日长时间低头工作,常感颈部酸痛僵硬。头痛断续发作 10 年,以后枕部和头顶为主,工作后和月经期头痛加剧,经常服用止痛药 "Tylenol"(泰诺止痛片),最初服用时头痛有一定缓解,近 2 个月以来,服用泰诺止痛片已经无效,改用其他止痛药,但服用后胃部隐隐疼痛。故来寻求针灸治疗。

查体:颈部肌肉僵硬,枕骨大孔两侧头半棘肌处有明显硬结,如黄豆大小,右侧略大于左侧,压之剧痛。双侧风池穴附近压痛并肌肉紧绷。枕部上斜方肌处紧张。

诊断:头痛(头半棘肌和头夹肌紧张)

治法:采用动筋针法。取双侧风池穴,选用 3.0 寸(75mm)、30 号(0.25mm)毫针,一支针尖从风池穴透刺向同侧翳风穴,穿过同侧完骨穴,另一支针从一侧风池穴透刺对侧风池穴,嘱患者做颈部运动 4 个基本动作:颈部屈伸、颈部旋转、颈部侧屈和颈部环摇(视频 8-1-1)。

视频 8-1-1 头痛(头半棘肌和头夹肌紧张)
(摄于 2017 年 3 月 15 日)

诊疗说明:

1. 头痛是一种常见的临床症状,许多头部和颈部的肌肉问题均可引起头痛,包括偏头痛、紧张性头痛、神经性头痛、血管性头痛、颅内感染性头痛和颅内占位性头痛等。有时头痛与颈痛同时发生,如颈部疼痛不适、压痛等,发生率很高,临床表现比较复杂,头痛持续时间长,治疗较困难。此种头痛也称"颈源性头痛",在头痛中占有很大比例。

2. 颈源性头痛主要是由于颈部肌肉,特别是枕后肌群和颈两侧肌群紧张和痉挛导致神经和血管受压而引起的。本案患者长时间低头伏案工作,肌肉持续收缩导致肌肉供血不足,引起肌肉痉挛,并使韧带、肌筋膜发生损伤而引发头痛。

3. 风池透刺风池主要作用为松解颈部后方的肌群和韧带,如斜方肌、头最长肌、头颈半棘肌、项韧带、头后大直肌、头后小直肌、头上斜肌和头下斜肌等。

4. 风池透刺翳风可以松解颈部侧方的肌群,如胸锁乳突肌、头颈夹肌和斜角肌等。

5. 风池透刺风池和风池透刺翳风可以作为治疗头痛的"通用动筋针法",特别适用于颈源性头痛,但首先要排除颅内病变,如肿瘤等占位性病变。

第二节　头颈痛(胸锁乳突肌和斜方肌损伤)

夏某某,女,24 岁,学生。

主诉:头颈部疼痛 3 个月。

病史:患者平素学习紧张,经常熬夜。3 个月前因冬季气候寒冷,洗头后没有及时吹干,诱发头颈部疼痛,右侧较重。疼痛严重时无法学习。颈部僵硬,活动受限,左侧头部和前额部阵发性疼痛,遇寒加重,学习时间超过 1 小时即开始疼痛。

查体:枕后斜方肌和左侧胸锁乳突肌紧绷僵硬,上斜方肌有多处压痛,左侧完骨穴处压痛明显。头颈前屈受限,下巴距离胸骨约 3cm,头后伸约 40°,头颈左侧旋转约 15°,右侧旋转正常。

诊断:头颈痛(胸锁乳突肌和斜方肌损伤)

治法:取双侧风池穴,选用 3.0 寸 30 号(0.25mm × 75mm)毫针,一支针尖透刺向同侧翳风穴,接近完骨穴,另一支针尖透刺向对侧风池穴。选用 2.0 寸毫针平刺左侧完骨穴,2.0 寸毫针肩胛内上角处平刺,另选用 1.5 寸毫针平刺斜方肌上的压痛点。嘱患者做颈部 4 个基本动作:颈部屈伸、颈部旋转、颈部侧屈和颈部环摇,以及肩部 4 个基本运动动作:肩臂外展、肩臂拉伸、双臂上举和肩臂旋摇(视频 8-2-1)。

诊疗说明:

1. 颈部肌肉紧张,特别是颈后部和颈侧部的肌肉紧张,是导致头颈部疼痛的重要原因之一。胸锁乳突肌紧张是头痛、眩晕的主要原因。

2. 胸锁乳突肌紧张可以引起诸多症状,如偏头痛、头痛、头晕和颈痛等。胸锁乳突肌损伤通常引起前额胀

视频 8-2-1　头颈痛
(胸锁乳突肌和斜方肌损伤)
(摄于 2017 年 4 月 18 日)

痛、出汗,脸色苍白,头颈同侧旋转障碍,同时伴有眩晕。

3. 本案患者头颈前屈受限,上斜方肌紧张且有压痛,故考虑斜方肌损伤;头颈后伸受限,且左侧旋转受限,考虑胸锁乳突肌损伤。因长期低头学习,加之遇寒受凉导致局部痉挛。

4. 风池透刺同侧翳风和风池透刺对侧风池,可以松解颈部两侧和枕后肌群,对于本案患者,主要作用为松解胸锁乳突肌和斜方肌。

5. 头痛治颈要排除颅内器质性病变,大多数头痛属于颈源性头痛,所以此法也可以用作治疗头颈疼痛的通用治法之一。

第三节 头颈痛(肩胛提肌和头颈半棘肌损伤)

赵某某,女,32 岁,文秘。

主诉:头颈部疼痛 2 年,加重 1 个月。

病史:患者从事文秘工作近 10 年,每日坐于电脑前办公,长时间处于同一姿势和体位,经常感颈部酸痛,头痛头晕,时有手臂麻木,以右侧为重。曾接受按摩和理疗等,时有好转,但反复发作。近 1 个月感觉头痛明显,并伴有头晕加重,失眠、焦虑。严重影响生活和工作。

查体:颈背部脊柱两侧肌肉僵硬疼痛,头颈前屈受限,肩胛骨内上角压痛明显。头左右旋转均受限。

诊断:头颈痛(肩胛提肌和头颈半棘肌损伤)

治法:取双侧风池穴,选用 3.0 寸 30 号(0.25mm × 75mm)毫针,从风池穴透刺向同侧翳风穴,穿过完骨穴。选用 2.0 寸毫针 2 支,分别平刺肩胛提肌颈部两侧止点,再取 2.0 寸 2 根毫针水平刺入一侧肩胛内上角处的肩胛提肌起点,2 根针基本在同一点,只是方向不同,另取 2 根 2.0 寸毫针同样水平刺入另一侧肩胛内上角处的肩胛提肌起点。嘱患者做颈部运动 4 个基本动作:颈部屈伸、颈部旋转、颈部侧屈和颈部环转等,以及肩部运动 4 个基本动作:肩臂外展、肩臂拉伸、双臂上举和肩臂旋摇(视频 8-3-1)。

诊疗说明:

1. 头颈痛是临床常见疾病,排除颅内和脊柱内病变造成的头颈痛,主要考虑颈部相关肌肉损伤或紧张所致。可以通过靶点的检查流程确定具体进针点。

2. 如果找不到靶点,或不确定如何找靶点,也可以采用头颈部疼痛的通用治法,即"风池透刺同侧翳风和风池透刺对侧风池",可以松解颈部两侧和枕后肌群。对于本案患者,主要作用为松解肩胛提肌和头颈半

视频 8-3-1 头颈痛(肩胛提肌和头颈半棘肌损伤)

(摄于 2017 年 2 月 8 日)

棘肌。

3. 颈部两侧和枕后肌群松解之后,头痛和颈痛等症状就会减轻或消失。

4. 颈源性头痛在头痛病例中占有很大比例,所以此法为头痛和颈痛的共治方法,是治疗头痛和颈部疾病的通用方法之一。

第四节 颈椎病(胸锁乳突肌和斜角肌损伤)

张某某,女,44 岁,软件工程师。

主诉:颈部疼痛 2 年,加重 1 天。

病史:患者长期伏案工作,经感颈部疼痛、僵硬,断续在不同诊所接受按摩、针灸、理疗等,症状时好时坏,时有头晕、头痛及右手麻木,以第 2、3 指明显。X 线和 MRI 检查提示,第 3~6 颈椎椎体退行性改变,诊断为"颈椎病,骨质增生"。1 天前工作时间较长,今晨突然颈部疼痛加重,右侧明显,最痛点位于右侧乳突下方。活动受限,仰头动作明显受限。故来求治。

查体:颈部肌肉僵硬,颈部后伸、左侧屈明显受限,后伸约 30°,左侧屈 15°,左侧旋转略受限,右侧旋转明显受限,右侧屈正常。颈部前侧肌群如颈阔肌、二腹肌及胸锁乳突肌紧张、缩短,右侧乳突下方压痛,后侧肌群如头颈半棘肌、肩胛提肌僵硬无力,胸锁乳突肌乳突下方压痛明显,胸骨头和锁骨头处均有明显触痛,斜角肌在第 1、2 肋处止点有压痛。

诊断:颈椎病(胸锁乳突肌和斜角肌损伤)。

治法:采用动筋针法。针刺乳突压痛点、肩井处压痛点、锁骨头等靶点,先以辅助针法松解,再配合颈肩部基本运动。仅治疗 1 次,疼痛基本消失,颈部活动度大为改善。治疗前后对比见图 8-4-1 和图 8-4-2。

诊疗说明:

1. 颈椎病是颈椎骨关节炎、增生性颈椎炎、颈神经根综合征、颈椎间盘脱出症的总称,是一种以退行性病理改变为基础的疾患。主要由于颈椎长期劳损、骨质增生,或椎间盘脱出、韧带增厚,致使脊髓、神经根或椎动脉受压,出现一系列功能障碍。

2. 颈椎病主要指脊柱本身的某些病变,但临床有相当一部分人以影像学为标准被诊断为"颈椎病",可实际却没有任何临床症状。相反,也有些患者头颈部疼痛和功能障碍很明显,出现典型的"颈椎病"症状和体征,可影像学检查却正常。所以,对于头颈部疼痛的患者,不管是否被诊断为"颈椎病",均应先对颈部肌肉进行排查,发现问题,及时解决,有时会收到意想不到的效果。

3. 本案患者长期伏案工作,颈部肌肉疲劳,易发生肌肉紧张而引起疼痛。

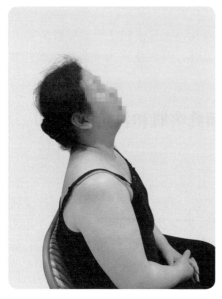

图 8-4-1　颈椎病（胸锁乳突肌和斜角肌损伤）治疗前（前屈）

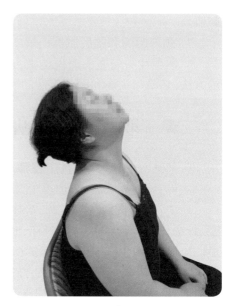

图 8-4-2　颈椎病（胸锁乳突肌和斜角肌损伤）治疗后（前屈）

4. 右侧乳突下方压痛，此为胸锁乳突肌的起点，同时颈部后伸、右侧旋转受限，考虑为胸锁乳突肌损伤。

5. 斜角肌在第 1、2 肋处止点有压痛，左侧屈曲受限，考虑斜角肌损伤。

6. 治疗选取相应靶点，因有结节较硬，故先采取辅助松解针法，再施动筋针法。

第五节　颈肩部扭伤（肩胛提肌和斜方肌损伤）

张某某，女，25 岁，学生。

主诉：右侧颈肩疼痛 3 天。

病史：患者于 3 天前因搬重物不慎将右侧颈部扭伤，第二天疼痛加重，活动明显受限，遂来求诊。

查体：颈部疼痛于肩胛骨内上角处明显，颈部活动明显受限，左侧屈 10°，左旋 30°，前屈 45°。

诊断：右侧颈肩部扭伤（肩胛提肌和斜方肌损伤）。

治法：采用动筋针法。在肩胛提肌和斜方肌相应的靶点上针刺（视频 8-5-1），采用头颈肩基本运动方法，治疗 1 次，活动自如，疼痛基本消除。治疗前后结果对

视频 8-5-1　颈肩部扭伤（肩胛提肌和斜方肌损伤）

（摄于 2017 年 10 月 25 日）

比见图 8-5-1~ 图 8-5-4。

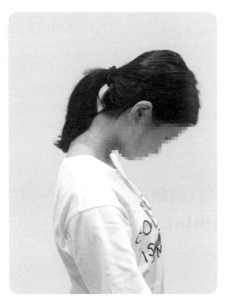

图 8-5-1　颈肩部扭伤（肩胛提肌和斜方
　　　　肌损伤）治疗前（前屈）

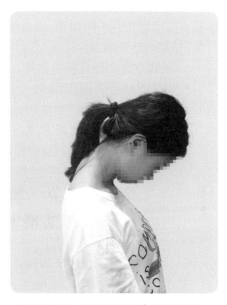

图 8-5-2　颈肩部扭伤（肩胛提肌和
　　　　斜方肌损伤）治疗后（前屈）

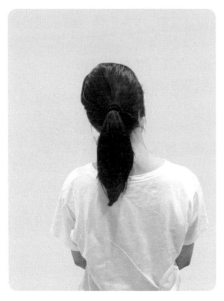

图 8-5-3　颈肩部扭伤（肩胛提肌和斜方
　　　　肌损伤）治疗前（侧屈）

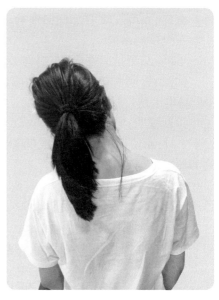

图 8-5-4　颈肩部扭伤（肩胛提肌和斜
　　　　方肌损伤）治疗后（侧屈）

诊疗说明：

1. 本案为青年患者,因搬重物不慎将右侧颈部扭伤,颈部有明确外伤史,诊断主要考虑颈部肌肉损伤,故可予局部治疗。如果是在 12 小时之内的新近外伤,局部治疗要慎重。

2. 最痛点在右侧肩胛内上角,正是肩胛提肌起点。

3. 颈部前屈受限,表明头颈半棘肌和肩胛提肌损伤;左旋受限,说明只是肩胛提肌损伤。

4. 颈部前屈和侧屈受限考虑为中斜方肌损伤。

5. 治疗以松解斜方肌和肩胛提肌为主。

第六节　颈肩疼痛(胸锁乳突肌和头颈半棘肌损伤)

Kathy,女,62 岁,软件工程师。

主诉:颈部酸痛 10 年,左侧颈部疼痛 2 周。

病史:患者长期从事软件工程师工作,每天低头持续时间较长,颈部疼痛时常发作,常感颈部僵硬、酸痛,有时手指麻木。因左侧颈部和肩部疼痛 2 周,遂来求诊。

查体:颈部左旋时感同侧疼痛,且活动明显受限,右旋正常,仰头受限,并引起左侧颈肩疼痛。

诊断:左侧颈肩疼痛(左侧胸锁乳突肌和左侧头颈半棘肌损伤)。

治法:针刺胸锁乳突肌和相应区域靶点,做头颈部 4 个基本运动(视频 8-6-1)。

诊断说明:

视频 8-6-1　颈肩疼痛(胸锁乳突肌和头颈半棘肌损伤)(摄于 2017 年 10 月 6 日)

1. 长期使用电脑办公,或低头伏案,易造成颈部后群和侧群肌肉疲劳紧张。

2. 本案患者主诉颈肩疼痛,头颈同侧旋转受限,考虑胸锁乳突肌和头颈半棘肌损伤。

3. 颈部对侧旋转不受限,排除肩胛提肌、斜方肌上束和头颈夹肌损伤。低头不受限,表明与肩胛提肌无关。

第七节　颈肩疼痛(胸锁乳突肌损伤)

朱某某,男,65 岁,退休电工。

主诉:颈部疼痛僵硬 2 个月,活动受限 1 周。

病史:患者于 2 个月前整理家中杂物,因持续仰头劳动时间较长,自觉头痛和颈部不适,疼痛不断加重,进而出现颈部僵硬,活动受限。曾服用止痛药布洛芬(ibuprofen),疼痛略有减轻,但疼痛和僵硬旋即又作。

查体:右侧颈部疼痛较重,头颈活动明显受限,颈部左侧屈和左旋明显受限。颈部前屈 15°,后伸 30°;左旋 15°,右旋 45°;左侧屈 10°,右侧屈 30°。右侧胸锁乳突肌上有一 1.0cm×1.5cm 的结节,压之痛甚。

诊断:颈肩疼痛(右侧胸锁乳突肌损伤)。

治法:采用动筋针法。用 25mm×0.20mm 毫针,分别在右侧乳突、胸锁乳突肌结节,以及沿胸锁乳突肌走行的阳性结节和紧绷肌肉,进行皮下平刺,针体在皮下浅筋膜层,不刺入肌肉。嘱患者带针进行颈部前屈后伸、左右侧屈、左右旋转及环摇运动,每个动作均匀、缓慢、有力,做到最大幅度时有牵拉,每个动作重复10 次。运动完毕后取针,结束治疗。患者颈部疼痛解除,僵硬基本缓解。活动度明显增大,颈部前屈 30°,后伸 45°,左旋 45°,右旋 80°,胸锁乳突肌上的结节亦缩小。治疗前后对比,见视频 8-7-1。

视频 8-7-1 颈肩疼痛
(胸锁乳突肌损伤)
(摄于 2017 年 11 月 3 日)

诊疗说明:

1. 胸锁乳突肌位于颈部的两侧,上方至乳突外侧面和枕骨上项线外侧1/2,下方有两个附着点,胸骨头附着于胸骨柄前表面,靠前内侧而表浅,锁骨头附着于锁骨前表面的内 1/3,靠后外侧而较深,胸骨肌在前,锁骨肌在后。主要功能是稳定、旋转和屈曲头部和颈部。单侧收缩可使头面向同侧旋转和上方倾斜,双侧收缩可使颈部前屈、后伸,双侧共同作用防止头和颈部过度向后运动而损伤,在一定程度上参与吞咽和呼吸。

2. 查体时嘱患者用一个手指指出最痛的部位,若患者用右手示指指向右侧乳突部位,则大体可以判定疼痛与右侧胸锁乳突肌、右侧头颈夹肌、肩胛提肌或斜角肌等损伤有关。

3. 进行动态检查,嘱患者做前屈、后伸、侧屈和旋转等动作,以判定是否为胸锁乳突肌损伤,即胸锁乳突肌是否为导致疼痛的责任肌。

4. 在责任肌上寻找靶点,即胸锁乳突肌的起止点、激痛点和相关阳性反应点,作为针刺的靶点。第一次治疗只解决胸锁乳突肌的问题,对胸锁乳突肌进行松解。

第八节 落枕（肩胛提肌损伤）

陈某某,男,37 岁,职员。

主诉:颈部疼痛不适、活动受限 1 周。

病史:患者于 1 周前晨起时自觉颈部疼痛,以右侧为主,不能转侧,头左旋明显受限。

查体:颈部前屈受限,低头困难,下颌距前胸 4 指,头左旋受限,不足 40°,右旋基本正常。

诊断:落枕(肩胛提肌损伤)。

治法:采用动筋针法。取风池透风池、风池透翳风,配合肩胛提肌上的靶点,针刺后嘱患者运动颈部(视频 8-8-1)。治疗后患者自述疼痛减轻,再次查体,左旋范围增加 40%,前屈幅度增加 60% 以上(图 8-8-1~图 8-8-4)。

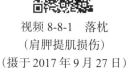

视频 8-8-1 落枕
(肩胛提肌损伤)
(摄于 2017 年 9 月 27 日)

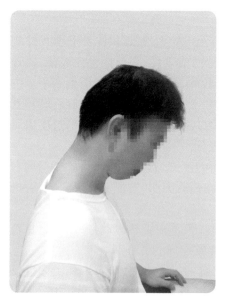

图 8-8-1 落枕(肩胛提肌损伤)
治疗前(前屈)

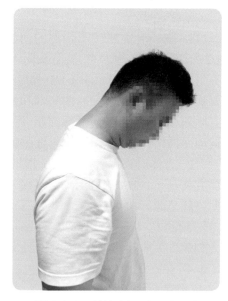

图 8-8-2 落枕(肩胛提肌损伤)
治疗后(前屈)

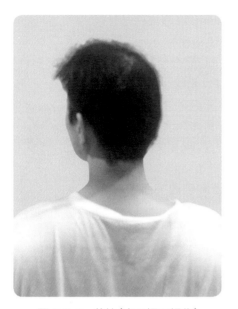

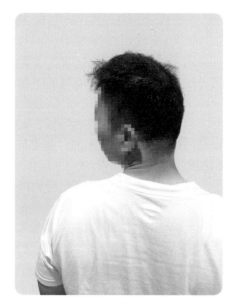

图 8-8-3　落枕(肩胛提肌损伤)
治疗前(左旋)

图 8-8-4　落枕(肩胛提肌损伤)
治疗后(左旋)

诊疗说明:

1. 落枕是一种常见病,入睡前并无症状,晨起后却感到项背部明显酸痛,颈部活动受限,其原因多与睡眠姿势不当有关。好发于青壮年,以冬春季多见。

2. 本案患者颈部前屈受限,低头困难,考虑颈部后群肌肉紧张。颈部后群肌肉有肩胛提肌、头颈半棘肌。头左旋受限,不足 40°,右旋基本正常,只考虑肩胛提肌损伤,排除头颈半棘肌损伤。

3. 治疗直接在阳性靶点上针刺,以风池透风池、风池透翳风为基本操作法,再选取相应的靶点。

第九节　落枕(胸锁乳突肌和后斜角肌损伤)

张某某,女,55 岁,家庭主妇。

主诉:颈部疼痛,活动受限 2 天。

病史:患者昨日晨起突觉颈部不适,疼痛,头不能正常旋转,今日疼痛加重,头颈僵硬完全不能活动。

查体:颈部呈僵硬状态,右侧颈部及右侧乳突疼痛明显、拒按,胸锁乳突肌胸骨头和锁骨头压痛明显,后斜角肌止点压痛明显。颈部前屈 0°,后伸

20°,左右旋转和侧屈均 10° 左右,头颈转动时多以腰部转动代偿。

诊断:落枕(右侧胸锁乳突肌和后斜角肌损伤)。

治法:采用动筋针法。在相关靶点上针刺,配合颈部基本运动(视频 8-9-1)。患者经治 1 次颈部活动度明显增加,疼痛基本消除。

诊疗说明:

1. 落枕虽然是一种常见疾病,但对于具体患者,病因和损伤的肌肉却不完全相同。需要仔细排查,找到相关的责任肌和靶点。

视频 8-9-1　落枕(胸锁乳突肌和后斜角肌损伤)(摄于 2017 年 10 月 20 日)

2. 本案患者颈部前屈、后伸障碍,考虑胸锁乳突肌和肩胛提肌损伤。右侧肩胛提肌无疼痛和压痛,故排除。

3. 左旋、右旋均障碍,左侧胸锁乳突肌无阳性反应,故考虑右侧胸锁乳突肌损伤。

4. 左旋障碍,考虑右侧后斜角肌损伤。

5. 治疗在右侧胸锁乳突肌和斜角肌上找到相应的靶点。

第十节　颈肩疼痛
(肩胛提肌和前中斜角肌损伤)

李某某,女,25 岁,软件工程师。

主诉:颈部疼痛僵硬 1 天。

病史:患者每天伏案工作时间较长,常感颈部不适、僵硬,时有手臂麻木,左肩部不适伴颈部疼痛已有 1 年。今日早饭后,突然打嗝发作,导致左侧颈部剧烈疼痛,并伴有活动障碍,已不能正常工作,故来诊治。

视频 8-10-1　颈肩疼痛(肩胛提肌和前中斜角肌损伤)(摄于 2017 年 11 月 19 日)

查体:最痛压痛点位于肩井穴,肩外俞和肩中俞处也有压痛。头颈部僵硬明显,颈部不能后伸,前屈及右侧屈受限。

诊断:颈肩疼痛(左侧肩胛提肌和前中斜角肌损伤)。

治法:采用动筋针法。在相应的痛点和压痛点处针刺治疗,采取单刺和多刺的方法(视频 8-10-1)。动筋针法治疗 25 分钟后,患者颈肩疼痛明显减轻,头颈活动度增加,治疗前后对比,见图 8-9-1~ 图 8-9-4。

诊疗说明:

1. 本案患者颈部疼痛僵硬 1 天,属于急性,多与局部肌肉损伤有关。

2. 每天伏案工作时间较长,常感颈部不适、僵硬,多为颈部肌群损伤所致,肩胛提肌首当其冲。查体低头受限,说明的确与肩胛提肌有关。

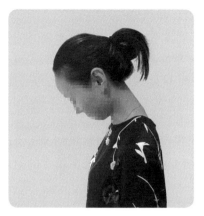

图 8-10-1 颈肩疼痛(肩胛提肌和
中斜角肌损伤)治疗前(前屈)

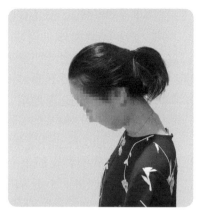

图 8-10-2 颈肩疼痛(肩胛提肌和
前中斜角肌损伤)治疗后(前屈)

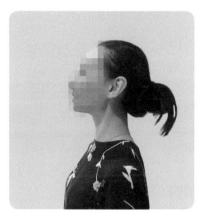

图 8-10-3 颈肩疼痛(肩胛提肌和
前中斜角肌损伤)治疗前(后伸)

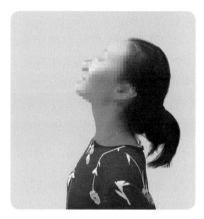

图 8-10-4 颈肩疼痛(肩胛提肌
和前中斜角肌损伤)治疗后(后伸)

3. 查体颈部不能后伸,可能与胸锁乳突肌或前中斜角肌有关,但右侧屈受限,故属左侧前中斜角肌损伤。

4. 定位靶点后,采用动筋针法,松解相应的肌肉,从而起效。

第十一节 头颈痛(胸锁乳突肌和 头颈半棘肌紧张)

张某某,女,47 岁,家庭主妇。

主诉:头痛、颈痛 12 年,加重 2 个月。

病史:患者经常发作头痛、颈痛,平均每周发作 3~4 次,每次疼痛时间持续 5~6 小时,需服用止痛药如泰诺(tylenol)才能缓解。有时疼痛剧烈,伴有头晕和视物不清,颈部僵硬不适,失眠,焦虑,烦躁不安。近 2 个月服用各种药物,头痛均不见缓解,并且逐渐加重,头晕欲倒,视物模糊。曾行头部 CT 检查,未见异常。西医诊断为"偏头痛,颈椎病"。

查体:低头、仰头均受限。胸锁乳突肌起止点(乳突处和胸骨柄的上方两侧)压痛明显,且胸锁乳突肌上有压痛点和结节。头颈半棘肌在颅骨的附着处压痛,项平面有许多大小不等的硬结。

诊断:头颈痛(胸锁乳突肌和头颈半棘肌紧张)。

治法:采用动筋针法。取双侧风池穴透刺,即风池透翳风和风池透风池。用 4 支 3.0 寸毫针,沿皮下透刺,到达欲刺部位后,配合颈部基本运动法(视频 8-11-1)。治疗后患者头痛头晕明显改善,视物较前清晰。

诊疗说明:

1. 偏头痛多与颈部肌肉紧张有关,低头仰头均受限,说明与胸锁乳突肌紧张有关。胸锁乳突肌通常是导致头痛的主要原因。

视频 8-11-1　头颈痛
(胸锁乳突肌和头颈半棘肌紧张)
(摄于 2016 年 3 月 3 日)

2. 查体证实在胸锁乳突肌上有阳性压痛点和筋结点,以及在胸锁乳突肌起止点上有明显压痛。

3. 低头受限的另一个原因是头颈半棘肌紧张,也可导致视物不清。

4. 因众多肌肉紧张导致了头痛、头晕和视物不清,先予风池透风池、风池透翳风,因为这两个穴位具有普遍松解颈部后群和侧群肌肉的作用,故具有通用性,不需详细定位,进行初步肌肉松解。

第十二节　头痛头晕
(胸锁乳突肌和斜角肌紧张)

Cristina,女,37 岁,职业。

主诉:顽固性头痛 5 年,加重 2 周。

病史:头颈部疼痛,有时头晕和视物不清,颈部僵硬不适,时有失眠、焦虑、烦躁不安。经常服用镇静催眠药和泰诺止痛片(对乙酰氨基酚),近来服用各种药物均不见效果,并且症状逐渐加重,伴头晕、视物模糊。头部 CT 检查未见异常。

查体:胸锁乳突肌和斜角肌紧张,在胸锁乳突肌上有压痛和结节,乳突周围剧痛,按压时抵抗明显,锁骨前内侧、锁骨头处触痛,乳突下方、颈部中段有2个黄豆粒大小的结节,压痛明显。肩井穴处深压剧痛。

诊断:头痛头晕(胸锁乳突肌和斜角肌紧张)。

治法:采用动筋针法。取双侧风池穴透刺,即风池透翳风和风池透风池,用4支3.0寸毫针,沿皮下透刺,到达欲刺部位后,配合颈部基本运动法(视频8-12-1)。治疗后患者头痛头晕立刻缓解,自觉视物清晰。

视频 8-12-1 头痛头晕(胸锁乳突肌和斜角肌紧张)

(摄于2017年9月13日)

诊疗说明:

1. 长期顽固性头痛,多与颈部肌肉紧张有关,特别是长期使用电脑办公者。

2. 胸锁乳突肌通常是导致头痛的主要原因之一,查体证实在胸锁乳突肌上有阳性压痛点和结筋病灶点。

3. 前中斜角肌紧张卡压颈动脉,而导致头部供血不足,表现为视物不清等。

4. 因众多肌肉紧张导致了头痛、头晕和视物不清,先予风池透风池、风池透翳风,进行初步肌肉松解。再对胸锁乳突肌和前中斜角肌松解,以达到标本兼治的目的。

5. 本病为慢性顽固性疾病,需要制定长期治疗方案,动筋针法与传统针法交替使用。

第十三节 头颈痛(斜角肌紧张)

Lynda,女,28岁,学生。

主诉:头颈痛2年,加重1周。

病史:患者头痛、颈痛时常发作,每因学习紧张或期末考试时发作。有时月经期间或寒冷天气疼痛加重,休息后可缓解。有时疼痛剧烈,颈部僵硬不适,左侧颈部疼痛明显,活动受限,焦虑。近日因学习紧张头痛逐渐加重。

查体:仰头略受限,头颈右侧屈和旋转均有不同程度受限。肩井穴处压痛,左侧颈部有压痛点。

诊断:头颈痛(斜角肌紧张)。

治法:采用动筋针法。选用2.0寸、30号毫针,在肩井穴处,以不同方向刺入2针,一针从肩外部刺向颈部,另一针从肩后刺向肩前。在颈部斜角肌起点附近找到压痛点,皮下平刺。到达欲刺部位后,配合颈部基本运动法(视频8-13-1)。治疗后患者头痛头晕明显改善。

诊疗说明：

1. 头颈痛原因很多,通常颈部肌肉紧张是主要原因之一。仰头略受限,可能是胸锁乳突肌或斜角肌损伤,但头颈右侧屈和旋转有不同程度受限,说明是斜角肌损伤。

2. 查体证实在斜角肌起点附近有阳性压痛点和筋结点,进一步证实与斜角肌有关。

3. 取穴需重点针对中斜角肌的松解。

视频 8-13-1 头颈痛
（斜角肌紧张）
（摄于2016年3月15日）

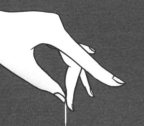

第九章 肩、背、臂部疾病

第一节 肩痛（冈上肌和三角肌损伤）

【案1】

王某某,女,28岁,学生。

主诉:左侧肩部疼痛1周。

病史:患者于1周前搬家,因用力提拉重物,导致左肩和左上臂外侧疼痛,当时采用冰敷,疼痛略有缓解。但2天后左侧肩臂疼痛加剧,又继续冰敷,疼痛减轻,但发现手臂上举困难,活动僵硬,特别是外展活动明显受限,影响正常学习和生活,经同学介绍来求治。

查体:左侧肩关节活动明显受限,外展90°,前屈120°。双上肢侧平举时,左侧手臂低于右侧。冈上肌起止点附近有明显压痛,三角肌中束、肱骨粗隆和肱骨头上方即肩峰端各有压痛点。

诊断:肩痛(冈上肌和三角肌损伤)。

治法:采用动筋针法。在三角肌和冈上肌的靶点,用2.0寸毫针,皮下针刺。先进行局部松解,之后进行相应的肩部运动,如肩臂外展运动、肩臂拉伸运动、双臂上举运动、肩臂旋摇运动等(视频9-1-1)。治疗后患者疼痛即消,活动如常。

诊疗说明:

1. 本案患者为肩部急性扭伤,左侧手臂疼痛伴活动障碍。损伤初期12小时之内,一般4~6小时之内用冰敷是正确的。在西方,任何急性软组织运动损伤的处理,均采用"RICE"的治疗方法,即rest(休息),ice(冰敷),compression(加压),elevation(抬高)。冰敷是一种常见的方法,对缓解疼痛和防止肿胀有一定的效果。但是在

视频9-1-1 肩痛(冈上肌和三角肌损伤)

(摄于2015年10月16日)

损伤12小时之后,特别是48小时之后,继续冰敷则会导致局部血液循环障碍,虽然有一定缓解疼痛的作用,但可能导致功能活动障碍,故此时应该采取热敷的治疗方法。

2. 本案患者左侧手臂外展困难,考虑以三角肌和冈上肌损伤为主,并在这两块肌肉上找到压痛靶点,故以先松解这两块肌肉为主。

3. 针刺采用动筋针法皮下平刺,配合相关运动,取得立竿见影的效果。

【案2】

Cristopher,男,19岁,学生。

主诉:右侧肩部外侧疼痛3周。

病史:患者平素喜欢运动,每周健身3~4次,每次锻炼1小时左右。3周前因上肢运动过度,造成右肩外侧疼痛,不能活动,至今未见好转,动则痛甚,右臂活动明显受限。

查体:右侧手臂外展障碍,活动明显受限,双上肢侧平举时,右侧手臂无力。冈上肌起止点附近有明显压痛点,三角肌中束、肱骨头的上方即肩峰端有一压痛点。

诊断:肩痛(冈上肌和三角肌损伤)。

治法:采用动筋针法。在三角肌中束和冈上处的靶点,用2.0寸毫针,皮下针刺。先进行局部松解,之后进行相应的肩部运动,如肩臂外展运动、肩臂拉伸运动、双臂上举运动、肩臂旋摇运动等(视频9-1-2)。治疗后患者疼痛即消,活动如常。

视频9-1-2 肩痛(冈上肌和三角肌损伤)
(摄于2015年8月2日)

诊疗说明:

1. 本案患者因过度运动导致肩部肌肉损伤,引起肩部疼痛,右侧肩关节外展障碍,活动明显受限,初步考虑为冈上肌和三角肌损伤。

2. 运动过量损伤局部肌肉,属于急性损伤,治疗应因势利导。症状已持续3周,说明损伤程度较重,必须针对责任肌和靶点进行治疗。

3. 动筋针法使肌纤维松解,纤维细胞重新排列,故起效迅速,患者当即痛减、活动如常。

第二节 肩周炎(三角肌中束和冈上肌损伤)

薛某某,男,57岁,职员。

主诉:左侧肩臂部疼痛、活动障碍2年。

病史:患者于2年前开始出现左侧肩关节疼痛,逐渐发生活动障碍。目前左肩关节疼痛明显加剧,夜间尤甚,并伴有功能障碍。左侧肩臂前伸、外展和后伸均有明显障碍。

查体:左肩关节前屈 90°,外展 75°,后伸 20°,任何方向活动均有障碍。冈上肌起止点附近有明显压痛点,三角肌中束、肱骨头的上方即肩峰端有一压痛点,三角肌、冈上肌、冈下肌、小圆肌等均有紧绷和压痛。

诊断:肩周炎(三角肌中束和冈上肌损伤)。

治法:采用动筋针法。在三角肌中束和冈上肌处的靶点,用 2.0 寸毫针,皮下针刺。先进行局部松解,之后进行相应的肩部运动,如肩臂外展运动、肩臂拉伸运动、双臂上举运动、肩臂旋摇运动等(视频 9-2-1)。治疗后患者疼痛当即减轻,活动度略增加,需连续治疗。

视频 9-2-1 肩周炎
(三角肌中束和冈上肌
损伤)
(摄于 2016 年 3 月 5 日)

诊疗说明:

1. 肩周炎俗称肩凝症、冰冻肩或五十肩,以肩部疼痛,夜间为甚,肩关节活动功能受限为主要症状。病理主要表现为肩关节囊及其周围韧带、肌腱和滑囊的慢性特异性炎症。本病的好发年龄在 50 岁左右,女性发病率略高于男性,多见于体力劳动者。这是目前对肩周炎的一种普遍认识。

2. 笔者认为,"肩周炎"是一个很广泛和笼统的诊断,几乎可以包含大多数表现为肩关节疼痛的病症,但是在临床,每个肩周炎患者的症状和体征都不相同,主要是其涉及的责任肌和靶点不同,所以,治疗也是不同的。

3. 本案患者为肩周炎粘连,左肩臂部疼痛,左肩关节外展障碍,活动明显受限,可以初步考虑责任肌是冈上肌和三角肌。

4. 其实该患者的肩周炎由许多相关肌肉损伤所致,治疗时以主要疼痛肌肉为主,故先锁定三角肌和冈上肌,之后再考虑其他肌肉的治疗。

5. 针刺留针之际,按肩部运动的步骤进行运动,可以初见效果。

6. 治疗之后,嘱患者在无针刺情况下,每日进行上肢运动,逐渐可以恢复肩臂功能。

第三节 肩臂痛(肱三头肌和冈下肌损伤)

Don,男,55 岁,财务总监。

主诉:左侧肩臂部疼痛、活动障碍 1 个月。

病史:患者平日工作繁忙,没有时间锻炼。1 个月前去健身房锻炼,因运动不当和用力过猛,导致左侧肩臂损伤、疼痛,近来自觉活动受限。

查体:左肩关节前屈 150°,外展 120°,后伸 15°,后伸方向活动明显受限。在冈下肌和肱三头肌上,及其附近找到明显压痛靶点。

诊断:肩臂痛(肱三头肌和冈下肌损伤)。

治法:采用动筋针法。在肱三头肌和冈下肌的靶点,用2.0寸毫针,皮下针刺,先进行局部松解,之后进行相应的肩部运动,如肩臂外展运动、肩臂拉伸运动、双臂上举运动、肩臂旋摇运动等(视频9-3-1)。治疗后患者疼痛当即减轻,活动略有改善。

视频9-3-1 肩臂痛(肱三头肌和冈下肌损伤)(摄于2016年12月14日)

诊疗说明:

1. 本案患者健身运动过程中造成左侧肩关节前部肌肉拉伤,肩臂损伤1个月,急性期已过,属于慢性恢复期。左肩臂部疼痛,左肩关节后伸障碍,活动明显受限,可以初步考虑肱三头肌和冈下肌损伤。

2. 其实该患者也伴有其他相关肌肉损伤,但治疗以左侧肱三头肌和冈下肌为主。

3. 针刺留针之际,按肩部运动的基本运动和辅助运动,起效迅速。

第四节 肩痛(喙肱肌和胸小肌损伤)

邝某某,男,45岁,文职人员。

主诉:左肩前部疼痛1周。

病史:患者1周前驾车时,左手握方向盘,右手伸向车后排座,取一个包裹,由于包裹距离较远,用力过猛,导致左侧肩关节前部肌肉拉伤,引起剧烈疼痛,而后逐渐加重。近日来左肩关节活动受限,特别是后伸时,肩部疼痛明显加剧,并用单手指定位喙突处。

查体:左侧喙突处压痛明显,左前胸部乳头上方压痛明显,左臂内侧、肱骨中段压痛,左臂后伸受限。

诊断:肩痛(喙肱肌、胸小肌和肱二头肌损伤)。

治法:采用动筋针法。对损伤的喙肱肌、胸小肌和肱二头肌进行松解,针刺靶点,配合肩部基本运动方式(视频9-4-1)。经过1次治疗明显好转,5次治疗基本痊愈。

视频9-4-1 肩痛(喙肱肌和胸小肌损伤)(摄于2016年4月29日)

诊疗说明:

1. 本案患者单手指定位喙突处疼痛,喙突处有三块肌肉附着,即喙肱肌、胸小肌和肱二头肌短头。喙突处疼痛或压痛,多考虑这三块肌肉损伤。

2. 患者向右侧转身,右手伸向后排座位,取较远处的包裹,用力过猛,导致左肩关节前部肌肉受损,即考虑喙肱肌、肱二头肌和胸小肌拉伤。

3. 通过触诊在这三块肌肉上找到相应的靶点,进行动筋针法治疗。

第五节 肩痛（斜方肌和三角肌损伤）

Lisa，女，28 岁，牙医。

主诉：右侧肩部疼痛 6 个月。

病史：患者平素右手使用较多，右侧手、臂、肩长期处于紧张状态。6 个月前因打篮球拉伤右侧肩部，当时疼痛剧烈，经冰敷和物理治疗有所好转，但因每日工作繁忙，每天不断重复同一个动作，导致右手臂疼痛逐渐加重。近 1 个月来，不但疼痛加重明显，而且右肩活动明显受限，严重影响日常工作，经人介绍遂来求治。

查体：右侧肩井穴处压痛明显，从大椎至肩峰处肌肉紧张，中斜方肌压痛，肩臂外侧三角肌止点、三角肌粗隆压痛，头左侧屈时右肩疼痛加重。右手臂不能平举，右肩关节前伸、外展受限明显，肩臂活动时，带动肩胛骨一起运功。

诊断：肩痛（斜方肌和三角肌损伤）。

治法：采用动筋针法。在中斜方肌和三角肌起止点、激痛点和部分结节上针刺，并配合相关肩部运动（视频9-5-1）。治疗后患者当即感肩臂活动轻松，疼痛减轻，肩关节活动度明显改善。

视频 9-5-1 肩痛（斜方肌和三角肌损伤）

（摄于 2017 年 1 月 26 日）

诊疗说明：

1. 本案职业为牙医，右手使用较多，是日后造成肩臂损伤的基础。

2. 打篮球受伤只是一个诱因。长期的劳损加上突然的暴力损伤是导致本病的原因。

3. 右侧肩井穴处压痛明显，从大椎至肩峰处肌肉紧张，头左侧屈时右肩疼痛加重，均为中斜方肌损伤之表现。

4. 右手臂不能平举，右肩关节前伸、外展受限明显，为三角肌前束和中束损伤。在这些相关肌肉寻找靶点，定能取得疗效。

第十章　肘、腕、手部疾病

第一节　拇指腱鞘炎(拇短伸肌和拇收肌损伤)

谢某某,女,56岁,裁缝。

主诉:右手拇指及手腕疼痛半年。

病史:患者从事服装制造工作,每日右手使用剪刀裁剪衣服,导致右手拇指及手腕疼痛,并有逐渐加重趋势,右手握拳力量减弱,已无力操持剪刀,现已不能正常工作,故来求治。

查体:右手第1掌指关节桡侧疼痛,并压痛明显,拇指和小指对掌无力,手腕背桡侧明显压痛。手臂桡侧近端有两个筋结,位于拇长展肌处,有明显压痛。

诊断:拇指腱鞘炎(拇短伸肌和拇收肌损伤)。

治法:采用动筋针法。于第1掌指关节、手腕桡侧和上臂找到靶点。针刺后配合手腕部运动(视频10-1-1)。经过1次治疗,疼痛大减。拇指和小指对掌有力,握力增强。

视频10-1-1　拇指腱鞘炎(拇短伸肌和拇收肌损伤)
(摄于2017年10月22日)

诊疗说明:

1. 拇指腱鞘炎是一种手部肌腱病症,是指第1掌骨头部的拇长屈肌腱鞘炎。拇长屈肌的肌腱在第1掌骨颈部,进入一个由掌骨掌侧的骨沟与鞘状韧带所构成的狭窄管道。在第1指骨底部及其尺侧,分别附着于拇短屈肌的浅头及深头,拇长屈肌腱在两者之间通过。两个肌腱长期与腱鞘摩擦,即可引起慢性炎症。本病发生的主要原因是拇指过度使用。

2. 本案患者为职业裁缝,每日右手使用剪刀,导致手部肌肉过度疲劳,拇收肌和拇短伸肌是主动肌和拮抗肌,反复重复这一动作极易造成损伤。

3. 拇指和小指对掌无力,说明拇收肌损伤。

4. 拇指掌指关节压痛和桡侧腕部压痛,故考虑拇短伸肌损伤。

5. 手臂桡侧近端有两个筋结,位于拇长展肌处,有明显压痛点,考虑拇长展肌损伤。

第二节　拇指腱鞘炎(拇长屈肌损伤)

王某某,女,32 岁,会计。

主诉:右手拇指疼痛 3 个月。

病史:患者从事会计工作,每日使用电脑长时间工作,因需要输入大量数据,手持鼠标工作时间长达每日 10~12 小时。3 个月前右手拇指和手腕处出现疼痛,未经治疗,继续工作,导致疼痛加重,活动困难。近日曾去西医家庭医生处,诊断为"腱鞘炎",欲局部封闭注射泼尼松龙等类固醇药物治疗,该患者由于惧怕副作用,未予接受,经人介绍,遂来求治。

查体:右手拇指屈曲不利,指间关节僵硬,右拇指指间关节屈侧(掌侧)压痛明显,指掌关节略有压痛,桡骨远端、桡骨茎突处、太渊穴附近压痛明显,桡骨近端桡骨颈处也有压痛。

诊断:右拇指腱鞘炎(拇长屈肌损伤)

治法:采用动筋针法。取肘部和手部三个最痛的压痛点,即右拇指指间关节屈侧、桡骨茎突处和桡骨颈处。进针后,行屈肘、屈腕和拇指屈曲等运动(视频 10-2-1)。经治,患者当即疼痛消失,拇指活动自如。

视频 10-2-1　拇指腱鞘炎(拇长屈肌损伤)
(摄于 2017 年 10 月 20 日)

诊疗说明:

1. 原发痛点在右手拇指指间关节的屈侧,这里正是拇长屈肌腱所在。

2. 沿着拇长屈肌向上循按,发现在其手腕和肘部也有明显压痛点。

3. 患者平时不觉手腕和肘部压痛点疼痛,只是按压检查时发现,说明三者疼痛相关。故"拇长屈肌损伤"诊断成立。治疗以松解拇长屈肌为主,动筋针法治疗 1 次即见效。

4. 西医诊断"腱鞘炎",这是一个很笼统的概念。针灸治疗,一定要落实到具体部位、具体肌肉,找到相关的靶点,即找到导致疼痛的元凶,对靶点治疗,事半功倍,起效迅速。

第三节　网球肘(前臂伸肌损伤)

张某某,男,62 岁,裁缝。

主诉:右侧肘关节疼痛 5 年,加重 1 个月。

病史:患者为职业裁缝,每日裁剪和熨烫,右手过度使用,导致肘关节外侧酸痛,逐渐放射到整个前臂和肘关节外侧上部,手握剪刀和上提熨斗时无力,并疼痛加重,无力拧毛巾、提重物,甚至有时不能拿起一杯水。痛点主要位于肘外侧,局部无红肿,遇寒冷天气疼痛加重,以往为工作较多时疼痛加重,近来不工作也有疼痛。

查体:肱骨外上髁处压痛明显,肘关节外旋时疼痛加重,被动外旋疼痛加剧。腕伸肌紧张试验阳性(一手握住患者肘部,屈肘 90°,前臂旋前位,掌心向下半握拳,另一手握住手背部使之被动屈腕施加阻力,嘱患者伸腕对抗,肱骨外上髁处发生疼痛为阳性。)

诊断:网球肘(前臂伸肌损伤)。

治法:采用动筋针法。取患侧肘关节肱骨外上髁压痛点为靶点,采用 3.0寸(75mm)毫针从该靶点上皮下透刺,可以穿透皮肤。一手拇指和示指握住针柄,另一手拇指和示指用一消毒棉球固定针尖部,两手用力进行皮下反复刮磨、揉按等辅助针法。再让患者做肘腕部运动,如肘关节伸屈运动、手腕伸屈运动、手腕侧屈运动、手腕旋转运动等,再配合负荷运动(视频 10-3-1)。

视频 10-3-1　网球肘
(前臂伸肌损伤)
(摄于 2017 年 2 月 25 日)

诊疗说明:

1. 网球肘(肱骨外上髁炎)是肘关节外侧附着于肱骨外上髁的前臂伸肌群,由于过度使用发生的慢性损伤性肌腱炎。疼痛的产生是由于前臂伸肌反复收缩引起慢性撕拉伤造成的。前臂伸肌肌腱在抓握时收缩、紧张,过多使用这些肌肉会造成其起点的肌腱变性、退化和撕裂,在用力抓握或提举物体时感到患部疼痛。网球肘是肘关节过度使用造成的,网球、羽毛球运动员较常见,家庭主妇、砖瓦工、木工等长期反复用力做肘部活动者,也易患此病。

2. 前臂伸肌群包括:手臂后侧肌群的伸肌及旋后肌,分为深、浅两层,所有肌肉皆由桡神经支配。浅层肌肉有 6 块:肱桡肌、桡侧腕长伸肌、桡侧腕短伸肌、拇指伸肌、小指伸肌和尺侧腕伸肌;深层肌肉有 5 块:旋后肌、食指伸肌、桡侧腕长伸肌,桡侧腕短伸肌和肘肌。这些肌肉的损伤均可导致网球肘,或肘部外侧疼痛的发生,具体是哪一块肌肉损伤,则需通过动态检测和触诊来鉴别。

3. 肘关节肱骨外上髁压痛靶点透刺是松解前臂局部伸肌肌群的有效方法,特别是肱桡肌和桡侧腕伸肌。

4. 网球肘多由肱桡肌损伤造成的,所以松解肱桡肌是治疗网球肘的关键步骤,本动筋针法可以作为治疗网球肘的一个通用方法。

🐚 第四节　网球肘(肱桡肌损伤)

【案1】

Zara,女,48岁,财务。

主诉:左肘关节疼痛4个月。

病史:患者4个月前在家后花园劳作,左手用力拉草,持续时间过长,第二天便觉肘关节疼痛无力,活动时伴有疼痛,提物品、拧毛巾均感觉肘部外侧疼痛和无力。

查体:肱骨外上髁疼痛,肱骨外上髁上1寸及近桡骨茎突基底部均有明显压痛。另外,手三里穴有压痛,肘关节过度内旋时疼痛加剧。

诊断:左侧网球肘(肱桡肌损伤)。

治法:采用动筋针法。取肱骨外上髁透刺,并行筋膜松解手法。分别取肱桡肌起止点和激痛点,采用主动运动和负荷运动(视频10-4-1)。治疗后疼痛大减,自觉左手轻松有力。

视频10-4-1　网球肘
(肱桡肌损伤)

(摄于2017年11月1日)

诊疗说明:

1. 肱桡肌是前臂伸肌的重要肌肉,肱桡肌损伤也是网球肘的主要原因。

2. 本案患者有左手臂过度使用史,疼痛定位在肱骨外上髁。

3. 提物品、拧毛巾疼痛加剧,故诊断网球肘。

4. 肱桡肌起止点压痛明显,肘关节过度内旋时疼痛加剧,故诊断肱桡肌损伤。

5. 治疗时在肱桡肌上找到相应靶点,针刺先行辅助针法,后配合运动,一般当场见效。

【案2】

山本,男,42岁,职员。

主诉:左肘关节疼痛伴无力8个月。

病史:患者日常生活中惯用左手,由于长期使用,导致疲劳受损,感肘关节疼痛无力,活动时疼痛,提拉重物或拧毛巾等均感觉肘部外侧疼痛和无力,甚至手持电脑鼠标都觉得不适应。

查体:肱骨外上髁疼痛,明显压痛,肱骨外上髁上1寸处压痛,局部肌肉紧绷、僵硬,近桡骨茎突基底部也有压痛。在桡骨近端位置多处压痛,过度内旋时疼痛加剧。

诊断：左侧网球肘（肱桡肌损伤）。

治法：采用动筋针法。取肱骨外上髁透刺，并进行辅助筋膜松解手法。分别取肱桡肌起止点和激痛点，采用主动运动和负荷运动（视频 10-4-2）。治疗后疼痛大减，自觉左手轻松有力。

视频 10-4-2　网球肘
（肱桡肌损伤）
（摄于 2017 年 11 月 1 日）

诊疗说明：

1. 本案患者有左手臂过度使用史，导致肱桡肌损伤。

2. 疼痛定位在肱骨外上髁。

3. 提拉重物、拧毛巾疼痛加剧。

4. 肱桡肌起止点压痛明显，故诊断"肱桡肌损伤"。

5. 治疗时找到相应靶点，针刺后配合运动，一般当场见效。

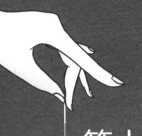

第十一章　腰腿部疾病

第一节　腰腿痛（腰方肌和臀大肌损伤）

Michael,男,69岁,地铁司机。

主诉:反复腰痛25年,加重1周。

病史:患者有腰痛病史25年,时轻时重,反复发作。曾诊断为"腰椎间盘突出",以腰4和腰5椎间盘突出为主。1周前因抬重物导致腰部突然疼痛。刻下症见腰痛僵硬,不能活动,行动迟缓。

查体:腰部前屈明显受限,不足30°,后伸正常。右侧腰方肌、竖脊肌和臀大肌痉挛僵硬,右下肢肌肉紧张,右小腿腓骨后缘有众多结节和压痛。

诊断:腰腿痛(腰方肌和臀大肌损伤)。

治法:采用动筋针法。在右侧腰方肌上纵横皮下平刺3.0寸毫针4支,在臀大肌和小腿部找到相应的压痛靶点,均采用2.0寸毫针皮下平刺(视频11-1-1)。先在床上运动下肢,即直腿抬高、屈髋屈膝、外展侧抬、屈伸运动等,之后再带针下地运动,如侧弯运动(左右摇摆)、转腰运动(左右转体)、弯腰运动(前后弯腰)、摇腰运动(环形摇摆)等。运动治疗后腰部疼痛全消,活动自如。治疗前后动态检测,前屈大幅好转,双手可以触及足趾(图11-1-1、图11-1-2)。

视频11-1-1 腰腿痛
(腰方肌和臀大肌损伤)
(摄于2016年4月15日)

诊疗说明:

1. 本案患者腰痛,腰部前屈受限,说明背部后群肌肉损伤。

2. 右侧腰方肌、竖脊肌和臀大肌痉挛僵硬,治疗以后腰部肌肉为主。

3. 小腿压痛靶点为足太阳膀胱经病变所致腰背痛在下肢的反应点。

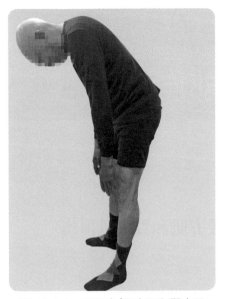

图 11-1-1 腰腿痛(腰方肌和臀大肌
损伤)治疗前(前屈)

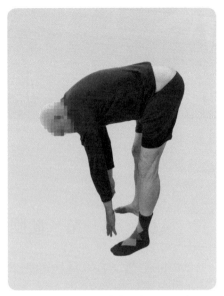

图 11-1-2 腰腿痛(腰方肌和臀大肌
损伤)治疗后(前屈)

第二节　腰痛(腰肌劳损)

Elina,女,49 岁,职员。

主诉:腰痛 5 年,加重 1 个月。

病史:患者反复腰痛 5 年,近 1 个月疼痛加重。刻下症见腰痛不能活动,前屈明显受限,弯腰困难,直腰、后伸正常,右下肢肌肉紧张,行动迟缓。

查体:腰部前屈不足 45°,右侧腰方肌紧张,有压痛,右侧竖脊肌和臀大肌痉挛僵硬。

诊断:腰痛(腰肌劳损)。

治法:采用动筋针法。在双侧腰方肌的压痛靶点上纵横针刺 2.0~3.0 寸毫针 8 支,均为皮下平刺。腰部运动以地上为主,侧弯运动(左右摇摆)、转腰运动(左右转体)、弯腰运动(前后弯腰)、摇腰运动(环形摇摆)等。运动治疗后腰部疼痛全消,活动自如。治疗前后动态检测,见视频 11-2-1。

诊疗说明:

1. 腰痛,前屈弯腰受限,说明背部后群肌肉损伤。

2. 右侧腰方肌和臀大肌痉挛僵硬,治疗以后群肌肉为主。

视频 11-2-1 腰痛(腰
肌劳损)

(摄于 2016 年 4 月 15 日)

3. 小腿部压痛靶点为足太阳膀胱经病变所致腰背痛在下肢的反应点。

🌀 第三节　急性腰扭伤(腰大肌损伤)

【案1】

敬某某,女,56 岁,家庭主妇。

主诉:腰部剧烈疼痛 1 天。

病史:患者既往有骨质增生病史 10 年,时常腰痛。1 天前在家弯腰拖地过久,以致腰痛和活动受限,当天夜间腰痛加重,上床困难,不能平卧,翻身困难,不能入睡。站立时不能直腰,更不能后伸腰部,行走时腰部略前屈,不敢坐下,从坐位站起十分困难。

查体:腰部前屈不受限,站立、走路未受影响;俯卧位后伸大腿明显受限,沿腹直肌边缘在腰大肌起点脐旁 2 寸腹部压痛点阳性,腰大肌止点小转子的体表投影有明显压痛。

诊断:急性腰扭伤(腰大肌损伤)。

治法:采用动筋针法。腹部靶点用 3.0 寸毫针,沿腹直肌边缘垂直或内斜缓慢进针,触及腰大肌后,采用旋转提拉法,提拉数次。大腿前内侧小转子体表投影处用 1.5 寸毫针皮下平刺 3~4 针,之后配合运动,直腿抬高、仰卧起坐和腹式呼吸(视频 11-3-1)。治疗后患者当即腰部疼痛全消,活动自如,动态检测腰部活动完全恢复正常,直腿后抬明显改善。治疗前后动态检测结果见视频 11-3-1 和图 11-3-1~图 11-3-6。

视频 11-3-1
急性腰扭伤(腰大肌损伤)
(摄于 2016 年 4 月 10 日)

诊疗说明:

1. 腰大肌损伤或髂腰肌损伤,在腰痛患者中占有一定的比例,但往往不被医生重视,或者并不知道如何治疗。腰大肌位于腰椎的两侧,后方是整个腰背肌群,从腰背部是不能触及腰大肌的,它位于腰部的深层、腹腔内脏的后方,从腹部腹直肌的外缘缓缓按压,可以触及腰大肌。

2. 很多腰痛的患者与腰大肌损伤有关。长期坐位工作的人员,如出租车和卡车司机等,久坐使腰大肌处于 90° 的"折刀位",导致腰大肌紧张、变粗、变短,患者从坐位到站位十分困难。这部分患者通常腰部前屈没有障碍,但后伸明显受限,据此,基本可以诊断腰大肌损伤。

3. 本案患者因"弯腰拖地过久",拖地过程中可能伴有腰部旋转。一般弯腰旋转是腰大肌损伤的主要原因之一。

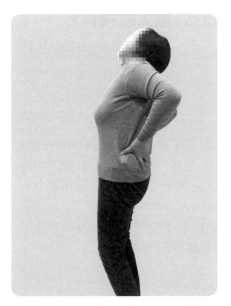

图 11-3-1 急性腰扭伤（腰大肌损伤）
治疗前（后伸）

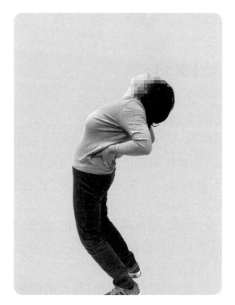

图 11-3-2 急性腰扭伤（腰大肌损伤）
治疗后（后伸）

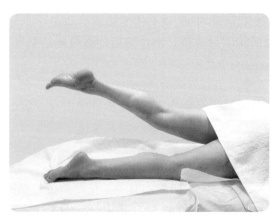

图 11-3-3 急性腰扭伤（腰大肌损伤）治疗前（左侧直腿后抬）

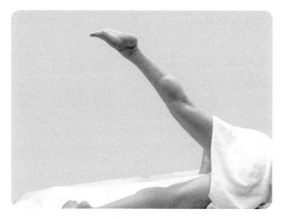

图 11-3-4　急性腰扭伤（腰大肌损伤）治疗后（左侧直腿后抬）

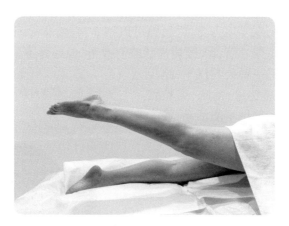

图 11-3-5　急性腰扭伤（腰大肌损伤）治疗前（右侧直腿后抬）

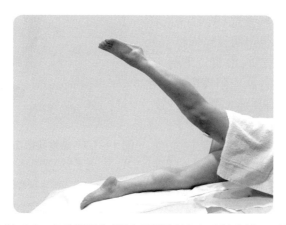

图 11-3-6　急性腰扭伤（腰大肌损伤）治疗后（右侧直腿后抬）

4.腰大肌起止点和激痛点压痛、后腿直抬受限等阳性体征,是诊断腰大肌损伤的依据。

5.小转子是腰大肌的止点,通常有压痛靶点,小转子的体表投影在耻骨联合下缘与腹股沟交点下 5cm。

6.治疗从腹部进针,按松解腰大肌的动筋针法进行治疗,故取得良好疗效。这也是"腰痛治腹"的体现。

【案 2】

李某某,女,36 岁,金融分析师。

主诉:腰部反复疼痛 5 年,剧烈疼痛 3 天。

病史:患者从事金融工作 10 余年,每日坐在电脑前工作 8~12 小时,有时甚至更长,坐位时经常腰酸,久坐后从坐位到站立位十分困难,需要两手扶着椅子的双侧把手,双手用力支撑,勉强可以站立,直腰非常困难。曾多次接受西医物理治疗(主要在背部),腰痛症状略有改善,但始终不见明显好转。3 天前的早上,为了赶一辆公共汽车,跑步到达车门时,急速转身、抬腿,突然腰部疼痛剧烈,当场倒地不能活动,后去家庭医生处,注射止痛药后慢慢缓解,但是仍不能直腰。西医建议做磁共振(MRI)检查,患者在等待检查期间来求治。

查体:腰部前屈基本正常(图11-3-7),俯卧位或俯卧位腰部均有疼痛,双腿后伸明显受限(图 11-3-8、图11-3-9)。脐两侧足阳明胃经天枢穴处明显压痛,右侧较重;沿胃经下行,约大巨穴处深压有一剧痛阳性靶点。此外,归来穴处也有压痛。腰大肌冷硬,弹拨时剧痛。腰大肌止点小转子的体表投影处有明显压痛,患者抵抗强烈。

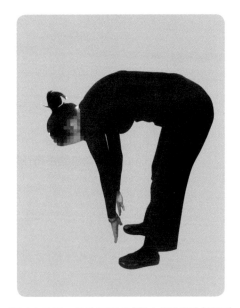

图 11-3-7　急性腰扭伤(腰大肌损伤)(前屈)

诊断:急性腰扭伤(腰大肌损伤)。

治法:采用动筋针法。腹部靶点用 3.0 寸毫针,在上述阳性靶点(天枢、大巨和归来三穴)进针,第一次仅治疗右侧,针尖触及腰大肌后,采用旋转提拉法,提拉数次。用 1.5 寸毫针在大腿前内侧小转子体表投影处皮下平刺 3 针,之后配合运动,如直腿抬高、仰卧起坐和腹式呼吸。治疗后患者当即腰部疼痛全部消失,活动自如,动态检测腰部活动完全恢复正常,后腿直抬明显改善。
治疗后动态检测结果见图 11-3-10 和图 11-3-11。

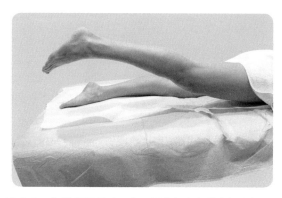

图 11-3-8 急性腰扭伤(腰大肌损伤)治疗前(右侧直腿后抬)

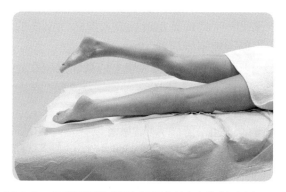

图 11-3-9 急性腰扭伤(腰大肌损伤)治疗前(左侧直腿后抬)

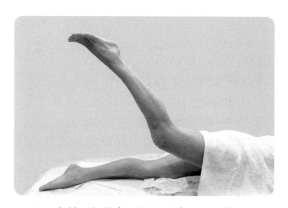

图 11-3-10 急性腰扭伤(腰大肌损伤)治疗后(右侧直腿后抬)

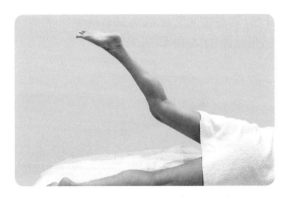

图 11-3-11 急性腰扭伤(腰大肌损伤)治疗后(左侧直腿后抬)

诊疗说明:

1. 本案患者从事金融工作 10 余年,每日坐在电脑前工作 8~12 小时,腰大肌长期处于"折刀位",造成腰大肌短缩,张力较差,血供不良,极易造成痉挛和损伤,所以导致长期腰酸,站立困难。

2. 急速转身、抬腿,弯腰旋转是造成腰大肌急性损伤的主要原因,故"突然腰部疼痛剧烈,当场倒地不能活动"。

3. 天枢、大巨和归来三穴均为腰大肌上的激痛点所在处。

4. 后腿直抬受限、小转子处压痛等,均为诊断"腰大肌损伤"的主要依据。

5. 治疗应从腹部进针松解腰大肌,患者以往治疗均从腰部入手,所以效果有限。采用动筋针法腹部治疗一般 1 次见效。

第四节 慢性腰痛(腰大肌损伤)

【案 1】

何某某,女,50 岁,工人。

主诉:腰痛反复发作 15 年,加重 2 周。

病史:患者平日从事体力劳动,经常弯腰或半弯腰工作,导致腰酸背痛时常发作,经常来医院针灸、理疗等,每次治疗后均有一定效果,但始终没有根治。2 周前因弯腰工作时间过长,第二天腰部酸痛难忍,不能伸直,只能弯腰行走。

查体:腰部右侧疼痛较左侧重,且疼痛在右侧沿脊柱方向展开,腰部前屈正常,后伸明显障碍。右侧腹部深层压痛明显,在腹部胃经附近有 3 个明显压痛点,小转子处压痛剧烈,双侧后腿直抬试验明显受限,不足 30°。

诊断:慢性腰痛(腰大肌损伤)。

治法:采用动筋针法。于上述阳性靶点进针,腹部腰大肌激痛点选用 3.0 寸毫针,刺入后略做提拉,之后配合腹部三个基本运动动作,即双腿直抬、仰卧起坐和腹式呼吸。治疗后患者当即疼痛消失,后腿直抬可达 60°,腰部活动度增大,治疗前后对比见图 11-4-1 和图 11-4-2。

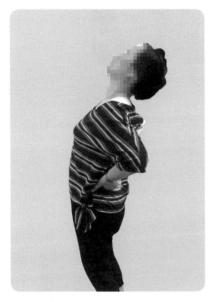

图 11-4-1　慢性腰痛(腰大
肌损伤)治疗前(后伸)

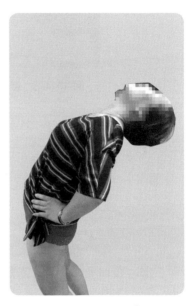

图 11-4-2　慢性腰痛(腰大肌
损伤)治疗后(后伸)

诊疗说明:

1. 本案患者有长期弯腰工作史。

2. 弯腰正常,直腰和后伸受限。

3. 后腿直抬受限。

4. 右侧腰大肌起止点和激痛点压痛。

5. 针对上述靶点进行动筋针法松解。

注释:

1. 笔者当时正在温州医科大学附属第二医院康复科,为康复科、骨科医生和研究生等,做题为"动筋针法的临床应用"学术报告。

2. 医生们要求对一住院患者进行会诊,治疗现场见图 11-4-3。

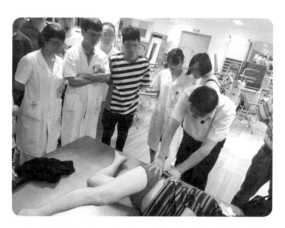

图 11-4-3　慢性腰痛(腰大肌损伤)治疗现场

3. 主治医生介绍该患者以前一直从腰背针刺治疗,略有效果,但始终不见彻底好转。

【案 2】

Lina,女,40 岁,针灸医生。

主诉:腰痛 3 年余。

病史:患者腰背疼痛,肌肉紧张,活动受限,有时连及整个背部,左侧较重,有时疼痛向左大腿前侧和外侧放射。

查体:腰部前屈 90°,后伸 10°,右侧屈 20° 左右,双侧直腿后抬约 30°,均明显受限,且活动时伴有疼痛和僵硬。触诊左侧脐旁 2 寸和脐下 2 寸左侧旁开 2 寸处深部有 2 个明显压痛点,左侧小转子的体表投影处有强烈压痛。

诊断:慢性腰痛(腰大肌损伤)。

治法:采用动筋针法。于上述三点针刺治疗,腹部用 3.0 寸毫针 2 支直刺,针刺到腰大肌后,腹部滞针提拉(图 11-4-4),小转子体表投影处用 3 支 1.0 寸毫针平刺,针刺之后,嘱患者做直腿抬高、仰卧起坐和腹式呼吸,每个动作重复

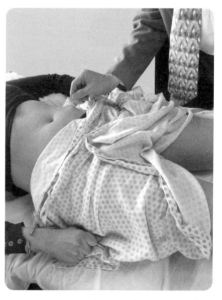

图 11-4-4　慢性腰痛(腰大肌损伤)
腹部滞针提拉

6 次为一组,共重复 3 组。治疗 20 分钟后,患者腰部疼痛全部消失,双侧直腿后抬约 80°,腰部右侧屈亦明显改善,治疗前后对比见图 11-4-5、图 11-4-6 和视频 11-4-1。

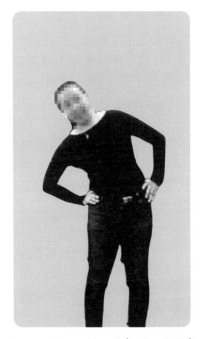
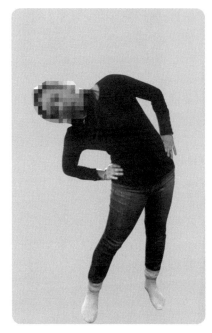

图 11-4-5　慢性腰痛(腰大肌损伤)治疗前(右屈)　　　图 11-4-6　慢性腰痛(腰大肌损伤)治疗后(右屈)

诊疗说明:

1. 本案患者长期、慢性腰部疼痛,并已做过很多治疗,包括针灸(患者本人就是针灸师)。

2. 目前疼痛定点不明显。嘱患者用一个手指指出腰部最痛的点,她只是用左手在左侧腰部上下比划,左侧为重,不能明确具体痛点。

3. 左侧腹部深层有明显压痛。

4. 腰部前屈不受限,后伸受限。

5. 以前的治疗,针灸和推拿等都是在腰部,虽有一定疗效,但一直不见彻底好转。

视频 11-4-1
慢性腰痛(腰大肌损伤)

第五节　腰髋痛(臀大肌损伤)

Connie,女,36岁,超市收银员。

主诉:腰髋痛1年,加重1周。

病史:患者从事超市收银工作5年,长时间站立,臀部肌肉紧张,时有酸痛、不适,劳累后加重,走路无力,上楼、爬坡困难,时有小腿酸胀不适感,甚至发凉、发木。1周前因为大雪,天冷路滑,不慎跌坐于冰冷路面,造成右侧腰、髋和臀部疼痛,不能正坐,疼痛牵扯腰骶部和大腿内侧。已不能正常工作,故来求治。

查体:行走较慢,步履蹒跚,右脚外旋。腰部前屈受限,双手不能触及膝盖,用力弯腰时臀部疼痛剧烈,骶骨下方靠近尾骨处有压痛靶点,在臀部及其周围也有压痛点,大腿后侧和小腿外侧均可找到压痛靶点,X线检查未见骨折征象。

诊断:腰髋痛(臀大肌损伤)。

治法:采用动筋针法。针刺部位主要集中在臀部,进行局部围刺。采用2寸毫针,在大腿后侧股二头肌肌腹处靶点及小腿外侧靶点皮下平刺。患者侧卧位,做屈膝屈髋、外展(侧抬)、直腿内收外展等运动(视频11-5-1)。治疗后患者疼痛当即明显缓解,弯腰幅度增加,双手可触及膝盖以下。

视频 11-5-1
腰髋痛(臀大肌损伤)
(摄于2017年1月15日)

诊疗说明:

1. 本案患者长期站立工作,有臀大肌损伤潜在原因。

2. 有明确外伤史,路滑跌倒。

3. 臀大肌损伤有两个激痛点:第一个激痛点位于骶骨下外侧方,牵涉痛集中于骶骨的外侧缘和臀中肌的外侧缘,向臀下部和股上部弥散。第二个激痛点位于臀尖部(臀皱褶中点),牵涉痛遍及整个臀部。

第六节　腰腿痛(腰椎间盘突出和坐骨神经痛)

门某某,女,52岁,教师。

主诉:腰腿痛10余年。

病史:患者腰、臀、髋、大腿外侧和小腿外侧疼痛,肌肉紧张,活动受限,右侧较重,疼痛从腰部放射到臀、大腿和小腿。3年前行磁共振(MRI)检查,诊断为"腰4~5椎间盘突出症"。当时医生建议手术治疗,患者没有接受。曾断断续续进行针灸、推拿和理疗,病情时好时坏,效果很不稳定。因为患者讲课时经常站立,导致疼痛逐渐加重。

查体:右侧腰部、臀部、髋部、大腿和小腿沿膀胱经和胆经走行均有不同程度的压痛靶点,涉及腰方肌、臀大肌、髂胫束和腓骨长肌等。腰部前屈明显受限,不能弯腰拾物,只能屈膝屈髋,下蹲才能捡起地上的东西。腰部后伸15°,右侧屈 30° 左右,左侧屈 10° 左右,双侧直腿抬高约 30°,活动时伴有剧烈疼痛。

诊断:腰腿痛(腰椎间盘突出和坐骨神经痛)。

治法:采用动筋针法,对上述腰、臀、髋、大腿和小腿靶点进行针刺治疗。患者侧卧位,用 2.0 寸毫针直刺。留针之际嘱患者在床上做屈膝屈髋、外展侧抬、前后拉伸等运动;之后再站立做腰部的前屈后伸、左右侧弯、左右旋转运动,原地做腰、髋自然放松活动动作,再加上双侧跷脚和单侧(右侧)跷脚运动,以及下蹲运动(视频 11-6-1)。

视频 11-6-1　腰腿痛
(腰椎间盘突出和坐骨
神经痛)
(摄于 2016 年 8 月 2 日)

诊疗说明:

1. 本案患者长期腰痛,放射到右侧下肢,考虑压迫坐骨神经。

2. 坐骨神经受到压迫究竟是腰椎间盘突出造成的,还是周围肌肉紧张造成的?值得深思。当坐骨神经周围的软组织,或者说相关肌肉得到松解,坐骨神经的压迫症状得到缓解,但腰椎间盘突出并没有改变。这说明很多西医诊断为“腰椎间盘突出症”的患者并不需要手术治疗,而通过松解周围软组织可以达到治疗的目的。

3. 动筋针法可以对整个坐骨神经沿线肌肉进行松解,而且通过运动可以同时松解多块相关肌肉。

第七节　腿后痛(股二头肌损伤)

张某某,男,42 岁,电脑程序员。

主诉:右腿后疼痛 1 周。

病史:患者长期患有腰背疼痛,肌肉紧张,经常周末与朋友一起踢足球。1周前因踢球体能消耗较大,用力过猛,导致右大腿后侧疼痛、僵硬,故来诊。

查体:右大腿后侧肌肉紧绷,坐骨结节处有压痛,阳陵泉穴处有多处压痛。

诊断:腿后痛(股二头肌损伤)。

治法:采用动筋针法,对上述两处靶点进行针刺治疗。坐骨结节处为承扶穴,用 2 支 2.0 寸毫针,皮下平刺;阳陵泉穴用 4 支毫针皮下平刺。留针之际,嘱患者带针运动(视频 11-7-1)。

诊疗说明:

1. 股二头肌损伤在临床上较为常见,在运动损伤中占首位。本病多由间接外力所致,损伤部位以近端附着点最为常见。其次为肌腹,远端肌腱附着点受累较多。

视频 11-7-1 腿后痛(股二头肌损伤)

(摄于 2017 年 3 月 20 日)

2. 患者电脑程序员长期坐位工作,偶尔参加踢足球。用力不当,伤及股二头肌。

3. 针刺点主要考虑股二头肌的起止点,目前以疼痛靶点为主,松解整个大腿后群疼痛。

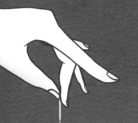

第十二章　胸腹部疾病

第一节　超重（腹直肌紧张）

Laura，女，34 岁，教师。

主诉：体重超标，2 年内体重增长 10kg。

病史：患者自觉近来体重增加明显，2 年内由 55kg 增至 65kg，身高 1.6m，BMI（体重指数）由 21.5 增至 25.4，属超重（over weight）。并且食欲有所增加，进食量较前增多，时有便秘和腹胀，大便一般 2~3 天 1 次，有时需要服用通便保健品。自述作为教师，要保持良好的身材和形象，力求恢复 2 年前的体重，故来寻求针灸治疗。

查体：腹部肌肉紧张，按压较硬，腹直肌紧绷，按压时有抵触感，左下腹有包块，重按时有痛感，考虑为未排出粪便。

诊断：超重（腹直肌紧张）。

治法：八卦动筋针法治疗。在脐周取穴，以肚脐为中心，按八卦方式排列，上下左右及其间隙，共八方，距离肚脐 3.0 寸左右，用 3.0 寸毫针皮下平刺向肚脐中央，再用 2 支 3.0 寸豪针在肚脐周边分别取巽位和乾位（后天八卦），从肚脐中心向外平刺，以取阴阳平衡之意。还在腹部两侧分别刺入 2 支 3.0 寸毫针，直达腹直肌下方，以松解腹直肌紧张（视频 12-1-1）。进针过程中也可以行各种辅助针法（见中篇第五章第四节）。进针之后，嘱患者做三组动作：第一是双腿直抬，即双腿并拢，缓慢抬起，达到最高点时慢慢落下，待双脚快要接触床面时，立即缓慢重新抬起，注意脚跟不要接触床面。第二是仰卧起坐，双手可以抱头，也可不抱头，利用腹部肌肉力量使上半身缓慢抬起，尽量做到最大幅度，如果不能抬起，也要做出起来之势，这个动作具有挑战性，不可不做。第三是腹式呼吸，即深吸气时鼓肚，呼气时收腹。以上每个动作重复 10 次为一组，每次治疗至少做 3 组（视频 12-1-1）。

诊疗说明:

1. 体重指数(body mass index,BMI)是衡量人体肥胖程度的一个定量指标。计算公式为:体重指数(BMI)=体重(kg)÷身高²(m²)。一般欧美国家成人BMI数值的意义是:

视频 12-1-1　超重(腹直肌紧张)

(摄于2019年3月2日)

体重过轻:BMI<18.5

正常体重:18.5 ≤ BMI<25

超重:25 ≤ BMI<30

一度肥胖:30 ≤ BMI<35

二度肥胖:35 ≤ BMI<40

三度肥胖:BMI ≥ 40。

2. 本案患者为美国女性,BMI 为 25.4,显然是超体重状态。

3. 查体发现患者"腹部肌肉紧张,按压较硬,腹直肌紧绷,按压时有抵触感",说明腹壁肌肉的紧张束缚了腹腔内脏,特别是胃肠的蠕动,而导致胃肠蠕动无力和缓慢,从而影响消化系统的代谢,导致便秘和宿便停留,代谢产物不能如期排出体外,而导致体重增加。

4. 3.0 寸毫针腹部皮下针刺,针体多在皮下脂肪层,以肚脐为中心,按八卦方位排列,通过辅助针法的强烈刺激可以将各个方向的皮下筋膜和结节松解。

5. 通过肢体和腹部运动的三个主要动作,使针体和皮下组织产生摩擦,以解除紧绷的筋膜和肌肉对腹腔内脏的束缚,以增强胃肠的蠕动,促进新陈代谢。

6. 患者自述每次治疗起针后按压腹部,感觉柔软,舒服很多。有时在留针过程中就有便意。

7. 本治疗方法可以每周进行 2~3 次,患者要多饮水,少吃高热量食物,以高纤维素食物为主,多吃蔬菜和水果,少食油腻和甜食。每日最好能活动或锻炼 30~60 分钟,包括散步。

8. 本次视频拍摄时,已是患者在 35 天内的第 10 次动筋针法治疗,体重降至 58kg,BMI 为 22.6,恢复正常体重。

第二节　肥胖症(大腿减肥)

Bambara,女,48 岁,经理。

主诉:肥胖 10 年,以双侧大腿为主。

病史:患者 10 年前体重开始增加,每年平均增加 4~5kg。患者食欲较好,时常感到饥饿,由于工作较忙,没有时间运动,夏季来临,减肥愿望更加迫切。患者既往腰痛 5 年,通过几次针灸治疗后明显好转,故转为治疗肥胖。按患者意愿以减大腿部肥胖为主。

查体:体重 92kg,身高 1.68m,BMI 为 32.6,为二度肥胖。体型呈梨形,即两髋和大腿部肥胖明显。无高血压、糖尿病等,总胆固醇略高。

诊断:肥胖症(大腿减肥)。

治法:采用动筋针法。在双大腿外侧肌肉脂肪较丰满部位,选用 2.0 寸 30 号毫针,按柳叶形状排布皮下进针。先在大腿外侧正中线上连续刺入 5 支针,再在其两侧与正中线呈 45° 角,两针体之间皮下进 4 支针,整个针体排布类似柳叶形状,也可称为"柳叶刺"。进针完毕后,嘱患者做下肢相关运动,先在床上仰卧做双腿直抬动作,左右两侧分别做屈膝屈髋动作,双腿做蹬自行车动作,再在地上进行屈髋抬腿(左右交替)、屈膝下蹲和原地行走等动作(视频 12-2-1)。患者在运动过程中未觉任何疼痛,自觉大腿外侧有灼热感。3 次治疗后,患者体重减 2.3kg,大腿两侧略显变细。

视频 12-2-1　肥胖症
(大腿减肥)
(摄于 2019 年 3 月 1 日)

诊疗说明:

1. 肥胖的体型分为苹果形(表现为腹部较大)和梨形(表现为髋部和大腿部较大)。动筋针法可以针对局部减肥,例如欲减掉肩臂肥胖者,亦可以参考本法。腹部减肥法是基本方法,通用于任何部位的肥胖,具有普遍和全身的减肥效果,应该与局部减肥法交替进行,效果更好。

2. 患者带针运动时,一般每个动作重复 8~10 次为一组,可以连续做 3 组。本治疗方法可以每周治疗 2~3 次。

3. 在带针运动之后,也可在大腿两侧,按三条柳叶分布线的首尾针接电针仪,以加强刺激,效果会更好。

第三节　肥胖症(腹部减肥)

沈某某,女,34 岁,审计师。

主诉:肥胖 2 年。

病史:患者自怀孕以来体重明显增加,1 年半前分娩后,为了哺乳,进食很多滋补中药和营养食品等,导致体重急剧增加。现在小孩已经 1 岁半,早经断奶,但患者体重仍不减,而且还在继续增加。患者目前平日饮食不多,无饥饿感,故来求助针灸治疗。

查体:身高 1.60m,体重 86kg,BMI 为 33.5,属二度肥胖,体型呈苹果形,动作迟缓,走路时汗出气喘。胆固醇和甘油三酯均偏高,超声检查提示中度脂肪肝。

诊断:肥胖症(腹部减肥)。

治法:采用八卦动筋针法。先在腹部脐周用 3.0 寸 30 号毫针,按八卦方位排列,皮下脂肪层平刺(图 12-3-1)。之后进行腹部三大运动,即双腿直抬、仰卧起坐和腹式呼吸(视频 12-3-1),运动之后,再在原八卦靶点用 2.0 寸毫针垂直刺入(图 12-3-2),最后接电针仪,水平和垂直两支针接同一个电接头(图12-3-3),调电针仪为连续波,留针 25 分钟,隔日 1 次。3 周内,连续治疗 10 次,体重减为 81kg,较治疗前减轻 5kg。

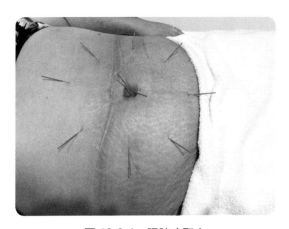

图 12-3-1 肥胖症取穴

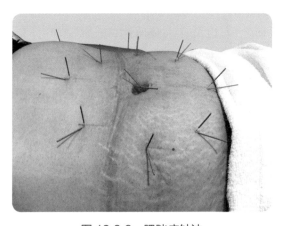

图 12-3-2 肥胖症针法

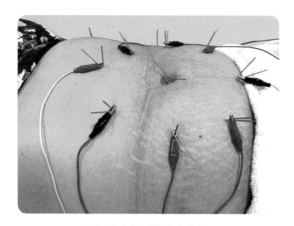

图 12-3-3　肥胖症电针

诊疗说明：

1. 体重指数（BMI）的成年亚裔人群标准与欧美国家的标准不同，其数值的意义是：

偏瘦：BMI ≤ 18.4

正常体重：BMI 18.5~23.9

过重：BMI 24.0~27.9

肥胖：BMI ≥ 28.0。

视频 12-3-1　肥胖症
（腹部减肥）

（摄于 2017 年 12 月 10 日）

2. 本案患者 BMI 为 33.5，符合肥胖症的诊断。患者"体型呈苹果形"，表明腹部较大，应为主要减肥部位。

3. 选取 3.0 寸 30 号较粗毫针腹部皮下针刺，针体在皮下脂肪层反复抽插，通过这些辅助针法的重刺激，使腹部皮下脂肪层软化、变薄。

4. 针刺后患者带针做双腿直抬、仰卧起坐和腹式呼吸等动作，以增强肠胃的代谢能力，促进体内脂肪的代谢。

5. 因为同一靶点上有水平和垂直两支针，配合电针仪，可以立体地刺激脂肪层，以达到减轻体重的目的。

6. 本治疗方法可以每周进行 2~3 次，患者要多饮水，少吃高热量食物，以高纤维素食物为主，多吃蔬菜和水果，少食油腻和甜食。每日最好能活动或锻炼 30~60 分钟，包括散步。

第四节　多囊卵巢综合征（PCOS）

Laura，女，28 岁，教师。

主诉：月经不调，体重增加 15 年。

病史:患者自 13 岁月经初潮至今,每月月经后期,周期一般 40~50 天,有时 2~3 月一次,十分不规律。月经来时量少,血色深红,伴有血块,通常第一天和第二天小腹和腰骶部剧痛,得热痛减,只能休息和热敷,严重影响工作和生活。5 年前脸上开始长痤疮,大小不一,红紫脓疱,时有疼痛,经期加重,一茬未消,一茬又起,越来越多。近几年来体重增加明显,每年大约增长 5~8kg,现在体重 83kg。皮肤粗糙,手臂和下肢汗毛很重。西医诊断为"多囊卵巢综合征(PCOS)",处以激素和避孕药治疗,患者不愿意接受,故来寻求针灸治疗。

查体:身高 1.6m,体重 83kg,皮肤粗糙,黯淡无光,上嘴唇略有短小胡须,脸上有痤疮、痘印和痘疤等,以额头和两颧骨处为多,身体肥胖,行动迟缓。妇科超声检查提示双侧卵巢呈多囊,右侧较重。月经第二天激素水平检查:促卵泡素(FSH)13.5nmol/L、雌二醇(E2)18nmol/L、黄体酮(LH)15.6nmol/L。

诊断:多囊卵巢综合征(PCOS)。

治法:采用动筋针法。取双侧子宫穴,平刺斜向子宫区域,也可参照减肥的腹部进针,之后进行三大运动,即双腿直抬、仰卧起坐和腹式呼吸,具体方法详见本章第一节,最后也可再垂直进 8 支毫针,接电针仪(视频 12-4-1)。

诊疗说明:

1. 多囊卵巢综合征(PCOS)是育龄妇女常见的复杂的内分泌及代谢异常疾病,以慢性无排卵(排卵功能紊乱或丧失)和高雄激素血症(妇女体内男性激素产生过剩)为特征,主要临床表现为月经周期不规律、不孕、多毛和/或痤疮。

视频 12-4-1 多囊卵巢综合征(PCOS)

(摄于 2016 年 4 月 9 日)

2. PCOS 表现为卵巢增大、白膜增厚,出现多个不同发育阶段的卵泡,并伴有颗粒细胞黄素化。

3. PCOS 的临床表现多样,目前病因不清,常表现为家族群聚现象,提示有遗传因素的作用。

4. 本案患者的母亲曾有同样月经不规律的现象,父亲患有早秃,有高雄激素血症和高胰岛素血症家族史,可能是其患多囊卵巢综合征的遗传因素。

5. 以 3.0 寸毫针在下腹部子宫穴附近皮下针刺,以及于下腹部其他穴位进行针刺,配合肢体和腹部的三个主要动作,可以改善盆腔的血液循环,激发卵巢的功能,促进多囊的代谢。

6. 本治疗方法可以每周进行 2~3 次,必要时配合中药,疗效更加稳定。

第五节 便秘(腹直肌紧张和肠蠕动减慢)

Sara,女,26 岁,学生。

主诉:便秘 10 年,加重 2 周。

病史:患者自中学时期开始便秘,每周只能排便 2~3 次,且每次都非常艰难,但有时大便并不干,就是无力排出。一直服用美国不同公司的通便药物和食品补充剂,每一种产品最初服用都有一定效果,但日久便无效了。已经更换了多种产品,目前已无药可用。2 周前便秘开始加重,已 1 周未排便,服用原来的通便药物,均没有作用,故尝试针灸治疗。

查体:腹部胀满,叩诊呈鼓音,腹直肌紧张,左侧下腹部较硬,叩诊呈实音。

诊断:便秘(腹直肌紧张和肠蠕动减慢)。

治法:采用动筋针法。沿两侧腹直肌外缘,用 2.0 寸毫针分别在胃经梁门、天枢和归来平刺进针,针尖朝向前正中线任脉,再在神阙穴周围平刺,采用调中轴针法。配合腹部三种基本运动,即双直腿抬高、仰卧起坐和腹式呼吸。每个动作 6~8 次,三个动作完成为一组,共重复 3 次(视频 12-5-1)。之后患者自觉有便意,接电留针期间欲如厕,故只留针 15 分钟即起针如厕。

视频 12-5-1　便秘(腹直肌紧张和肠蠕动减慢)(摄于 2018 年 1 月 10 日)

诊疗说明:

1. 本案患者长期便秘,而且大便并不干,说明是肠蠕动减慢和无力。

2. 腹直肌紧张,可以束缚腹腔脏器的运动,使胃肠蠕动不能正常进行。

3. 动筋针法松解腹直肌,激发腹腔脏器的运动,故大便得通。

第十三章　膝、踝、足部疾病

第一节　膝关节痛（半月板损伤）

吴某某,男,55岁,企业老板。

主诉:左侧膝关节疼痛,活动受限6个月,加重2个月。

病史:患者半年前在浴室滑倒,左侧膝关节内侧着地,当时膝关节内侧皮肤挫裂出血,很快局部发生疼痛和肿胀,左侧膝关节活动受限。经检查,西医诊断为"左侧半月板损伤"。予泼尼松龙局部注射2次,略有好转,但始终未能彻底治愈。来诊时自诉左侧膝关节局部疼痛,行走时疼痛明显,上下楼梯,特别是下楼梯时疼痛加重。膝关节活动受限,下蹲后无力站起,遇寒冷或阴雨天疼痛加重,关节僵硬。近2个月因天气寒冷疼痛明显加重。另外,站立工作时间过长,每天站立8~10小时。目前不能下蹲,上下楼梯均很吃力,需手扶楼梯把手,不能连续上（下）楼梯,左侧膝关节疼痛较重。

查体:将患侧膝关节置于半屈曲位,在膝关节内侧髌骨间隙,沿胫骨髁的上缘（即半月板的边缘部）,用拇指由前往后逐点按压,在半月板损伤处有一固定压痛点。在按压的同时,被动屈伸膝关节和内外旋转小腿时,疼痛显著。患者仰卧,一手握患者踝部,另一手扶住患者膝部,将髋与膝尽量屈曲,再使小腿外展、外旋,出现疼痛和响声,根据疼痛和响声,确定损伤的部位（视频13-1-1）。

诊断:膝关节痛（半月板损伤）。

治法:采用动筋针法。用3支1.5寸毫针,在膝关节内侧靶点,分别从左、右和下角度进针,使用"一穴多针"的针刺方法。再在髌骨上方股四头肌止点处的靶点进针,以及髌骨下方腓肠肌的2个靶点进针。采用屈膝屈髋、屈膝外旋、双侧踮脚和单侧踮脚等运动。运动结束后,左膝关节局部疼痛大幅减轻,活动幅度增大,自觉左腿有力（视频13-1-1）。后连续治疗8次而瘥。

诊疗说明：

1. 半月板损伤是一种以膝关节局限性疼痛,患者常感觉腿软无力或查体有膝关节交锁现象,伴有股四头肌萎缩、膝关节间隙固定的局限性压痛为主要表现的疾病。

视频 13-1-1 膝关节痛
(半月板损伤)
(摄于 2017 年 11 月 5 日)

2. 本病多有明确外伤史。急性期膝关节有明显疼痛、肿胀和积液,关节屈伸活动障碍,一般损伤当时局部症状明显。

3. 半月板损伤多由外力扭转引起,当一腿承重,小腿固定在半屈曲、外展位时,身体及股部猛然内旋,内侧半月板在股骨髁与胫骨之间受到旋转力,而致半月板撕裂。本案患者于浴室中跌倒,可能当时正处于小腿外展的体位,而造成内侧半月板损伤。

4. 破裂的半月板如部分滑入关节之间,致关节活动发生机械障碍,妨碍关节伸屈活动,形成"交锁",故活动受限,关节无力。

第二节 膝关节炎(股四头肌和阔筋膜张肌紧张)

蔡某某,女,85 岁,退休。

主诉:双膝关节疼痛,活动受限 15 年余,加重 2 个月。

病史:患者既往有膝关节炎病史 15 年余,行走困难,行动迟缓,特别是上下楼梯时疼痛更为明显,以左侧为重,基本不能上下楼。因患者高龄,不愿意接受手术治疗,故来求治。

查体:下蹲困难,双膝关节屈曲约 15°,左侧股四头肌紧张、僵硬,股外侧肌和阔筋膜张肌有多处结节,如豆粒大小。髋关节外展、屈曲和内旋均有障碍。

诊断:左膝关节炎(股四头肌和阔筋膜张肌紧张)。

治法:采用动筋针法。用 2 支 3.0 寸毫针,分别透刺左侧膝关节,一针内外膝眼穴透刺,另一针鹤顶穴透刺。再在股中间肌和阔筋膜张肌结节处,用 2.0 寸毫针皮下平刺。之后配合膝关节基本运动,及仰卧位屈膝屈髋、直腿抬高、坐位屈膝屈踝及站立行走和下蹲等。待运动结束时,患者左侧膝关节疼痛明显减轻,感大腿和膝关节轻松,行走无障碍(视频 13-2-1)。

视频 13-2-1 膝关节炎
(股四头肌和阔筋膜张肌紧张)
(摄于 2018 年 2 月 20 日)

诊疗说明:

1. 膝关节骨性关节炎是指由于膝关节软骨变性、骨质增生而引起的一种慢性骨关节疾病,又称为膝关节增生性关节炎、退行性关节炎及骨性关节病等。本病主要症状为关节疼痛和活动受限;X 线表现为关节间隙变窄,软骨下骨质致密,骨小梁断裂,有硬化和囊性变。

2. 本案患者高龄,膝关节疼痛 15 年,西医诊断为"膝关节炎",属于老年慢性常见病。从肌肉角度看,膝关节疼痛与大腿肌肉紧张密切相关,对大腿部的肌肉进行松解应该是首先考虑的问题,至于骨和关节的结构改变不在本治疗讨论范围之内。

3. 患者上下楼梯均很吃力,是因为股四头肌紧张后出现局部出血、肿胀、疼痛,使肌肉收缩能力降低,从而影响髋膝关节的屈伸功能。

4. 阔筋膜张肌是位于大腿外侧的肌肉,其肌腹相对较小,肌腱相对较长,传统理论认为它的功能是外展髋、屈髋和内旋髋。股外侧肌和阔筋膜张肌有多处结节,如豆粒大小,由于这两块肌肉肌腹或筋膜有损伤而形成。

5. 鹤顶穴透刺可以松解股四头肌,改善大腿前侧和膝关节血液供应。

6. 阔筋膜张肌位于大腿上部前上外侧,起自髂前上棘,肌腹包于两层阔筋膜内,至大腿上中 1/3 交界处移行于髂胫束,止于胫骨外侧髁。

7. 阔筋膜张肌、缝匠肌和股薄肌共同构成三条敏感的运动检测带,分别控制臀肌群、大腿前群和大腿内侧肌群的活动,其共同功能是在静力和动力状态下维持身体平衡。

第三节 膝关节痛(股四头肌和腓肠肌损伤)

于某某,男,40 岁,装修工人。

主诉:右侧膝关节疼痛,加重 3 周。

病史:患者在装修工作中,曾用右脚连续用力踢一个固定木桩,当时感右侧膝关节疼痛、肿胀,局部压痛明显,同时伴有大腿前侧和小腿后侧疼痛,小腿后侧酸胀,活动时疼痛加重。髋膝关节活动功能障碍,走路略有跛行。自觉大腿前侧肌肉无力,影响工作和生活。

查体:大腿前面有明显压痛靶点,髌骨上方鹤顶穴处有一靶点,小腿后方腓肠肌合阳穴处亦有明显压痛靶点。股四头肌腱反射无力。

诊断:膝关节痛(股四头肌和腓肠肌损伤)。

治法:采用动筋针法。先在鹤顶穴处用 3.0 寸毫针透刺,之后一手夹持针柄,另一手用消毒棉球固定针身,双手同时用力上下刮磨,以松解股四头肌下端止点。再在鹤顶穴处从上方平刺一 1.5 寸毫针,针尖抵达髌骨上缘间隙。小腿后方腓肠肌上、中段合阳穴偏外处,横刺一针,竖刺一针,均用1.5 寸毫针。嘱患者进行在床上卧位、地上站位和行走运动,主要是屈膝运动、屈膝屈髋运动(视频 13-3-1)。治疗后患者当即疼痛全消。连续治疗 6 次,基本痊愈。

诊疗说明：

1. 膝关节是全身最大的关节之一，由股骨、胫骨和髌骨构成，是人体的承重关节，也是最易损伤的关节之一。膝关节是全身发病率最高的关节，疼痛不仅涉及关节内的各种病变，也常因各种关节外因素引起。

视频 13-3-1　膝关节痛（股四头肌和腓肠肌损伤）

（摄于2017年4月20日）

2. 剧烈奔跑或突然踢物，股四头肌猛然收缩，或由于打、砸、撞等外力作用于大腿前面，均可引起股四头肌损伤。本案患者股四头肌损伤原因为"曾用右脚连续用力踢一固定木桩"。

3. 股四头肌损伤后出现局部出血、肿胀、疼痛，使肌肉收缩能力降低，从而影响髌膝关节的屈伸功能。股四头肌损伤严重造成肌纤维断裂，甚至发生髌骨上缘撕裂，髌骨骨膜也随之撕脱，可产生骨膜出血，日久血肿发生机化、钙化、骨化等。

4. 针刺治疗后需要增强股四头肌的力量，做力量训练。配合增强股四头肌的抗阻运动，即坐在床边，脚上放适当重物，做屈伸膝关节运动，效果会更好。

第四节　膝关节痛（膝关节炎，股四头肌损伤）

Kwok，女，54岁，售货员。

主诉：双膝关节疼痛、活动受限5年，加重2个月。

病史：患者既往有膝关节炎病史近10年，常在阴雨天加重。近2个月因天气寒冷疼痛明显加重。由于职业原因，患者每天站立工作8~10小时，加之最近参加2次登山活动，目前双侧膝关节疼痛，左侧疼痛剧烈，不能下蹲，上下楼梯均很吃力，特别是上楼梯时疼痛更加明显，需手扶楼梯把手，不能连续上（下）楼梯，需要一只脚先上（下），另一只脚再跟上，左侧膝关节较重。

查体：下蹲困难，双膝关节屈曲不足30°，左侧股四头肌紧张，股外侧肌有多处结节，大如花生米，小如豆粒，鹅足有肿块且变硬。

诊断：膝关节痛（膝关节炎，股四头肌损伤）。

治法：采用动筋针法。用2支3.0寸毫针，分别透刺，一针内外膝眼穴透刺，另一针鹤顶穴透刺，之后配合膝关节基本运动法。第一次治疗后疼痛缓解70%，活动度有所改善，隔天治疗1次，共治疗2次，双膝疼痛减轻90%，可以连续上下楼梯，下蹲角度正常。2次治疗前后对比见图13-4-1~图13-4-4。

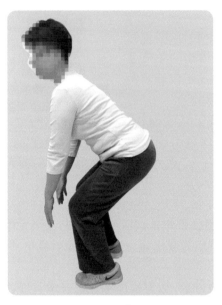

图 13-4-1 膝关节痛(膝关节炎,股四
头肌损伤)第 1 次治疗前

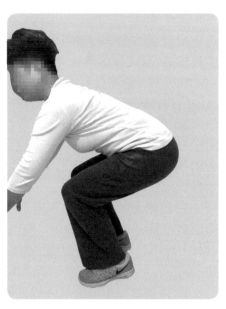

图 13-4-2 膝关节痛(膝关节炎,股四
头肌损伤)第 1 次治疗后

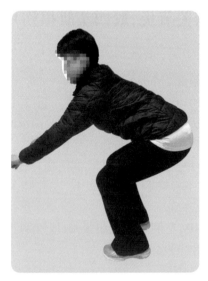

图 13-4-3 膝关节痛(膝关节炎,
股四头肌损伤)第 2 次治疗前

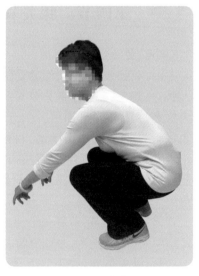

图 13-4-4 膝关节痛(膝关节炎,股
四头肌损伤)第 2 次治疗后

诊疗说明:

1. 本案患者既往有膝关节疼痛病史,上下楼梯均很吃力,特别是上楼梯

时疼痛更明显,考虑膝关节退行性病变,又参加 2 次登山活动,造成股四头肌新的损伤。

2. 查体证实左侧股四头肌紧张,股外侧肌有多处结节,说明股四头肌确有损伤。

3. 鹤顶穴可松解股四头肌止点。

4. 内外膝眼穴可以松解鹅足,改善膝关节血液供应,故疼痛缓解,功能障碍明显改善。

视频 13-4-1　膝关节痛
(膝关节炎,股四头肌
损伤)

(摄于 2017 年 6 月 18 日)

第五节　膝关节痛(膝关节炎)

Elina,女,56 岁,职员。

主诉:膝关节疼痛 10 余年,加重 2 周。

病史:患者既往双膝关节疼痛 10 余年,右侧较重,时常发作,有时疼痛剧烈,不能上下楼梯。膝关节活动时疼痛加重,有时疼痛呈阵发性,后为持续性,劳累及夜间更甚,上下楼梯疼痛明显。膝关节活动受限,下蹲困难。膝关节活动时偶有弹响。西医诊断为"膝关节炎"。

查体:右侧膝关节僵硬,股四头肌略有萎缩,髌骨下缘压痛明显,内外膝眼穴附近有压痛靶点。屈膝按压髌骨下缘有响声,屈曲膝关节也可听到弹响。浮髌试验、髋膝屈曲试验阳性。X 线检查示膝关节骨质增生。

诊断:膝关节痛(膝关节炎)。

治法:采用动筋针法。用 3.0 寸毫针,外膝眼透刺内膝眼穴,一手夹持针柄,另一手用消毒棉球固定针身,双手同时用力上下刮磨,以松解鹅足。嘱患者进行在床上卧位、地上站位和行走运动,主要是屈膝运动、屈膝屈髋运动和下蹲运动等。该患者共接受 2 次动筋针法治疗,即有明显效果(视频 13-5-1)。

视频 13-5-1　膝关节痛
(膝关节炎)

(摄于 2016 年 5 月 16 日)

诊疗说明:

1. 膝关节骨性关节炎多发生于中老年人,也可发生于青年人,可单侧发病,也可双侧发病。

2. 膝关节炎的发病原因与长期负重和慢性劳损等因素有关,长期姿势不良,负重用力,体重过重,导致膝关节软组织损伤。体重的增加和膝骨性关节炎的发病成正比,肥胖是加重的因素。

3. 慢性劳损,以及膝关节损伤如骨折,软骨、韧带的损伤等均能导致膝关节痛。

4. 受年龄因素及异常状态下关节结构改变的影响。如在髌骨切除术后,关节处于不稳定状态,当关节承受肌力不平衡并加上局部压力时,就会出现软骨退行性变。当软骨下骨小梁变薄、变僵硬时,其承受压力的耐受性就减少。因此,骨质疏松者出现骨性关节炎的几率较正常人高。

5. 鹅足松解之后,髌骨下端肌腱和筋膜的张力得到释放,髌骨活动度增大,膝关节内部空间也变大,对周围神经的压迫减轻。

第六节 膝关节痛(鹅足损伤)

Vijay,男,48 岁,职员。

主诉:膝关节疼痛 5 年,加重 2 周。

病史:患者经常做健身运动,每周去健身房 2~3 次,每次锻炼 1~2 小时,主要是在跑步机上运动。自述膝关节疼痛已有 5 年,反复发作,经常膝关节内侧疼痛,晨轻夜重,膝关节活动受限,活动多时疼痛加重,休息后减轻,上下楼梯时尤为明显,下楼梯更困难,休息和热敷可以缓解疼痛。这次膝关节疼痛加重是由于在健身房跑步时间太长,次日膝关节髌骨下缘疼痛难忍,略有肿胀,活动受限。西医诊断为"鹅足滑囊炎"。

查体:右膝关节内侧疼痛明显,并有压痛。膝关节被动外翻、外旋时疼痛加剧,膝关节屈曲、外旋时疼痛加重,不能下蹲,膝关节屈曲 15° 左右。

诊断:膝关节痛(鹅足损伤)。

治法:采用动筋针法。在鹅足两侧内外膝眼穴进针透刺,先进行刮磨法,再进行被动运动,之后主动运动,再下地行走,循序渐进。治疗后患者当即膝关节疼痛明显减轻,下蹲角度增大(视频 13-6-1)。此后 2 周,又进行 4 次针灸治疗,双膝关节疼痛全消,活动度和下蹲角度完全正常。第一次、第二次治疗前后对比见图 13-6-1~图 13-6-4。

视频 13-6-1 膝关节痛
(鹅足损伤)
(摄于 2017 年 5 月 12 日)

诊疗说明:

1. 鹅足滑囊炎(pes anserinus bursitis)主要表现为膝关节内侧疼痛,局部有肿块,常误诊为慢性关节炎、内侧半月板损伤、内侧副韧带损伤等。

2. 鹅足滑囊位于缝匠肌、股薄肌及半腱肌的联合腱止点与胫骨内侧副韧带之间,由于三个肌腱有致密的纤维膜相连,形同鹅足而得名。在其下与胫骨之间有一滑囊,称鹅足囊。由于反复应力的作用,如活动过多等,可造成此处产生无菌性炎症,称为鹅足滑囊炎。

3. 长期借助跑步机锻炼,损伤髌下脂肪垫和滑囊。髌骨内侧下方疼痛,略有肿胀。下上楼梯困难,不能下蹲,故诊断成立。

4. 治疗予内外膝眼穴透刺,加上膝关节运动,改善局部血液循环,松解周围肌肉,故疼痛减轻直至消失,活动改善,恢复正常。

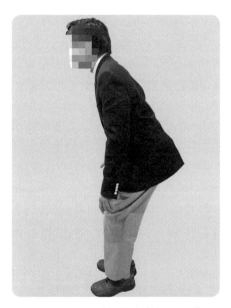

图 13-6-1　膝关节痛(鹅足损伤)
第一次治疗前

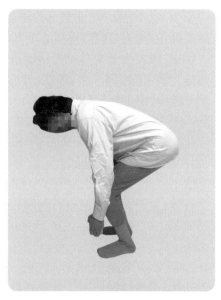

图 13-6-2　膝关节痛(鹅足损伤)
第一次治疗后

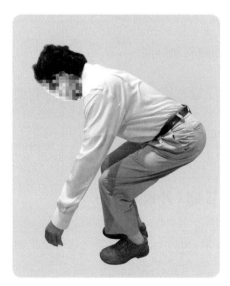

图 13-6-3　膝关节痛(鹅足损伤)
第二次治疗前

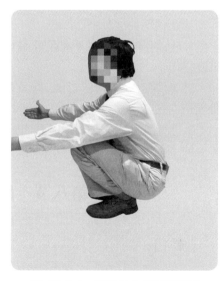

图 13-6-4　膝关节痛(鹅足损伤)
第二次治疗后

第七节 踝关节痛（胫骨后肌和趾长屈肌损伤）

谭××,女,42岁,业余马拉松运动员。

主诉:左踝关节内侧疼痛2个月。

病史:患者为业余马拉松运动员,即将参加纽约马拉松比赛,从3个月前开始进行训练,每周5次,每次长跑最少1小时,最多3~4小时。2个月前的一次训练中,因足外翻导致踝关节内侧疼痛、肿胀和活动受限,未予治疗,休息1周后,疼痛好转,继续训练,继而疼痛加重。每次训练后均有踝关节疼痛肿胀、活动不利等症状,从未进行治疗。现处于比赛前夕,踝关节内侧又开始疼痛,每次跑步之后足四趾酸麻。此外,右膝关节外侧、肩颈部左侧也时有疼痛,故来诊。

查体:左踝关节内侧略有肿胀,内踝上胫骨后内侧缘压痛明显,胫骨后方有压痛点,胫骨内上髁及其下方均有明显压痛。仰卧测试,左腿比右腿短1cm。

诊断:踝关节痛(胫骨后肌和趾长屈肌损伤)。

治法:采用动筋针法。选取胫骨后方3个压痛靶点针刺,做膝踝基本运动,主要是屈膝运动和踝关节运动,如钩脚运动、摇脚运动和屈膝屈踝等。治疗后患者当即疼痛消失,活动无任何障碍(视频13-7-1)。

视频13-7-1 踝关节痛
(胫骨后肌和趾长屈肌
损伤)
(摄于2017年10月27日)

诊疗说明:

1. 长期跑步训练,并有足外翻史,考虑内侧和后侧肌群损伤。

2. 内踝上胫骨内侧后缘,以及胫骨内上髁及其以下方压痛,考虑胫骨后肌损伤。

3. 胫骨后侧中段压痛,以及四趾出现酸麻,考虑趾长屈肌损伤。

4. 治疗以松解胫骨后肌和趾长屈肌为主,在相应靶点,共针刺5针。

第八节 踝关节痛（外踝扭伤）

【案1】

王某某,男,67岁,退休。

主诉:右踝关节外侧疼痛1个月。

病史:1个月前,患者下楼梯时不慎踏空,造成右脚内翻,导致踝关节扭伤,当天扭伤部位疼痛、肿胀,于某中医诊所外敷中药膏剂(成分不详),红肿消退,疼痛减轻,但始终未痊愈。刻下症见右踝关节外侧疼痛,不能负重,行走时疼痛,休息后疼痛缓解。

查体:右侧外踝部前下方略有肿胀,外踝下方申脉穴有压痛靶点,外踝上3寸悬钟穴偏上腓骨后缘腓骨短肌上有压痛靶点,在阳陵泉穴偏下趾长伸肌上有压痛靶点。踝关节活动受限,单脚站立无力,引起疼痛。

诊断:踝关节痛(外踝扭伤)。

治法:采用动筋针法。从申脉、悬钟和阳陵泉穴附近靶点进针,用1.5寸毫针皮下平刺。针刺后,做床上和地上膝踝基本运动,主要是屈膝运动和踝关节运动,如钩脚运动、摇脚运动、屈膝屈踝和跐脚运动(双侧和单侧)等,主动运动与被动运动相结合(视频13-8-1)。治疗后患者当即疼痛消失,活动无任何障碍。之后连续治疗10次,诸症消失,踝关节功能恢复正常。

视频13-8-1　踝关节痛
(外踝扭伤)
(摄于2017年5月2日)

诊疗说明:

1. 踝关节扭伤是临床常见的疾病,在关节及韧带损伤中发病率较高。踝关节是人体距离地面最近的负重关节,是全身负重最多的关节。

2. 踝关节的稳定性对于日常的活动和体育运动的正常进行起重要的作用。

3. 踝关节周围的韧带损伤都属于踝关节扭伤的范畴。

4. 踝关节扭伤可能涉及的组织,包括外踝的距腓前韧带、跟腓韧带,内踝的三角韧带、胫腓横韧带等。

5. 一般足内翻造成外踝扭伤,而足外翻造成内踝扭伤。本案患者病史描述为"下楼梯时不慎踏空,造成右脚内翻",故为外踝扭伤。

6. 踝关节急性损伤失治误治,会出现因韧带松弛导致的踝关节不稳、反复扭伤,必须彻底治愈。建议疼痛肿胀消失后,还要继续治疗若干次,以改善周围韧带的血液循环,以及踝关节周围肌肉的力量训练,以增强肌肉的张力,这样效果更好。

【案2】

叶某某,女,70岁,退休。

主诉:左踝关节外侧疼痛1周。

病史:患者有肺癌病史2年余,一直服用靶向治疗西药,身体较虚弱,同时在本诊所针灸和服用中药调理。1周前,患者因提重物在崎岖小路上行走较长时间,而损伤踝关节,导致左踝关节外侧疼痛肿胀,未予处理,疼痛肿胀至今未消。本次就诊主要进行肺癌的中药调理,顺便建议患者行动筋针法治疗踝关节疼痛,患者欣然接受。

查体:左侧外踝部前下方肿胀明显,外踝下方申脉穴和前方丘墟穴处有明显压痛靶点,踝关节僵硬,屈伸活动不利。

诊断:踝关节痛(外踝扭伤)。

治法:采用动筋针法。申脉和丘墟两穴附近靶点进针围刺,用 1.5 寸毫针皮下平刺。针刺后,嘱患者坐在床上做屈膝屈踝运动、钩脚运动和摇脚运动,再在地上走动,做屈膝屈踝和踮脚运动(双侧和单侧)等,主动运动与被动运动相结合(视频 13-8-2)。治疗后患者当即当场疼痛消失,活动无任何障碍,肿胀略消。2 周后复诊,肿胀完全消失,无疼痛。

诊疗说明:

1. 本案患者有肺癌病史,身体较虚弱,气血不足,周身无力,极易发生肌肉损伤。

2. 患者有"提重物在崎岖小路上行走较长时间"经历,属疲劳性损伤。

视频 13-8-2　踝关节痛
(外踝扭伤)
(摄于 2017 年 5 月 12 日)

3. 动筋针法改善踝关节周围肌肉、韧带及其他软组织的血液循环,可以使肿胀缓解,疼痛消失。

参考文献

1. 薛立功. 中国经筋学[M]. 北京:中医古籍出版社, 2009.
2. 原林. 筋膜学[M]. 北京:清华大学出版社, 2011.
3. 黄敬伟. 经筋疗法[M]. 北京:中国中医药出版社, 1996.
4. 卢鼎后. 肌肉损伤和颈肩腰臀腿痛[M]. 加利福尼亚州:TCM Press, 2007.
5. 陈德成. 中国针灸独穴疗法[M]. 3版. 长春:吉林科技出版社, 2017.
6. 冷三华. 痛症经络逆向刺激疗法[M]北京:人民卫生出版社, 2017.
7. 张朝佑, 人体解剖学[M]. 3版. 北京:人民卫生出版社, 2009.
8. Kapandji, A.I.. 骨关节功能解剖学[M]. 6版. 顾冬云, 戴尅戎, 译. 北京:人民军医出版社, 2013.
9. 诺伊曼. 骨骼肌肉功能解剖学[M]. 2版. 刘颖, 师玉涛, 闫琪, 译. 北京:人民军医出版社, 2015.
10. Cael, C.. 功能解剖学[M]. 汪华侨, 郭开华, 麦全安, 译. 天津:天津科技翻译出版社, 2013.
11. 克莱, 庞兹. 基础临床按摩疗法[M]. 李德淳, 译. 天津:天津科技翻译出版公司, 2007.
12. 宣蛰人. 宣蛰人软组织外科学[M]. 上海:文汇出版社, 2003.
13. 申国明. 正常人体解剖学[M]. 2版. 北京:人民卫生出版社, 2016.
14. 奚永江. 针法灸法学[M]. 上海:上海科学技术出版社, 1985.
15. 王军. 筋膜学[M]. 新疆:新疆人民出版社, 2015.
16. 克莱尔·戴维斯, 安姆贝·戴维斯. 无痛一身轻[M]. 黄欣, 等译. 北京:群言出版社, 2007.
17. 里卡多·卡诺瓦斯·里内瓦斯. 肌肉力量训练[M]. 汪瑞芳, 译, 北京:人民邮电出版社, 2015.
18. 刘农虞, 刘恒志. 筋针疗法[M]. 北京:人民卫生出版社, 2016.
19. Thomas W.Myers. 解剖列车[M]. 关玲, 周围金, 瓮长水, 译. 北京:军事医学科学出版社, 2015.
20. 潘小川. 针灵[M]. Middletown DE:Amazon, 2017.
21. 陈德成, 杨观虎, 王富春, 等. 试论阿是穴、压痛点和激痛点的关系[J]. 中国针灸, 2017, 37(2):212-214.
22. 陈波, 赵雪, 李明月, 等. 阿是穴发展历程考[J]. 四川中医, 2014, 32(2):33-37.

23. 刘涛.关于阿是穴若干问题再思考[J].中国针灸,2011,31(10):929-931.

24. 薛立功.经筋理论的探讨与发挥[J].中国针灸,1997,11:698-699.

25. 苏鑫童,李春颖,刘琪,等.结筋病灶点与阿是穴刍议[J].针灸临床杂志,2017,33(6):45-46.

26. 谢占清,王玉双.经筋疗法的源流:理论和临床研究概述[J].环球中医药,2014,7(1):35-36.

27. 秦伟凯,赵勇,张宽."以痛为输"经筋病证痛点机制探讨[J].北京中医药,2011,30(9):675-678.

28. 宣蛰人.软组织外科学[J].颈腰痛杂志,1988,9(3):1-5.

29. 陈德成.动筋针法和靶点概述[J].中国针灸,2016,36(9):941-944.

30. 彭增福.西方针刺疗法之激痛点与传统针灸腧穴的比较[J].中国针灸,2008,28(5):349-352.

31. 珍妮特·特拉维尔,大卫·西蒙.肌筋膜疼痛与功能障碍——激痛点手册[M].赵冲,田春阳,译.北京:人民军医出版社,2014.

32. 陈德成.动筋针法的靶点治疗[J].中国针灸,2016,36(11):1177-1180.

33. 陈德成.针刺层次与针感的关系[J].中国针灸,2017,37(11):1219-1222.

34. Birch S.Trigger point:acupuncture point correlations revisited [J].J Altern Complement Med,2003,9(1):91-103.

35. Hong C Z.Myofascial trigger points:pathophysiology and correlation with acupuncture points [J].Acupuncture Med,2000,18(1):41-47.

36. Melzack R,Stillwell D M,Fox E J.Trigger points and acupuncture points for pain:correlations and implications [J].Pain,1977,3(1):3-23.

37. Dorsher P D.Trigger points and acupuncture points:anatomic and clinical correlations [J].Medical Acupuncture,2006,17(3):21-24.

38. Cheng Xinnong.Chinese Acupuncture and Moxibustion [M].3rd ed.Beijing:Foreign Languages Press,2010.

39. Decheng Chen.100 Diseases treated by Single Point of Acupuncture [M].2nd ed.Bloomington:Trafford,2010.

40. James H.Clay,David M Pounds.Basic clinical massage therapy [M].Baltimore:Lippincott Wolliama & Wilkins,2008.

41. Laura Allen,David Pounds.Basic Clinical Massage Therapy:Integrating Anatomy and Treatment [M].Wolters Kluwer,2016.

42. Clair Davies NCTMB.The Trigger Point Therapy Workbook [M].2nd ed.Oakland:New harbinger publication,2004.

43. Joseph J.Cipriano.Photographic Manual of Regional Orthopaedic and Neurological Tests [M].4th ed.Baltimore:Lippincott Williams & wilkins,1991.

44. Finando,Donna.Trigger Point Therapy for Myofascial Pain [M].Rocheste:Healing art press,2005.

45. Froriep R.Ein Beitag zur Pathologies and Therapies des Rheumatism [M].Weimar:The Ullstein Publishing House,1843.

46. Cornelius A.Nervenpuncte,ihre Entstehung,bedeutung and behandlung mitters Nervemassage [M].Leipzig:Thieme Medical Publishers,1909.

47. Jenet G.Travell,David Simons.Myofascial Pain and Dysfunction:The Trigger Point Manual [M].2nd ed.Philadelphia:Lippincott Williams & Wilkins,1999.

48. Thomas W.Myers.Anatomy Trains [M].3rd ed.London:Churchill Livingstone,2013.

49. Kietrys DM,Palombaro KM,et al.Effectiveness of dry needling for upper quarter myofascial pain:A systematic review and meta-analysis [M].Alexandria:J.Orthop.Sports Phys.Ther,2013.

50. Wang Jun.Fasciology [M].Wulumuqi:Xinjiang People's Publishing House,2015.

51. Huang Jingwei.Therapy of Meridian Sinew [M].California:China Press of Traditional Chinese Medicine,1996.

52. Lu Dinghou.Muscular Injury and Pain in Neck,Shoulder,Lumbar,Hip and Leg [M].California:China Press of Traditional Chinese Medicine,2007.

53. Clay JH,Pounds DM0.Basic and clinical massage therapy [M],2nd ed,Philadelphia:Williams & Wilkins,2008.

54. Clay JH,Pounds DM.Basic Clinical Massage Therapy:Integrating Anatomy and Treatment [M].2nd ed,Baltimore:Lippincott:Williams & Wilkins,2006.

55. Lineras RC.Anatomia & Musculacion [M].Badalona:Editoria Paidotribo,2014.

56. Albir GS.Anatomia & 100 Estiramientos [M].Badalona:Editoria Paidotribo,2015.

57. Vella M.Anatomy for Strength and Fitness Training:An Illustrated Guide to Your Muscles in Action [M].London:New Holland Publishers,2006.

58. Yang C,Du YK,Wu JB,et al.Fascia and Primo Vascular System [J].Evid Based Complement Alternat Med,2015,20(5):30-37.

59. Findley TW.Fascia research from a clinician/scientist's perspective [J].International Journal of Therapeutic Massage & Bodywork,2011, (4):1-6.

60. Kwong EH,Findley TW.Fascia-current knowledge and future directions in physiatry:narrative review [J].Journal of Rehabilitation Research and Development,2014 ;51 :875–884.

61. Stecco A,Stern R,Fantoni I,et al.Fascial Disorders:Implications for Treatment [M].Philadelphia:Elsevier Inc,2015.

62. Chen D,Yang G,Chen X,et al.Motion acupuncture for musculoskeletal pain:principles and methods [J].European Journal of BioMedical Research,2016,2(2):19-24.

63. Wang J,Yang C.Fasciology General Education Text Book [M].Wulumuqi:Xin jiang People's publishing House,China,2015.

64. Myers TW.Anatomy Trains [M].Singgapore:Elsevier,Pte Ltd,2014.

65. Yuan L.Fasciology [M].Beijing:Tsinghua University Press,2011.

66. Song YT.Applications for Soft Tissue Injuries [M].Beijing:Ocean Press,2012.

67. Everett Aaberg.Muscle mechanics [M].2nd ed,Champaing,IL:Human Kinetics,2006,.

68. Biel A.Trail guide to the body [M].3rd ed.Boulder,CO, :Books of Discovery.2005.

69. Burkel WE,Woodburne RT.Essentials of human anatomy [M],9th ed.London:Oxford

University Press, 1994.

70. Caillier R.Neck and arm pain ［M］.2nd ed.Philadelphia：EA.Davis Company, 2001.

71. Cramer GD, Darby SA.Basic and clinical anatomy of the spine, spinal cord and ANS［M］, St.Louis：Mosby, 1998.

72. Deutsch H, Hamilton N, Luttgens K：Kinesiology：scientific basis of human motion［M］.8th ed, Madison, WI：WCB.1992.

73. Field D, Palastanga N, Soames R.Anatomy and human movement ［M］.4th ed.Oxford：Butterworth Heinemann, 2002.

74. Findley TW, Schleip R.Fascia research：basic science and implications for conventional and complementary health care ［M］.Munich, Germany：Elsevier, 2007

75. Frankel VH, Nordin M.Basic biomechanics of the musculoskeletal system ［M］.3rd ed.Philadelphia：Williams Wilkins, 2001.

76. Gardiner PF, MacInotosh BR, McComas AJ.Skeletal muscle：form and function ［M］, 2nd ed Champaign, IL：Human Kinetics, 2006.

77. Greene DP, Roberts SL.Kinesiology：movement in the context of activity ［M］.2nd ed, St.Louis：Elsevier, 2005.

78. Gray's anatomy ［M］.39th ed, New York：Churchill Livingstone, 2005.

79. Jenkins DB：Hollinshead's functional anatomy of the limbs and back ［M］.8th ed.Philadelphis：Suanders, 2002.

80. Lowe W：Orthopedic assessment in massage therapy, Sisters ［M］.Eaviau：Scott Publishers.2006.

81. Mense S, Simons DG.Muscle pain：understanding its nature, diagnosis, and treatment［M］.Baltimore：Williams Wilkins, 2001.

82. Muscolino JE.The Muscular System Manual：The Skeletal Muscles of the Human Body ［M］.3rd ed.Elsevier, Missouri：Mosby, 2009.

83. Chen D, Yang, G, Zhou K.Traditional theories and the development of Motion Acupuncture ［J］.International Journal of Clinical Acupuncture, 2015；24(4)：223-227.

84. Travell J, Rinzler S, Herman M.Pain and disability of the shoulder and arm：treatment by intramuscular infiltration with procaine hydrochloride ［J］.Journal of the American Medical Association；1942, 120(4)：17-22.

85. Erin Mc Closkey.An Article About Janet Travell ［J］.Texas Heart Institute Journal, 2003, 30(1)：8-12.

86. Clarkson P.M, Hubal M.J.Exercise induced muscle damage in humans ［J］. Am.J.Phys.Med.Rehabil, 2002, 81(11)：52-69.

87. Cheung K., Hume P., Maxwell L.Delayed onset muscle soreness：treatment strategies and performance factors ［J］, Sports Med., 2003, 33(2)：145-164.

88. Schoenfeld B.J.The use of non-steroidal anti-inflammatory drugs for exercise induced muscle damage：implications for skeletal muscle development［J］.Sports Med.2012, 42(12)：1017-1028.

89. Bron C., Dommerholt J.D.Etiology of myofascial trigger points ［J］.Pain Headache

Rep.2012,16(5):439-444.

90. Zhou,K.,Ma,Y.,Brogan M.S.Dry needling versus acupuncture:the ongoing debate［J］. Acupuncture Med,2015,33(6):485-487.

91. Zhou,K.,Fang,J.,Wang,X.,et al.Characterization of de qi with electro-acupuncture at acupoints with different properties［J］.Altern.Complement Med,2011,17(11):1007-1013.

92. Zhang Q.Special issue on basic and clinical research for pain and its management and acupuncture studies［J］.Eur J Bio Med Res,2015,(1):1-12.

93. Zhang Q,Yue J,Lu Y.Acupuncture treatment for chronic knee pain:study by Human et al underestimates acupuncture［J］.Acupuncture Med,2015,(33):170.

94. Sun Z,Yue J,Zhang Q.Electro acupuncture at Jing-jiaji points for neck pain caused by cervical spondylosis:a study protocol for a randomized controlled pilot trial［J］.Trials, 2013,(14):360.

95. Sun ZR,Yue JH,Tian HZ,et al.Acupuncture at Houxi(SI 3) acupoint for acute neck pain caused by stiff neck:study protocol for a pilot randomised controlled trial.BMJ Open 2014 ;(4):623-626.

96. Yue J,Zhang Q,Wang S,et al.Research progress of electro-acupuncture treatment on cervical spondylosis radiculopathy in recent ten years［J］.Journal of Acupuncture and Tuina Science,2011,(9):127-132.

97. Chen Z,Li Z.Three Gaps and Three Edges Point Pressure Experience of Professor Li Zhidao and Its Application in Teaching of Acupoint Location［J］.Journal of Tianjin University of Traditional Chinese Medicine,2003,(6):48.

98. Fox JR,W.Gray W,Koptiuch C,et al.Anisotropic tissue motion induced by acupuncture needling along Inter-muscular connective tissue planes［J］.Altern Complement Med, 2014,(20):290-294.

99. Zhang Q.,Yue J.,Sun ZR,et al.Acupuncture for chronic knee pain:A protocol for an updated systematic review［J］.BMJ Open,2016,6(2):20-27.